公共卫生检验及传染病防治

主 编 周荣荣 周 刚 刘 娟 邹燕子 李丽莎 钟金柳

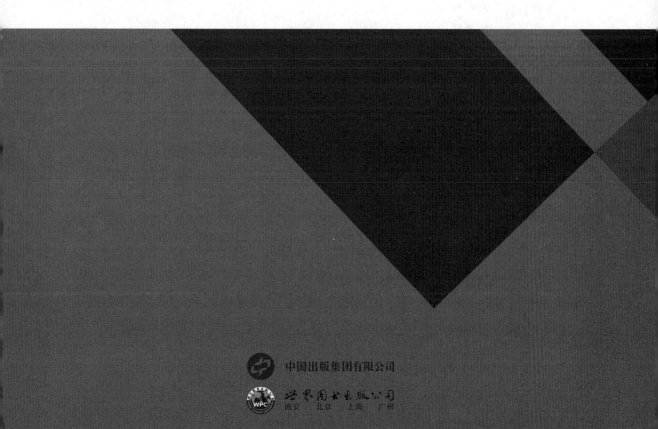

中国出版集团有限公司

世界图书出版公司
西安 北京 上海 广州

图书在版编目（CIP）数据

公共卫生检验及传染病防治 / 周荣荣等主编.
西安：世界图书出版西安有限公司, 2024.7. -- ISBN
978-7-5232-1430-5

Ⅰ. R115；R183

中国国家版本馆CIP数据核字第2024GH4576号

书　　名	公共卫生检验及传染病防治	
	GONGGONG WEISHENG JIANYAN JI CHUANRANBING FANGZHI	
主　　编	周荣荣　周　刚　刘　娟　邹燕子　李丽莎　钟金柳	
责任编辑	王　锐　王　娜	
装帧设计	品雅传媒	
出版发行	世界图书出版西安有限公司	
地　　址	西安市雁塔区曲江新区汇新路355号	
邮　　编	710061	
电　　话	029-87285817　029-87285793（市场营销部）	
	029-87234767（总编办）	
网　　址	http://www.wpcxa.com	
邮　　箱	xast@wpcxa.com	
经　　销	全国各地新华书店	
印　　刷	陕西华彩本色印务有限公司	
开　　本	787 mm × 1092 mm　1/16	
印　　张	12.5	
字　　数	328千字	
版　　次	2024年7月第1版	
印　　次	2024年7月第1次印刷	
国际书号	ISBN 978-7-5232-1430-5	
定　　价	76.00元	

版权所有　翻印必究

（如有印装错误，请与出版社联系）

编　委　会

主　编　周荣荣　周　刚　刘　娟　邹燕子　李丽莎　钟金柳

副主编　李　将　张　莉　张　璇　王　韬　徐李兵
　　　　　张　又　孙　婷　张　云　孙玉雷

编　委　(按姓氏笔画排序)
　　　　　王　俏　中国人民解放军总医院京西医疗区
　　　　　王　韬　淄博市疾病预防控制中心
　　　　　刘　娟　南昌大学第一附属医院
　　　　　安　爽　中国人民解放军联勤保障部队第九六四医院
　　　　　孙　婷　济南市疾病预防控制中心
　　　　　孙玉雷　郑州市职业病防治院
　　　　　李　将　宿迁市第一人民医院
　　　　　李丽莎　湛江市第一中医医院
　　　　　邹燕子　广东省农垦中心医院
　　　　　张　又　四川大学华西医院
　　　　　张　云　恩施土家族苗族自治州中心医院
　　　　　张　莉　中部战区疾病预防控制中心
　　　　　张　璇　山西省第二人民医院
　　　　　张晓虹　中部战区疾病预防控制中心
　　　　　周　刚　日照市疾病预防控制中心
　　　　　周荣荣　日照市疾病预防控制中心
　　　　　钟金柳　湛江市第一中医医院
　　　　　徐李兵　资阳市中心医院

前　言

　　近年来，随着传染病防控技术的日益发展，我国一些常见传染病逐步得到了有效控制，但全球一体化发展加速了传染病的传播和流行，因此防控形势依然十分严峻。我们应该清醒认识到，一些新发和再发急性病毒性传染病仍严重威胁广大人民群众的健康；科学技术的进步使人们对传染病的防治、控制意识有了明显提高；一批批新的科研成果和技术手段亦不断出现，分子生物学、分子遗传学的发展，拓展了人们对传染病的认识；基因组技术的发展，提高了疾病的诊断水平，越来越多的预防和治疗性疫苗取得新的突破。

　　本书以适合我国的传染病现状为出发点，结合当今传染病学新的观点和对传染病防控工作的新要求，将先进的、最新的传染病防治文献和成熟的防控技术进行归纳总结，对其病原学特点、流行病学特征、临床表现、诊断及鉴别诊断、治疗与预防控制等基本知识和基本技能进行简明扼要的阐述，重点突出其识别与防治技能。充分体现了新颖、丰富、实用的特点，对各级疾病预防控制工作者、管理者均有较强的指导作用。

　　在编写过程中，由于涉及内容广泛，疾病种类繁多，加之作者较多，写作方式和文笔风格不一，难免存在疏漏和不足之处，望广大读者提出宝贵意见，谢谢。

主　编
2024 年 4 月

目　录

第一章　感染性疾病的特征 ·· 1

第一节　感染性疾病的流行病学特征 ··· 1

第二节　感染性疾病的临床特征 ·· 4

第二章　传染病预防控制技术与策略 ··· 12

第一节　传染病监测技术 ·· 12

第二节　传染病疫情控制技术 ·· 21

第三节　传染病的预防控制 ·· 31

第三章　突发公共卫生事件现场调查和应急处置 ······························ 37

第一节　现场调查 ··· 37

第二节　病因分析思路 ··· 44

第三节　突发公共卫生事件的分级响应与应急处置 ·························· 48

第四章　感染与发热性疾病 ··· 58

第一节　传染性单核细胞增多症 ··· 58

第二节　巨细胞病毒感染 ·· 61

第三节　伤寒与副伤寒 ··· 66

第五章　病毒性传染病 ··· 76

第一节　流行性感冒 ·· 76

第二节　副流感病毒感染 ·· 81

第三节　流行性腮腺炎 ··· 86

第四节　麻疹 ··· 89

第六章　细菌性传染病 ··· 94

第一节　猩红热 ·· 94

第二节　白喉 ··· 95

第三节　百日咳 ·· 98

第四节　伤寒 ··· 101

第七章 职业病危害对健康的影响 ·· 108

  第一节 刺激性气体中毒 ··· 108

  第二节 窒息性气体中毒 ··· 121

  第三节 有机溶剂中毒 ··· 133

  第四节 苯的氨基和硝基化合物中毒 ······································· 141

第八章 水质理化检验 ·· 150

  第一节 水中氨氮、亚硝酸盐氮和硝酸盐氮的测定 ······················ 150

  第二节 水中溶解氧和化学需氧量的测定 ·································· 155

  第三节 饮用水氯化消毒法 ··· 158

  第四节 饮用水水质快速检验 ·· 161

第九章 食品理化检验 ·· 164

  第一节 可见分光光度法测定食品中亚硝酸盐含量 ······················ 164

  第二节 气相色谱法测定食品中有机氯农药残留量 ······················ 166

  第三节 化学性食物中毒的快速检验 ······································· 168

  第四节 食品中营养成分分析 ·· 174

参考文献 ··· 192

第一章

感染性疾病的特征

第一节　感染性疾病的流行病学特征

感染性疾病的基本特征是鉴别感染性疾病与非感染性疾病的主要依据，主要包括病原体、感染性、流行性及免疫性四大特征。

一、病原体

每一种感染性疾病均由特异性的病原体所致，包括病毒、衣原体、支原体、立克次氏体、细菌、真菌、螺旋体、原虫及蠕虫等。目前，部分感染性疾病的病原体尚未被充分认识。在历史上许多感染性疾病（如霍乱、伤寒）均是先了解其临床及流行病学特征，然后认识该病原体。此外，部分原来被认为不具有致病性的微生物，现已明确可引发感染性疾病，并可导致暴发流行。感染性疾病的病原体大多有特定侵犯部位，在机体内增殖、播散有阶段性和规律性，根据这些规律对其进行分离或检测，有助于及早发现并识别病原体的性质。

人体与外界相通的组织器官如体表、消化道及呼吸道等，正常情况下有大量的微生物寄存，空气中含有大量细菌，其中大部分为非致病菌或真菌。人体在休息时平均呼吸通气量为 6 L/min，故呼吸道有大量细菌存在。正常人体表面约有 10^{12} 个细菌，口腔内有 10^{10} 个细菌。人类肠道的微生物大部分为类杆菌属中的厌氧菌、大肠埃希菌、肠球菌、乳酸杆菌及类白喉杆菌。从小肠到结肠随着肠腔的变化，细菌总数也逐渐增加，至回肠末段有细菌 $10^{8} \sim 10^{10}$/mL，结肠及直肠可增加到 10^{11}/mL。正常情况下人体内菌群处于平衡状态，并可抵抗其他细菌的定植，其作用机制包括用杀菌素杀灭其他细菌，竞争食物或定居位点，并产生细菌抑制因子等。这类菌群大多与宿主维持共生或共栖状态，即使少量有毒物质吸收导致宿主极轻微的损害，也不会引起宿主的炎症反应及免疫应答，故不能称为感染。对这类细菌一般称为正常菌群，正常菌群一般不致病，但亦有特殊情况，一旦宿主无法适应或不能耐受时，都有可能致病。当宿主免疫防御功能受到干扰或损害时，才能感染宿主，引起发病的寄生菌，称为条件致病菌或机会致病菌。这种机会感染的病原体可能是毒力较弱的条件致病菌，亦可能是居住在体内的正常菌群或是处在隐匿状态的致病菌。当前，机会性感染逐渐增多，一方面原因是抗生素的滥用导致了耐药菌株的出现和传播，机会性感染逐渐占据优势；另一方面，现代医疗条件的进步能使抵抗力受损的众多患者生存期延长，如先天性免疫缺陷者、肿瘤患者、监护病房的患者及各种疾患的晚期患者；此外，现代医疗技术的应用也会破坏宿主的免疫防御能力，如器官移植、放射治疗及透析疗法等，这些情况均易引起机会性感染。还有一些机会感染性病原体如白色假丝酵母菌及铜绿假单胞菌等实际上是一些自然存在的微生物，它们对许多抗生素都有耐药性，对营养要求又很简单，并且在医院环境内广泛存在，因此已成为当前机会性感染的重要病原体。病毒亦是一种机会性病原体，许多免疫功能受抑制者可发生巨细胞病毒、单纯疱疹病毒及水痘-带状疱疹病毒等的持续感染。

在许多急性感染性疾病的初期，病原体在局部生长繁殖后，可突破防御屏障进入血液循环，形成菌血症、病毒血症或立克次体血症，之后被清除或局限化，部分病原体可长期在血循环中存在。病原体不断或间歇地进入血液循环，并能在血液循环中生长繁殖，产生严重临床表现者称为败血症。病原体所产毒素或代谢产物被吸收入血循环后，所引起相应症状，甚至会发生中毒性休克或中毒性心肌炎等，称为毒血症。在败血症的基础上，病原体随血液循环播散至全身脏器，形成多处迁徙性化脓病灶，引起严重的毒血症者可称为脓毒血症或脓毒败血症。全身炎症反应综合征（SIRS），系指感染或非感染性损害因子所致的全身过度炎症反应及其临床表现，本质上相当于毒血症。脓毒症泛指各种感染因子（细菌、真菌、病毒及寄生虫等）所致的SIRS。因脓毒症包含了败血症及脓毒败血症的概念，故近年临床及文献中多以SIRS取代毒血症，以脓毒症取代败血症及脓毒败血症等名称。

二、感染性

这是感染性疾病与其他疾病的主要区别。传染性意味着病原体能通过某种途径感染他人。感染性疾病患者有传染性的阶段称为传染期，在每一种感染性疾病中都相对固定，可作为判断感染者被隔离时长的依据之一。

一般认为，微生物的传染性与黏附能力平行。易感者的上皮细胞对细菌的黏附作用增加，而有耐性者或有先天性免疫力者对相应病原体的黏附作用降低。因此，可以把细菌的黏附作用看作是感染性疾病发病机制中最基本的一步。黏附作用对病原体是有利的，病原体为了生存需要产生足量毒素，故必须黏附于易感组织以获得营养物质。然而，黏附作用对于病原体亦有不利影响，实验研究证明，有菌毛的奇异变形杆菌能牢固地黏附于泌尿系统上皮细胞，这种细菌比其无菌毛的变异株更能恒定地接触到吞噬细胞，并被吞噬致死。有浓厚菌毛的大肠埃希菌能够顺利地黏附于上皮细胞，导致上行性肾盂肾炎，但将此菌株静脉注射时，则易被吞噬故不能引起肾脏感染；菌毛稀少的大肠埃希菌黏附能力很差，但注入血循环则能引起感染，因为其被吞噬的机会较少。从慢性携带脑膜炎球菌者的鼻咽部分离的脑膜炎球菌，黏附能力很差或完全不黏附，由此看来黏附作用与感染性一致。因此如果能在微生物入侵之前，阻止病原体对细胞表面的黏附作用，则可能会防止感染性疾病的发生。

三、流行性

感染性疾病可以在人群中散发，亦可连续传播导致不同程度的流行，短时间内（数日内）集中发生多数病例称暴发；流行范围超越国界，甚而超越洲界的强大流行，称为大流行；由于自然地理条件及社会条件，部分感染性疾病只在一定地区流行称为地方性；只在某种气候条件下流行者称季节性。

感染性疾病在人群中发生、传播及终止的过程，称为流行过程。流行过程必须具备传染源、传播途径及人群易感性三个基本环节。此外，流行过程还受自然因素及社会因素的影响，这与某些疾病呈现地方性及季节性流行有关。

（一）传染源

传染源系指病原体已在体内生长繁殖并能将其排出体外的人和动物。主要见于病原体携带者、隐性感染者及显性发病患者，感染或携带病原体的昆虫、鱼类、甲壳类动物、野生动物、禽类或家畜等。

（二）传播途径

传染源通过分泌物或排泄物及其适应的外界环境，将病原体传播给易感者的过程称为传播途径。传播途径可以分为：①消化道传播，借助水源或食物传播，可导致大流行及暴发流行。②呼吸道传播，借助空气中的飞沫或气溶胶传播，可导致大流行及暴发流行。③虫媒传播，借助昆虫机械携带或叮咬而传播，有明显的季节性及地区性。④接触传播，皮肤或黏膜与病原体污染的水或土壤接触后，病原体主动侵入；或皮肤黏膜破损，病原体被动侵入。⑤性传播，经性行为传播如淋病及梅毒等。⑥经血液传播，经污染的血液或血制品及针刺纹身传播。⑦垂直传播，由感染的母亲传播给胎儿，可发生于宫内及围生期。部分感染性疾病的传播途径是多方面的如乙型肝炎、丙型肝炎及艾滋病等。在自然界野生动物间不经人而传播，只在一定条件下才传播给人的疾病称为自然疫源性疾病，如鼠疫、森林脑炎、兔热病及蜱传回归热等，它可长期在自然界野生动物间通过媒介（绝大多数是吸血节肢动物）循环延续。

（三）人群易感性

人群的易感性是指群体对某种感染性疾病的免疫水平，易感性高反映人群对某种感染性疾病的免疫水平低下，且这种感染性疾病易于在该群体发生流行。新生人口增加，易感人口大量流入，或计划免疫实施情况不佳均可使人群易感性增加。根据免疫力消长及人口出生的规律，以往曾有麻疹2~3年流行一次，百日咳2~4年流行一次，流行性脑膜炎7~9年流行一次，流行性腮腺炎约7年流行一次的规律。这种周期性一般见于人口集中的大城市。实施计划预防接种后，这种周期现象即会消失。

职业、性别及年龄的不同，使感染性疾病流行的易感人群亦有所差别。6个月以内的婴儿由于母亲传递的免疫力依然存在，喂养及衣着均防护较好，可避免众多病原体感染。由于男性野外活动或作业较多，故自然疫源性疾病一般多见于男性。钩体病及肾综合征出血热则是以农业人口为主的感染性疾病。

四、免疫性

感染性疾病痊愈后大多可获得对该病原体的特异性细胞免疫及体液免疫，再遇该病原体入侵，可获得保护而不再感染。这种免疫力持续的时间一般可达2~4年，病原体抗原性强者，感染后免疫力较持久，甚至可终生免疫，如天花、麻疹等。普通感冒、流行性感冒及细菌性痢疾等感染性疾病的病原体型别较多，多数原虫、蠕虫的抗原结构复杂，故其所激发的免疫力较弱，再次感染时很难得到保护。许多病原体如伤寒往往是靠细胞免疫及体液免疫的互相协调配合才能被清除。此外，部分病原体由于其抗原结构复杂，虽能引起某种特异性免疫应答，病原体反而可得到某种程度的保护而继续生存，表现为伴随免疫，如某些原虫及蠕虫感染，乙型肝炎病毒及其他病毒感染亦可能属类似情况。

（周荣荣）

第二节　感染性疾病的临床特征

感染性疾病系由病原生物所致的一类疾病，其临床特征主要包括：①病程发展具有明显阶段性；②患者发热；③炎症；④皮疹；⑤血象变化。

一、病程发展的阶段性及临床类型

大多数感染性疾病病程的发展均有明显阶段性，这是感染性疾病的共同规律。

（一）潜伏期

自病原体侵入人体至发病之间的时间段，称潜伏期。感染性疾病的潜伏期长短不一，短者仅数小时，如细菌性食物中毒；长者可达数月或 10 多年，如狂犬病等。潜伏期是判断流行过程、追溯传染源及推测传播途径的依据，有助于诊断，亦是制订检疫期限的依据。

（二）前驱期

从潜伏期末到出现疾病典型症状之间的时间段，称前驱期。此期可出现轻微的非特异性症状如乏力、头痛及发热等，通常持续 1~3 日。急性发病者可无前驱期。

（三）症状明显期

感染性疾病的特有症状及体征在此期内逐渐出现，由轻到重，然后逐步缓解。因此，又可将此期分为上升期、极期及缓解期若干阶段，或以各阶段突出的表现来描述病情的发展，如麻疹、百日咳、伤寒及肾综合征出血热等。此期持续时间长短不一，最后体温徐降或骤降，症状减轻而开始恢复。死亡亦多发生在本期。

（四）恢复期

在此期症状及体征逐步消失。组织修复，精神、体力及食欲恢复，最后完全康复。此期恢复时间随人体素质、病情轻重、何种组织受损及损伤程度而异。神经组织的损伤恢复较慢。在恢复期过后，仍留有不能消失的症状、体征或功能障碍者，叫做后遗症。

上述各期仅有典型病例才比较明显，非典型病例的分期则不明确，甚至越期或重叠，如轻型、暴发型、顿挫型或逍遥型等。根据发病的快慢及病程长短可分为急性、亚急性及慢性。根据严重程度则可分为轻型、普通型或重型。

二、发热及热型

多种刺激如气温升高、潮湿环境、剧烈运动、细菌、病毒、抗原抗体复合物、炎性渗出物、异物蛋白质及体内某些类固醇等，均能导致机体体温上升，谓之发热。感染性疾病所致发热可能与致热原作用于体温调节中枢有关。致热原系一类能导致恒温动物体温异常升高的物质的总称。目前已知的致热原可概括为两类：外源性致热原和内生性致热原。外源性致热原如病毒、衣原体、支原体、立克次体、螺旋体、细菌及其毒素、真菌、原虫、抗原抗体复合物和致热类固醇（如原胆烷醇酮）等分子结构复杂，不能透过血-脑屏障，故不能直接进入下丘脑作用于体温中枢，而是通过宿主的细胞产生所谓内生性致热原再作用于体温调节中枢，导致发热。但内毒素例外，它既能直接作用于下丘脑，又能促使各种宿主细胞合成内生性致热原。内生性致热原系从宿主细胞内衍生的致热物质，为对热不稳定的蛋白质，主要来自大单核细胞及吞噬细胞。淋巴细胞一般不产生内生性致热原，但淋巴细胞可使吞噬细胞产生内生性致热原的作用增强。内生性致热原主要有白细胞介素（IL），包括 IL-1α 及 IL-1β、肿瘤坏死因子（TNF）及干扰素（IFN）。内生性致热原如何作用于体温调节中枢引起发热的机制尚未完全阐明。

TNF 是一种内生性致热原。动物实验证实，静注 TNF 后体温迅速升高，表现为双峰热。第一热峰系 TNF 直接刺激下丘脑体温调节中枢所致，第二热峰系 TNF 刺激单核-吞噬细胞释放 IL-1 所致。已证实 IL-1 是一种内生性致热原，这些物质之间的关系颇值得进一步阐明。近年来受到重视的中间物质还有前列腺素 E_1 及前列腺素 E_2，将其注射少量到猫及兔的脑室系统后，数分钟内可导致发热。因而推测致热作用可能是通过前列腺素的增加导致。退热药如阿司匹林及吲哚美辛均是强力的抑制前列腺素合成的物质。但仍有不少资料反对这一理论，认为前列腺素并非在所有发热者中起作用，而前列腺素所致的发热与致热原引起的发热并不完全相同。众多外伤性发热如挤压综合征、热烧伤及严重的外伤等，可释放足够浓度的前列腺素及其代谢产物而导致发热。许多激素类物质及神经介质（去甲肾上腺素、多巴胺及 cAMP 等）亦曾被认为可能是体温调定点改变的原因，但其证据不太充分。有证据表明，发热在很多情况下对宿主的防御功能有益，其作用取决于体温的相对增加而并非其绝对值。家兔在体温升高时，对肺炎链球菌的抵抗力比正常温度时有所增加。在巴斯德菌感染之后，仅有轻度发热的家兔比高热的家兔更容易死亡，但极高热的家兔其存活率亦下降。因此，宿主防御功能有个最适宜的温度范围。在人类，高热及人工所致的发热曾用于治疗某些感染性疾病，如人工感染疟原虫治疗神经梅毒、淋菌性关节炎、心内膜炎及肺炎链球菌所致的脑膜炎。然而，随着抗生素的发展，发热疗法已被放弃。有报道称用化疗与高热疗法联合治疗所得的最大效果优于两者单独的治疗效果。

机体的体温调定点类似一个标尺，如果调定点升高，实际体温暂时低于此调定点时，便会导致寒战、发抖、外周血管收缩或适当行为应答，使体温上升来适应此调定点，这种情况常见于骤然发热的初期；当实际温度超过调定点时，便导致出汗、外周血管扩张，喜冷饮或其他措施使体温下降以符合此调定点，此情况常见于发热的后阶段。

正常人夏季及冬季体温均保持在 36.2~37.3 ℃，个体之间、昼夜之间可有少许差别。许多感染性疾病各有特殊的发热规律称热型。如体温保持在 39 ℃以上，昼夜波动少于 1 ℃者，称为稽留热，多见于典型伤寒；一昼夜间体温波动超过 1 ℃，而且最低温度仍超过正常者，称弛张热，可见于伤寒后期或化脓性感染；一昼夜间体温上下波动达 3~4 ℃者称消耗热，见于脓毒症及重症结核病；高热与不发热间隙出现，称间隙热，见于疟疾；高热持续数日后骤退，正常数日后又出现上次的发热者称回归热，在回归热型中；发热期呈缓慢升降者称波浪热；一昼夜体温两次升降者称双峰热；发热期过后已进入恢复期数日，又见体温上升者称后发热或继发热；病程中最高温度不超过 38 ℃者为低热，39 ℃以内为中度发热，39.1~41 ℃者为高热，超过 41 ℃者为超高热；发热超过 2 周者为长程发热；热型在感染性疾病的诊断上具有一定的价值，但由于抗感染药物的及时应用，典型热型在临床上现已少见。

三、炎症

正常组织液含有不等量的血浆蛋白，包括 IgG 抗体。在无特异性抗体的情况下，组织液是大多数细菌的良好培养基，细菌繁殖不可避免地会引起炎症。当炎症存在时，立即会有较多的 IgG 及激活的补体成分出现在组织液中；稍晚阶段，吞噬细胞的分泌产物（溶酶体类、氧自由基、乳铁蛋白等）亦可出现，而且组织的裂解产物和死亡的血小板、多形核细胞及巨噬细胞释放出来的抗菌物质亦会增多。

当组织受损伤或受染时微循环会发生迅速而重要的变化，毛细血管及毛细血管后血管扩张，内皮细胞之间出现空隙，通透性增加，使得富含蛋白质的液体从血液漏出。纤维蛋白原可能变成纤维蛋白，形成弥漫性网络。循环性白细胞（特别是多形核及大单核细胞）黏附到内皮细胞上，然后是白细胞从内皮细胞之间主动穿出而进入组织。受影响的部位出现炎症的四个基本特征即红、热（血管扩张）、肿（血管扩张后细胞及体液渗出）及疼痛（组织肿胀、疼痛介质出现)。研究表明，细胞黏附在炎症、免疫反应、血栓形成及肿瘤转移等过程中起着关键作用。细胞与细胞、细胞与基质之间的相互黏附，依赖于细胞黏附分子（CAM）。现已发现有许多黏附分子家族（图 1-1）。

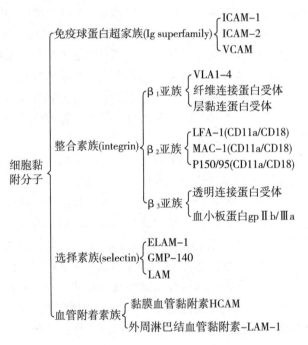

图 1-1　细胞黏附分子的分类

（一）免疫球蛋白超家族黏附分子

包括细胞间黏附分子-1 和细胞间黏附分子-2（ICAM-1，ICAM-2）及血管细胞黏附分子（VCAM），它们具有共同的免疫球蛋白样结构区。ICAM-1 的主要受体为淋巴细胞功能相关抗原-1（LFA-1）。VCAM 又称诱导性细胞黏附分子（INCAM），它只在细胞因子（IL-1，TNF-α)活化的血管内皮上表达，并且可与单核细胞、淋巴细胞有关受体结合。

（二）整合素族黏附分子

系由 α 及 β 二亚单位组成的异二聚体受体，存在于细胞膜上。α、β 亚单位都由细胞外区、跨膜区及细胞质区组成。α 亚单位上有 Mg^{2+}/Ca^{2+} 结合区、β 亚单位上有富含半胱氨酸重复区。由于 β 亚单位组成不同，又可分为 $β_1$、$β_2$、$β_3$ 三个亚族。整合素为联系细胞外环境与细胞内骨架之间的重要结构。$β_1$ 亚族成员有最晚期抗原（VLA）、纤维连接蛋白受体及层黏连素受体。β 亚族对白细胞穿过血管内皮至细胞外基质起重要作用。$β_2$ 亚族包括 LFA-1、MAC-1 及 P150/95。$β_3$ 亚族包括透明连结素受体和血小板糖蛋白 gpⅡb/Ⅲa。$β_3$ 亚族与配基上精氨酸-甘氨酸-天冬氨酸（RGD）序列结合。缺乏 gpⅡb/Ⅲa 的血小板功能不全症患者，因血小板缺乏凝集性而有出血倾向。

（三）选择素族黏附分子

亦称白细胞黏附分子族，是一类涉及白细胞与内皮细胞的黏附分子。此类分子均为高度糖基化的单链跨膜糖蛋白，其结构特点是氨基端有凝集素样区（约含 120 个氨基酸），属于此族的成员有内皮细胞白细胞黏附分子-1（ELAM-1）、颗粒膜蛋白-140（GMP-140）及白细胞黏附分子（LAM），ELAM-1 是至今了解最多的一种黏附分子。血管内皮细胞受内毒素、细胞因子（如 IL-1 及 TNF）作用后开始表达 ELAM-1。ELAM-1 主要集中在毛细血管、后微静脉，而小动脉内皮不表达。炎症时白细胞与此处内皮细胞黏附性增加而游走入炎症区。肿瘤患者的巨噬细胞产生 TNF 可使局部细胞表达 ELAM-1，加强肿瘤细胞与内皮细胞的黏附，促进肿瘤转移。最近明确 ELAM-1 受体是粒细胞及单核细胞上的唾液岩藻乳糖胺寡糖。GMP-140 又称血小板活化依赖性颗粒表面膜蛋白（PADGEM），主要集中在小静脉、微静脉内皮细胞及血小板 α 颗粒内，经凝血酶、组胺或白三烯、C4 等刺激后，GMP-140 可被动员与质膜融合而在细胞表面表达，发生内皮细胞、血小板与中性粒细胞、单核细胞间的黏附，参与炎症及血栓形成。

LAM 又称归巢受体，位于淋巴细胞表面。淋巴细胞通过此受体与淋巴结内高内皮细胞微静脉（HEV）结合而进入淋巴组织，归巢受体亦控制淋巴细胞循环的器官特异性，此受体在人外周淋巴结称 LAM-1，在人类黏膜上皮组织称归巢相关细胞黏附分子（HCAM）。

（四）血管附着素（VA）

血管内皮细胞表达的黏附分子，其作用是使淋巴细胞黏附于特异淋巴组织的血管内皮上，进行淋巴细胞的再循环。VA 有黏膜型即 Mad 及外周淋巴结型即 PLad 两型。Mad 存在于黏膜的 HEV 内皮上，与淋巴细胞回归黏膜组织有关；PLad 存在于外周淋巴结的 HEV 内皮上，与淋巴细胞回归外周淋巴结组织有关。

在炎症组织中，白细胞与血管内皮细胞发生黏附是白细胞在微血管内靠边及游走至血管外的前提，亦是中性粒细胞损伤血管内皮的基础。在炎症中常有多种黏附分子的表达，与炎症有关的内皮细胞-白细胞的黏附分子见表 1-1。总之，细胞黏附分子有多种，它们在活化的淋巴细胞与血管内皮结合时发挥重要作用。细胞毒性 T 淋巴细胞与靶细胞结合时，辅助性 T 淋巴细胞与抗原递呈细胞结合时，也有这类细胞结合分子的参与。实验证明，给小鼠注射抗 ICAM-1 单克隆抗体，可延缓移植排斥反应，亦可显著抑制实验性炎症反应。对细胞黏附分子的深入研究，有助于进一步阐明炎症、过敏、血栓形成及肿瘤转移的机制，对于研制新的免疫抑制剂及抗炎药物亦提供了重要的理论依据。

表 1-1 与炎症有关的内皮细胞-白细胞黏附分子

内皮细胞			白细胞		
黏附分子（配基）	族	刺激表达	黏附分子（受体）	族	刺激表达
ICAM-1	Ig	IL-1、TNF、IFN-γ	LFA-1	β_1 整合素	中性粒细胞、单核细胞、淋巴细胞
ICAM-2	Ig	—	LFA-1	β_2 整合素	中性粒细胞、单核细胞、淋巴细胞
VCAM-1	Ig	IL-1、TNF	VLA-4	β_1 整合素	单核细胞、淋巴细胞
ECAM-1	选择素	IL-1、TNF	CD15	—	中性粒细胞、单核细胞

炎症是机体对损伤的基本反应，其主要生理意义在于限制组织损伤的发展，并促进损伤修复。如炎症反应过剧，则出现一系列不良后果，其特点是内皮细胞受损，细胞过度浸润及血管的渗漏。参与免疫反应的调节因子一般分为两类，第一类包括 5-羟色胺、组胺、白三烯、前列腺素、神经肽类及多种急性时相蛋白（如补体、C 反应蛋白）等，它们主要参与早期炎症过程，第二类可能亦包括上述某些因子，但主要是细胞因子如 TNF、生长因子、集落刺激因子（CSF）及白细胞介素类等，它们主要调节炎症中各种相关细胞如淋巴细胞、大单核细胞、内皮细胞、中性粒细胞及血小板等的相互作用，并参与损伤后修复过程，而一氧化氮及上述黏附分子可能是两个基本环节。

炎症应答的起始阶段，无论组织损害的性质如何，其改变均由相同的急性炎症介质所致，包括组胺（血管附近的肥大细胞所释放）、激肽类（kinins，血浆中的激肽前身所衍生）及补体活化产物（C3a 及 C5a）。部分激肽有高度活性，如缓激肽是从缓激肽原（kallidinogen，一种 α_2-球蛋白）形成的 10 肽，它在引起炎症方面比组胺的作用强约 15 倍。炎症介质不仅有多种抑制因子，而且也在局部被灭活，如激肽可被激肽酶类灭活。在稍晚期，前列腺素类及白三烯将会起作用，它们是白细胞、内皮细胞及血小板所产生，既可介导炎症应答亦可对炎症加以限制。

如果炎症是由化脓菌所致的感染，循环性多形核细胞数会急剧增加。在骨髓中多形核细胞的储存量比外周血中多 20 倍。如果某些疾患使骨髓供应耗竭，则当细菌感染时循环性多形核细胞下降是一种不祥的预兆。多形核细胞生存时间不超过 1~2 日，其死亡及自溶不可避免地导致溶酶体酶向组织内释放，当发生此现象而程度很轻时，吞噬细胞会摄取衰老的多形核细胞，所致的损伤很小；当程度严重时，坏死的多形核及宿主其他细胞，加上死亡或生存的细菌、自溶及发炎产物，形成脓液。脓液可以是稀水样（链球菌）、浓黏样（葡萄球菌）、干酪样（结核分枝杆菌）、绿色（铜绿假单胞菌）或恶臭气味（厌氧菌）。病毒在组织内产生的炎性产物为坏死宿主细胞产物或抗原-抗体复合物形式，其反应不如细菌产物强烈，并且急性炎症的时限较短，多形核细胞被单核细胞所取代，单核细胞浸润亦有助于证明是病毒感染。

白细胞从血管穿出血管外之后，不会自动准确地移向感染部位。多形核细胞在组织内表现为任意移动，且根据趋化物质所产生的化学物质梯度而出现方向性移动。大单核细胞很少或几乎没有任意运动，对相似的趋化物质应答灵敏。趋化物质如白三烯、C3a 及 C5a 是在发生炎症反应应答过程中所形成的。如果炎症变得严重或广泛播散，全身性的调节是增加肾上腺皮质激素的分泌量，同时也发生全身性代谢性应答而维持生理功能，这称为急性期时相应答。肝脏释放出蛋白质如亲血色球蛋白、蛋白酶抑制剂、纤维蛋白原及 C 反应蛋白等，这些急性时相蛋白质的确切功能尚未清楚，但它们的出现会伴有红细胞沉降率的加速，患者可能出现头痛、肌痛、发热、贫血伴有血清铁、锌、铜及血浆铜蓝蛋白增加。许多急性时相应答的表现似乎是由于巨噬细胞释放 IL-1 的作用，这是一种很复杂的应答，总体上说这种应答是要提供有益的帮助，但有些作用益处不大，不良反应亦不可避免（表1-2）。

表 1-2　急性时相反应性增加的血浆蛋白质

中文名称	英文名称
C 反应蛋白	C-reactive protein
血清淀粉样蛋白 A	serum amyloid A protein
α_1-糖蛋白	α_1-glycoprotein
血浆铜蓝蛋白	ceruloplasmin
α-巨球蛋白类	α-macroglobulins
补体成分	complements
α_1-抗胰蛋白酶	α_1-antitrypsin
α_1-抗凝乳蛋白酶	α_1-antichymotrypsin
纤维蛋白原	fibrinogen
凝血因子	prothrombin
因子Ⅷ	factor Ⅷ
纤溶酶原	plasminogen
亲血色球蛋白	haptoglobin
铁蛋白	ferritin
免疫球蛋白类	immunoglobulins
脂蛋白类	lipoproteins

不少研究对自由基在组织损伤中的地位比较重视，但这种病理生理机制既有杀菌功能，亦有致组织损伤能力，既是防御机制，又是发病的中间环节。在外层电子轨道上具有奇数电子的任何分子或原子团都称为自由基，它可以是有机分子（如醌类等），亦可以是无机分子（如 O_2 等），均具有高度活泼及易变的特性。机体内的自由基是正常生理代谢的副产物，如花生四烯酸代谢过程中产生脂过氧化物，吞噬细胞在吞噬过程中释放自由基等。正常情况下机体内自由基的产生与清除保持着动态平衡，但在某些情况下平衡遭到破坏，使自由基的产生远远超过清除能力，结果多种细胞成分就会受到损害。这种物质亦可在非生理条件下产生，如接受电离辐射，摄入能参与体内氧化还原循环的药物及感染等。常见的自由基种类和来源如表1-3，氧自由基是医学上最重要的自由基，其中又以羟自由基毒性最强，又因其无相应的酶来清除，故一旦生成则危害极大。

表1-3 常见的自由基种类及其来源

种类	来源
O_2、H_2O_2、OH^-、AgO_2	氧代谢产物，在高氧、炎症及放射情况下产生增加
NO_2、O_3、过氧酰基氮类	光化学空气污染
过氧化脂质	自由基传播副产物或前列腺素类代谢产物
次氯基团	炎症细胞
半醌类	线粒体电子传递
芳香族化合物	环境污染
二价金属离子	血红素或其他含金属蛋白质及游离或结合的金属离子

四、皮疹

皮疹是由于病原体或其毒素造成的损害或过敏，使毛细管扩张、渗出或出血所致。皮疹常见于各种病毒，立克次体或细菌性感染性疾病，是部分感染性疾病的特征之一，对辅助诊断有重要意义。因此，对皮疹的观察和描述必须按其形态、色泽、数量、分布、感觉以及出疹时间、顺序、持续时间及消退情况等详细记载。

感染性疾病中常见的皮疹有：①斑疹，初呈鲜红色，压之褪色，不高出周围皮肤，直径多在1 cm以内，见于斑疹伤寒等。②斑丘疹，为小片状红色充血疹，稍隆起，压之可暂时褪色，常相互融合，见于麻疹等。③玫瑰疹，为斑丘疹中一种色淡而边界不清楚的皮疹，见于伤寒及副伤寒。④红斑疹，为大片潮红、压之褪色的皮疹，见于猩红热等。直径小于2 mm的瘀点及较大的瘀斑均为出血性皮疹，由鲜红色转为暗紫色，压之不褪色，常见于流行性脑膜炎、肾综合征出血热等。⑤疱疹，隆起皮肤、内含浆液，见于水痘及带状疱疹等。疱疹巨大者称大疱疹及大疱，见于表皮坏死松解症（烫伤综合征）。疱疹如有感染，浆液混浊者称脓疱疹，见于水痘。⑥荨麻疹或称风团，呈斑块或片状，粉红色或肉色隆起，周围可有红色晕圈，大小不定，有痒感不溃破。结节为硬结状高起，大小不定。⑦黏膜疹或称内疹，麻疹斑出现在口腔双侧颊黏膜，直径不超过1 mm，多少不定，表浅溃破，可互相融合，见于麻疹早期。

在发疹性感染性疾病的发热病程中，皮疹出现的时间、出疹顺序及分布大多有某些规律。如风疹、水痘的皮疹出现于发热起病第1日，猩红热在第2日，天花在第3日，麻疹在第4日，斑疹伤寒在第5日，伤寒在第6或第7日。麻疹始自耳后、发缘，继而面部，再躯干四肢；猩红热从颈部上胸部开始，蔓延至全身。水痘的皮疹多集中于躯干，所谓向心性分布；天花的皮疹则多见于四肢及头面部，所谓离心性分布。

五、血象

血象的变化亦是多数感染性疾病的特征，临床工作者仔细观察血片，是不能忽略的常规工作。除在血片或血液中查找有关病原体之外，应特别注意血细胞的形态学改变，如疟疾患者的血片中常有疟色素沉着。由于贫血常有靶形红细胞及网织红细胞增加，发生弥散性血管内凝血时，血片中除贫血特点外，尚可见裂红细胞及盔形红细胞。大多数病毒性感染性疾病表现为白细胞减少或正常，但流行性乙型脑炎、肾综合征出血热、传染性单核细胞增多症及狂犬病则有白细胞计数明显增高。细菌性感染性疾病则白细胞计数大多增加。严重细菌感染（偶有白细胞总数不升者），大多有白细胞分类的核左移及中性粒细胞的中毒性改变，如胞浆中可见明显中毒颗粒及空泡等。较长时间发热而白细胞减少者常见于疟疾、伤寒及黑热病。出现类白血病反应者多见于百日咳、肾综合征出血热或暴发型流行性脑膜炎，但百日咳患者血片中的小淋巴细胞可达80%以上。肾综合征出血热的血象特点是红细胞系统可出现晚幼红细胞；粒系统可出现中度左移及中毒现象并有异型淋巴细胞数目增多，血小板减少。暴发型流行性脑膜炎患者则以中性粒细胞的数量增加、中毒现象及幼稚细胞表现为主。外周血象出现少数异型淋巴细胞，常见于某些病毒性疾患的早期，异型淋巴细胞如达到10%以上，最大可能是肾综合征出血热或传染性单核细胞增多症。外周嗜酸性粒细胞增多，常是某些寄生虫病的特点，骨髓细胞有促嗜酸性粒细胞生成素，蠕虫本身也可能释放嗜酸细胞刺激因子，使嗜酸性粒细胞增多。宿主受感染后致敏的T细胞或者速发型变态反应时的肥大细胞及嗜碱性粒细胞均可能释放嗜酸粒细胞趋化因子，导致局部及血循环中嗜酸性粒细胞的增多。此类情况主要见于与血液有密切接触的蠕虫病及内脏虫蚴症。在肠腔寄生的蠕虫成虫或在血液等处感染的原虫病均不导致血中嗜酸粒细胞过度增加，可能与前者如肠道蛔虫病及钩虫的代谢产物不易被吸收、后者如疟疾及黑热病等不产生嗜酸性粒细胞刺激因子有关。肾上腺皮质激素可促使嗜酸性粒细胞进一步裂解及储存，因此在严重感染时如伤寒可使嗜酸性粒细胞在外周血中减少或消失。

有关感染性疾病诊断、治疗及预防的特点，将在专门章节中阐述。

（周荣荣）

第二章

传染病预防控制技术与策略

　　传染病预防控制技术是预防控制传染病疫情散发、暴发、流行的一系列重要技术体系，这些系列的技术手段既源于流行病学基础理论的指导与升华，也源于传染病防治技术的实践与丰富；既有传统的理论技术，也有与时俱进的技术创新，这就是科学实践预防控制传染病技术对人类健康的重大贡献。传染病预防控制技术体系主要包含信息管理技术、疫情监测技术、传染源管理技术、传播途径阻断技术、健康人群保护技术、行为干预技术、实验室检测技术、疫源与环境消毒技术八大类。任何一类预防控制技术的科学实施都有着举足轻重的现实意义和流行病学意义。

第一节　传染病监测技术

　　传染病监测是一项预防和控制传染病扩散、蔓延、暴发和流行的重要技术措施，是传染病预防控制最基础的工作，其目的是发现传染源，掌握疫情的动态分布，了解各种传播因素和人群免疫状况、流行规律及其影响因素，评价预防措施的效果，为制订预防对策提供科学依据。科学有效的监测，不但能够及时发现传染病患者、甄别传染病的高危人群、识别新发传染病，而且能够科学总结归纳预防控制经验和教训，及时调整传染病干预措施，使得传染病的干预方向更准确、方法更适用、效果更理想、效益更明显、效用更广泛。因此，开展传染病的监测，有着非常重要的现实意义。

一、传染病监测的定义

　　传染病监测的定义可概述为：应对突然发生，造成或者可能造成公众健康损害的急性传染病及群体性不明原因疾病，系统、长期、连续获取传染病发生发展的相关信息资料，确定传染病发生发展的动态信息数据，分析传染病的发生发展原因、多态分布现状、流行影响因素的数据资料，并将信息及时上报与反馈、转化与应用，指导干预措施的实施，并评价其实施效果的系列过程。

　　传染病监测只是一种技术和手段，其最终目的是预防和控制传染病流行。所以监测信息的反馈和利用非常重要。

二、我国传染病监测及报告

　　我国法定传染病疫情报告系统建于 1950 年，是最重要、最基本的传染病监测系统。

20 世纪 80 年代以前，各类医院发现法定传染病病例后，填报传染病卡通过邮寄方式逐级上报到卫生防疫站，以月报告的形式体现。自 1978 年开始，我国陆续建立了流感、乙型脑炎、流脑、霍乱、流行性出血热、鼠疫、钩端螺旋体病等单病种的监测系统。20 世纪 70 年代以后，许多国家广泛开展监测，观察传染病疫情动态，监测方式不断增多，监测内容也随之扩大。2003 年传染性非典型肺炎的暴发凸显了我国疫情信息沟通渠道不畅、信息不透明的问题，促使我国于 2004 年 1 月 1 日建立了"横向到边、纵向到底"的法定传染病网络直报系统，实现了采用"个案、实时、在线"的原则对传染病及突发公共卫生事件进行报告。目前，我国已经成为世界上少数几个对传染病进行全面监测的国家。该系统的建设与成功运行，极大地提升了我国传染病现代管理水平，标志着我国传染病预防控制从被动报告进入主动预警的新时期。

自 1989 年 9 月 1 日起实施了《中华人民共和国传染病防治法》，我国的传染病疫情报告自此有了法律保障。2004 年 8 月 28 日《中华人民共和国传染病防治法》修订后的文本，总结了应对传染性非典型肺炎和禽流感疫情的经验和教训，对现行传染病疫情报告和公布制度做了完善，并设立了传染病疫情信息通报制度。2004 年修订颁布的《中华人民共和国传染病防治法》将我国需要监测和报告的法定传染病分为甲、乙、丙三类，共 37 种。各种传染病的具体监测内容，根据本地区主要的传染病病种以及疫情动态、国家下发的专病监测方案等确定，主要内容可包括：人口、地理地貌、气温、环境、风俗及生活习惯、教育水准、经济水平、人口流动等背景资料；人群的免疫状况；传染病的发病、死亡、三间分布、疾病的变动趋势等；病原体型别、毒力、耐药及变迁等病原学监测；动物宿主及媒介昆虫监测如种类、密度、分布及病原体携带情况等；疾病的发生、流行规律；防治效果评价；专题调查；传染病流行预测等。

三、传染病监测的管理

传染病监测的管理可分为常规监测的管理，主动监测的管理和被动监测的管理三种。

（一）常规监测的管理

也称常规疫情报告，是传染病防治管理的日常工作，属于传染病监测技术的基础组成部分。主要是指按照《中华人民共和国传染病防治法》和《突发公共卫生事件与传染病疫情监测信息报告管理办法》及《传染病信息报告管理规范》等法律法规的要求所执行的疫情报告、网络直报两种方式。法定要求各级各类医疗机构、疾病预防控制机构、卫生检验机构执行职务的医务人员发现疑似、临床诊断或实验室确诊的传染病病例后，必须实行网络直报。网络直报的责任报告单位应于 24 h 内进行网络直报，不具备网络直报条件的应在诊断后 24 h 内寄送出传染病报告卡。县级疾病预防控制机构和具备条件的乡镇卫生院收到传染病报告卡后，应在 2 h 内进行网络直报。发现暴发疫情时要按照《国家突发公共卫生事件相关信息报告管理工作规范》的要求进行报告。为确保常规疫情报告质量，各级疾病预防控制机构定期对医疗卫生机构开展报告质量调查，中国疾病预防控制中心、省级疾病预防控制中心对辖区的网络直报单位实行定时监控，定期或不定期地通报网络直报单位的工作运行情况。

（二）主动监测的管理

主动监测就是通过有计划、有目的、有范围、有对象的专项监测管理，是传染病防治技术的重要组成部分，多用于重大传染病的防治管理和应急反应。主动监测管理能更准确地适时反映传染病的发病信息，能快速反映传染病的流行季节和暴发疫情。主动监测管理内容丰富，形式多样，包括对定点监测、抽样监测、专题监测的管理；对发病症候、重点人群、人居环境、免疫接种、历史疫情、流行因素、地理地貌、气象变化、经济状况、交通状况、流动人口、风俗习惯等的监测管理；对于患者综合征监测，是当前比较热门、经济实惠、效果显著的监测管理，如对呼吸道综合征、肠道综合征、脑炎综合征、出血综合征、精神综合征等的监测。全面系统的主动监测所获取的信息对于制订传染病预防控制措施、评价预防控制效果均具有极其重要的流行病学意义。

（三）被动监测的管理

被动监测管理是指由报告责任人按照既定的报告规范和程序，向公共卫生机构紧急报告的传染病疫情数据和资料，报告接收单位处于被动接收报告。被动监测管理与主动监测管理是完全不同的，被动监测管理只有预案，没有事先计划的监测地区、监测对象、监测数量，在突发疫情报告后，出于对疫情事件进行紧急核实的需要，才紧急确定的监测范围、监测方法、监测对象、监测数量，整个过程完全处于被动状态。2004年我国建立起突发公共卫生事件直报网络则属于被动监测管理的范畴。按照《国家突发公共卫生事件相关信息报告管理工作规范》的要求，责任报告单位和责任报告人对可能构成或已发生的突发公共卫生事件相关信息，在2 h内以电话或传真等方式向属地卫生行政部门指定的专业机构报告，具备网络直报条件的同时进行网络直报，直报的信息由指定的专业机构审核后进入国家数据库。不具备网络直报条件的责任报告单位和责任报告人，采用最快的通讯方式将突发公共卫生事件相关信息报告卡报送属地卫生行政部门指定的专业机构，接到突发公共卫生事件相关信息报告卡的专业机构，对信息进行审核，确定真实性，2 h内进行网络直报，同时以电话或传真等方式报告同级卫生行政部门。

接到突发公共卫生事件相关信息报告的卫生行政部门要尽快组织有关专家进行现场调查，如确认为实际发生突发公共卫生事件，则应根据不同的级别及时作出相应的响应，如尚未达到突发公共卫生事件标准的，由专业防治机构密切跟踪事态发展，随时报告事态变化情况。

四、传染病监测方法

传染病监测方法主要分为定点监测、抽样监测和专题监测三种。

（一）定点监测

定点监测是连续、系统、全面监测传染病疫情发生发展规律的一种常用方法，监测时间大多为两年以上，长的可达数十年，其主要特点是具有连续性、系统性、全面性，既适用于传染病监测，又适用于慢病监测。定点监测一般选用社区定点监测和单位定点监测。确定社区或单位定点的方法可采用区位定点、抽样定点等方法。习惯使用的方法大多为区位定点法。

区位定点方法是指按照区位方向大致确定监测点的方法。大多采用东、南、西、北、中五个区位方向各选 N 个省或县，在省或县的基础上再按东、南、西、北、中五个区位方向各选 N 个乡进行全人口监测或特殊群体监测，最后，将监测结果按五个区位分类统计进行相互间比较、省际或县际比较、监测结果与总体比较。这种监测往往来自目标宏观、方法易行，表述准确、容易统计、定性为主、定量为辅而监测经费又极其有限的监测项目。比较适用于基线监测、摸底调查、开题调查、预试验观察之类的监测与研究。

区位定点方法具有方法简单、便于操作、选点直观、便于管理、系统连续、资料完善、易于汇总、精于比较之优点。但是这类方法也比较粗糙，总体的代表性较差，无法控制类似于地理位置、经济水平、公众交通、居住环境、医疗服务等分层因素的偏倚。

（二）抽样监测

传染病抽样监测技术是传染病监测工作中最常用的工作方式，是指在全人群对象的总体中抽取一部分对象针对某一内容进行定期观察、采集样本、检测分析的一种方法。所研究的内容一般为一次性的横断面结果，据此横断面结果推断全人群的横断性总体特征。抽样监测方法具有经济性好、实效性强、适应面广、准确性高的特点。

传染病抽样监测技术属于非全面监测的范畴，必定存在抽样的误差和偏倚问题。通常抽样监测方法的误差有两种：一种是工作误差，通常由询问误差、表述误差、时间误差、地点误差、登记误差所造成；另一种是代表误差，通常是由抽样的代表性所造成，但是，可以通过抽样设计减少这类误差，通过一系列的卫生统计学方法计算，把代表误差控制在允许的范围之内，抽样监测结果的准确性一般高于全面监测结果。因此，抽样监测的结果是非常可靠的。

1. 抽样监测的主要步骤

（1）界定监测总体。

（2）确定抽样监测方法。

（3）计算监测样本量。

（4）确定抽样监测的信度和效度。

（5）进行均衡性分析，制订监测质量控制办法。

（6）实施抽样监测并推测总体。

2. 抽样监测遵循的原则 抽样监测方法属于非全面监测的范畴，具有其他非全面监测所不具备的如下原则。

（1）随机原则：监测样本是按随机原则抽取，在总体中每一个单位被抽取的机会是均等的，因此，能够保证被抽中的单位在总体中的均匀分布，不致出现倾向性误差，代表性强。

（2）样本原则：所抽选的监测样本量，必须根据监测范围及抽样误差的要求，经过科学计算确定，才有助于提高样本监测结果的可靠性。

（3）误差原则：抽样监测的误差，在监测前就可以根据监测样本量和总体中各单位之间的差异程度进行计算，并控制在允许范围以内，监测结果的准确性较高。

3. 抽样监测的几种常用方法 基于以上特点，抽样监测被公认为是非全面监测方法中用来推算和代表总体的最完善、最科学的监测方法。按抽取样本的方式可以分为概率抽样（简单随机抽样、系统抽样、分层随机抽样、整群抽样）和非概率抽样（偶遇抽样、判断抽样、定额抽样、雪球抽样等）。概率抽样主要有如下几种。

（1）简单随机抽样：又称单纯随机抽样，是按等概率原则直接从含有 n 个观察单位的总体中抽取 n 个观察单位组成样本的一种抽样方式。简单随机抽样一般可采用掷硬币、掷骰子、抽签、查随机数字表等办法抽取样本。在实际工作中，由于总体单位较多，前三种方法较少采用，主要运用后一种方法。例如，某学校有 2 000 名同学，需要从该人群中随机抽取 100 人进行调查，以了解该人群中乙肝表面抗体水平，为学校预防乙肝提供措施和意见。具体方法是：先将 2 000 名学生依次编号：1、2、3…2 000。再从随机数字表中任一列或一行开始，随机读入 100 个在 2 000 以内的随机数字，其对应的号码即被确定为调查样本。单纯随机抽样是最基本的抽样方法，也是其他抽样方法的基础。优点是均数（或率）及标准误的计算简便；缺点是当总体观察单位数较多时，要对观察单位一一编号，比较麻烦，实际工作中有时难以办到。

（2）系统抽样：又称等距抽样或机械抽样，是把总体的所有观察单位进行编号排序后，计算出某种间隔，然后随机确定起点，再按这一固定的间隔抽取相应号码的观察单位来组成样本的一种抽样方式。例如，要从 1 000 户居民中抽取 100 户居民进行卫生服务利用调查，按照门牌号码依次编序，在 1~10 号随机选择一个开始号，再每隔 10 号抽取一户，所抽到的 100 户组成样本。

系统抽样的优点是：①易于理解，简便易行。②容易得到一个按比例分配的样本，由于样本相应的顺序号在总体中是均匀散布的，其抽样误差小于单纯随机抽样。缺点是：①当总体的观察单位按顺序有周期趋势或单调增（或减）趋势，则系统抽样将产生明显的偏性，也缺乏代表性。②实际工作中一般按单纯随机抽样方法估计抽样误差，因此这样计算得到的抽样误差一般偏大，但系统抽样抽取各个观察单位并不是彼此独立的。

（3）分层抽样：又称为分类抽样或类型抽样，是先将总体中的所有观察单位与研究目的有关的某种特征或标志（如性别、年龄、职业或地域等）划分成若干类型或层次，然后再在各个类型或层次中采用简单随机抽样或系统抽样的办法抽取一个子样本，最后将这些子样本合起来构成样本的一种抽样方式。

当样本含量确定后，确定各层观察单位数的方法一般有：①按比例分配，即按总体各层观察单位数的相同比例分配各层样本观察单位数，如在某小学调查近视率情况，该学校共有 6 个年级，若按年级分层且每个年级的抽样比例为 10%，则 6 个年级所抽取的学生即构成本次调查的样本。②最优分配，即同时按总体各层观察单位数的多少和标准差的大小分配各层样本观察单位数。

分层抽样的优点是：①减少抽样误差，分层后增加了层内的同质性，因而可导致观察值的变异度减小，各层的抽样误差减小，其标准误一般均小于（样本含量相同时）单纯随机抽样、系统抽样和整群抽样的标准误。②便于对不同层采用不同的抽样方法，有利于调查组织工作的实施。③还可对不同层独立进行分析。

（4）整群抽样：是首先将总体中各单位归并成若干个互不交叉、互不重复的集合，我们称之为群；然后以群为抽样单位抽取样本的一种抽样方式。例如，对某县居民进行血吸虫病调查时可按照乡镇分成整群，从中随机抽取几个乡镇，然后对所抽取到的群内所有个体均进行调查。整群抽样与前几种抽样的最大差别在于，它的抽样单位不是单个的个体，而是成群的个体。"群"的大小是一个相对的概念，可以是自然的区划，也可以是人为的区划。每个群内的观察单位数可以相等，也可以不等，但相差一般不应太大。

整群抽样的优点是便于组织，节省经费，容易控制调查质量；缺点是当样本含量一定时，其抽样误差一般大于单纯随机抽样的误差。群间差异越小，抽取的"群"越多，精度越高。因而在样本含量确定后，宜增加抽样的"群"数而相应地减少群内的观察单位数。

（5）等距抽样：也称为系统抽样或机械抽样，它是首先将总体中各单位按一定顺序排列，根据样本容量要求确定抽选间隔，然后随机确定起点，每隔一定的间隔抽取一个单位的一种抽样方式。

根据总体单位排列方法，等距抽样的单位排列可分为三类：按有关标志排队、按无关标志排队以及介于按有关标志排队和按无关标志排队之间的按自然状态排列。

按照具体实施等距抽样的做法，等距抽样可分为直线等距抽样、对称等距抽样和循环等距抽样三种。

等距抽样的最主要优点是简便易行，且当对总体结构有一定了解时，充分利用已有信息对总体单位进行排队后再抽样，则可提高抽样效率。

（6）双重抽样：又称二重抽样、复式抽样，是指在抽样时分两次抽取样本的一种抽样方式，具体方法是首先抽取一个初步样本，并搜取一些简单项目以获得有关总体的信息，然后，在此基础上再进行深入抽样。在实际运用中，双重抽样可以推广为多重抽样。双重抽样的主要作用是提高抽样效率、节约调查经费。

（7）概率抽样：按规模大小成比例的概率抽样，简称为 PPS 抽样，它是一种使用辅助信息，从而使每个单位均有按其规模大小成比例的被抽中概率的一种抽样方式。PPS 抽样的主要优点是使用了辅助信息，减少抽样误差；主要缺点是对辅助信息要求较高，方差的估计较复杂等。

（8）多阶段抽样：前述的基本抽样方法都是通过一次抽样产生一个完整的样本，称为单阶段抽样。但在现场调查中，往往面临的总体非常庞大，情况复杂，观察单位很多，而且分布面广，很难通过一次抽样产生完整的样本，而是根据实际情况将整个抽样过程分为若干阶段来进行。多阶段抽样，也称为多级抽样，是指在抽取样本时，分为两个及两个以上的阶段从总体中抽取样本的一种抽样方式。其具体操作过程是：第一阶段，将总体分为若干个一级抽样单位，从中抽选若干个一级抽样单位入样；第二阶段，将入样的每个一级单位分成若干个二级抽样单位，从入样的每个一级单位中各抽选若干个二级抽样单位入样……依此类推，直到获得最终样本。不同的阶段，可采用相同或不同的抽样方法。

多阶段抽样特别适用于抽样调查的面特别广，没有一个包括所有总体单位的抽样框，或总体范围太大，无法直接抽取样本等情况，可以相对节省调查费用。其主要缺点是抽样时较麻烦，而且从样本对总体的估计比较复杂。

上述各种抽样方式均为随机抽样方式。此外，还有非随机抽样方式，即按照调查人员主观设立的某个标准抽选样本的抽样方式，如偶遇抽样、立意抽样和配额抽样等。

（三）专题监测

专题监测是为收集常规报表之外、无法通过常规数据信息收集渠道收集的信息而组织的监测活动。专题监测往往是针对某种特定目的（如监测项目进展情况调查）或特定疾病（如艾滋病）进行监测，从而为制订工作规划和进行评估提供依据。专题监测一定要重视质量控制工作，把质量控制贯穿在专题监测的每个阶段。

专题监测的主要内容：与上述的七项主动监测内容大致相同，主要目的是系统掌握如下重要信息。

1. **监测人群的基本情况** 即了解人口结构、出生水平、死亡状况、生活习惯、经济状况、教育水平、居住条件和人群流动等人口学资料。

2. **监测疾病的分布情况** 即了解人群分布、时间分布、地区分布的动态变化，包括传染病漏报状况和亚临床感染状况。

3. **监测人群的免疫状况** 即了解监测人群对传染病的易感性及免疫水平。

4. **监测病种的生物特征** 即了解传染病的传染源、传播途径、易感人群、寄生宿主、昆虫媒介及传染来源。

5. **监测病种的病原体特征** 即了解病原微生物的生物型别、致病毒力及药物的耐药性等。

6. **评价监测病种的干预效果** 即了解对监测病种实施干预措施后的效果，以便及时调整防治策略。

7. **开展监测病种的规律研究** 即了解影响监测病种的流行因素和流行规律研究，为进一步制订有效的干预措施、迅速控制传染源、及时切断传播途径、有效保护易感人群提供科学依据，并推进监测病种的疫情预测、预警预报研究。

总之，随着我国传染病防治工作的深入发展，传染病监测工作将越来越显得重要。长期有效开展传染病定点监测、抽样监测、专题监测工作，是积累传染病预防控制技术的有效方法，适合我国传染病综合防治的实际需要，应当广泛推广。但是，随着经济和信息化的高速发展，开展传染病监测应当重视监测信息的规范化、电子化、网络化的建设与管理工作，提高监测管理工作效率和信息开发利用效率。

在抽样调查中，常用的名词主要如下。

（1）总体：指所要研究对象的全体。它是根据一定研究目的而规定的所要调查对象的全体所组成的集合，组成总体的各研究对象称之为总体单位。

（2）样本：是总体的一部分，它是由从总体中按一定程序抽选出来的那部分总体单位所组成的集合。

（3）抽样框：用以代表总体，并从中抽选样本的一个框架，其具体表现形式主要有包括总体全部单位的名册、地图等。抽样框在抽样调查中处于基础地位，是抽样调查必不可少的部分，其对于推断总体具有相当大的影响。

（4）抽样比：指在抽选样本时，所抽取的样本单位数与总体单位数之比。对于抽样调查来说，样本的代表性如何，抽样调查最终推算的估计值真实性如何，首先取决于抽样框的质量。

（5）置信度：也称为可靠度，或置信水平、置信系数，即在抽样对总体参数做出估计时，由于样本的随机性，其结论总是不确定的。因此，采用一种概率的陈述方法，也就是数理统计中的区间估计法，即估计值与总体参数在一定允许的误差范围以内，其相应的概率有多大，这个相应的概率称作置信度。

（6）抽样误差：在抽样调查中，通常以样本做出估计值对总体的某个特征进行估计，当二者不一致时，就会产生误差。因为由样本做出的估计值是随着抽选的样本不同而变化，即使观察完全正确，它和总体指标之间也往往存在差异，这种差异纯粹是由抽样引起的，故称之为抽样误差。

（7）偏差：也称为偏误，通常是指在抽样调查中除抽样误差以外，由于各种原因而引起的一些偏差。

（8）均方差：在抽样调查估计总体的某个指标时，需要采用一定的抽样方式和选择合适的估计量，当抽样方式与估计量确定后，所有可能样本的估计值与总体指标之间离差平方的均值即为均方差。

五、传染病监测的分类

由于各种传染病的监测目的不一，监测内容与对象分类也不尽统一，涉及的内容分类极为广泛，不同性质传染病的监测具有不同的特别要求，但对其监测内容进行认真研究，可归纳为八类监测。

（一）发病症候类监测

监测发病症候的主要目的就是要掌握传染病发生的性质、流行的现状、流行的范围、流行的强度、流行的特征，便于因地制宜地快速做出判别与病原诊断、预防与控制决策。监测发病症候时，通常将发病患者分为病原学诊断病例、临床诊断病例和疑似病例三种，主要是通过采集血液、脑脊液、胸腔积液、腹腔积液、痰液、尿液、粪便以及囊肿液等标本，根据流行病学、临床学特征，做出方向性判别后，进行相应的细菌、病毒、寄生虫、真菌、支原体、衣原体等病原检测，进行相应的血清免疫学检测、基因核酸检测。在同一个地区的相近流行期内，检出病原体或血清免疫学检测或基因核酸检测阳性并具有临床症状者可确定为病原学诊断病例，标本检测为阴性但具有典型临床症状者确定为临床诊断病例，病原体检测阴性且具有相近的临床症状者确定为疑似病例。

（二）重点人群类监测

传染性非典型肺炎、艾滋病、甲型 H_1N_1 流感、霍乱、伤寒以及副伤寒等多种传染病的预防控制的经验和教训告诉我们，监测重点人群可发现相当数量的潜在传染源，及时采取有效的医学措施是阻止疫情持续蔓延、扩散，防止疫情实现近程传播和远程传播的一个极其重要的手段。重点人群的监测重点可以根据不同性质传染病来确定，一般包括病后病原携带者、患者密切接触者、患者周围人群、行为危险人群、饮食服务从业人群、饮用水供给人群、托幼机构保育人群、疫区回归人群、特殊群体等（如流动人群、孕妇人群、野外作业人群）的定期与不定期监测。可以针对不同的重点人群，采集相应的适用标本进行相应的病原学、血清免疫学、分子生物学检测，及时发现患者或病原携带者，以便及早采取传染源控制针对措施，防止疫情的继续扩散与继续蔓延。但是，对有些人群，如艾滋病的高危人群监测所发现的感染者或患者，很难达到医学管理目的。

（三）人居环境类监测

监测人居环境可以粗略判断传染病发生与流行的危险程度，人居环境决定着存在的传染病种类，气温环境包括赤道带、热带、亚热带、暖温带、温带、寒温带，八个温度带所流行的传染病是有所不同的，值得深入研究；城市环境易于传播呼吸道传染病；农村环境容易传播肠道传染病、自然疫源性传染病和人兽共患传染病；校区环境极易发生呼吸道与肠道传染病的爆发，也容易造成大规模的食物中毒。

人居环境类监测的常测样本内容主要有饮用水源、各类食品、生活用品、生活污物、医院排水、公厕粪坑、蚊子苍蝇、呕吐物和排泄物、物体标本、产品标本、气体标本、禽畜标本、昆虫标本以及虫媒标本等。疫情发生后，要根据流行病学指征进一步扩大外环境标本的采集范围和频次，以期快速确定污染范围，在控制疫情扩散与蔓延的工作中有着极其重要的作用。

（四）免疫状况类监测

以传染病的感染与流行而言，人群的免疫状况就决定了传染病的预防与控制效果。有效掌握了人群的免疫状况就可以研判人群中传染病发生、扩散、流行的可能性或发展趋势。免疫状况监测有接种史监测与血清学监测两种。接种史监测就是对某研究人群的接种历史进行流行病学调查、接种资料收集、归纳整理接种情况、分析接种完成情况，进一步了解分析疫苗接种的种类、时间、剂次、规模，直至掌握免疫接种覆盖状况；血清学监测就是对某研究人群采集血液标本进行免疫学检测，研判其对传染病的免疫力，具有免疫力的人群一般来自两个方面。一方面是人工免疫，就是我们现在正在实施的国家免疫规划，对特定人群实施免疫接种技术，使其获得对某一传染病的免疫保护，但也有一些免疫缺陷、免疫应答不完全的人群在实施免疫接种技术后，仍不能起到免疫保护作用；另一方面就是自然免疫，自然免疫就是在机体感染某一种传染病后，在其体内自然产生的免疫保护，有些传染病一旦获得自然免疫保护，可终身具备该病的免疫保护，如天花、麻疹等。因此，人群的免疫状况监测是我们研判该人群是否发生某一种传染病的重要依据。一般而言，如果某一个人群对某一种传染病的免疫保护作用达到80%以上，就容易形成一个免疫屏障，就可以有效阻断某一种传染病在某一人群中传播。

（五）历史疫情类监测

了解过去，才能展望未来。对历年疫情进行监测就是要在充分把握过去流行历史的情况下，科学研判传染病疫情未来发生、发展的趋势。因此，开展历年疫情监测就是为制订未来传染病预防控制策略服务。历年疫情监测可分为年、季、月时间序列发病与监测资料；年龄、性别、职业时间序列发病与监测资料；乡、县、市、省时间序列发病与监测资料。完整的发病与监测资料是建立传染病疫情预警预报的重要依据，也是制订科学、有效的专项防控策略的根本前提。因此，历年疫情监测不但具有重要的流行病学意义，而且更具有实际需要的现实意义。

（六）流行因素类监测

影响传染病流行的重要因素主要包括生物因素、自然因素、社会因素三大类，由于流行因素复杂，内容繁多，不可能一应俱全进行全面监测，一般而言，在开展监测工作时，要依据该传染病的流行特征，有选择性地决定其相应的监测内容。流行因素监测的目的就是要适时把握传染病发生、流行、扩散、蔓延的影响因素，及时采取针对性措施控制其发展势头。对流行因素监测所获取的各类流行病学数据、资料，要及时应用正确的卫生统计方法进行统计分析，归纳研究其流行规律，适时预测疫情发展趋势，评价预防措施效果，才能制订切合控制疫情发生发展势头的防控措施。

（七）疫情舆情类监测

随着各种媒体种类（报纸、电视、广播、网络等）的快速发展，舆情信息监测日趋广泛，当国内外某地发生传染病疫情时，舆情监测既可快速报道疫情信息又能了解疫情的早期情况，为预防和控制该传染病在本地的流行提供有价值的信息。

（八）其他因素类监测

有计划、有目的地收集地理地貌、气象变化、经济状况、交通状况、流动人口、风俗习惯等内容的监测资料，对于传染病的预防控制均有极其重要的流行病学意义，大多资料都应实事求是的来源于相关专业部门，可长期用于研究与传染病发生发展的关联性分析。该类资料不宜在传染病专题研究中进行专项监测，一是检测技术复杂，设备手段要求高，不可能配备专套仪器开展监测，最好是与相关部门共享工作与科研的成果；二是组织难度大，学科领域永远超出传染病学的工作范畴。这些资料的完整获取，对于传染病的预防控制仍不失为特有的重大贡献。

（周荣荣）

第二节　传染病疫情控制技术

任何一种传染病疫情发生后，控制其扩散与蔓延的根本技术在于如何实施传染源的科学管理、迅速切断传播途径、及时有效地保护健康人群。在我国的传染病防治史上不但具有成功范例，而且有更具创新的典型史例，这是中国传染病防治实践为全球传染病防治作出的重要贡献。

一、传染源管理

传染源是指体内有病原体生长、繁殖，并能排出病原体的人或动物，包括患者、病原携带者（含人和动物）、受感染的动物或媒介等三类。科学管理、有效消除三类传染源是预防控制传染病扩散、蔓延的重要技术手段。

（一）患者的管理

患者是传染源的一种主要表现形式。我国法定的40种传染病中，大部分的传染源都可以以患者的方式出现（狂犬病、人感染猪链球菌病、乙脑、炭疽、疟疾、登革热等除外），尤其以甲类传染病（鼠疫、霍乱）和部分乙类传染病（如传染性非典型肺炎、肺性炭疽、肺性艾滋病、人感染高致病性禽流感、麻疹等）的传染源危害最大。但也有对健康人群危害不严重的传染病（如狂犬病、人感染猪链球菌病、乙脑、登革热、炭疽、布鲁菌病、钩端螺旋体病、肾综合征出血热等），这类患者可不必隔离。作为传染源的患者的有效管理是迅速遏制疫情扩散与蔓延的重要技术手段。我国成功总结出的"五早"措施，即早发现、早报告、早诊断、早隔离、早治疗的患者管理模式，是对流行病学理论的重要补充。只有做到"五早"才能迅速有效控制传染源，防止传染病在健康人群中传播、扩散、蔓延。

早发现可以为早报告、早诊断、早隔离、早治疗争取时间，避免无谓的死亡，为有效减少病原向健康人群传播打下基础；早报告是早诊断的前提，有利于尽快获取疫情信息和相关的流行病学资料，有利于及时获得样本，及时进行疫情性质的诊断核实，部署预防控制措施；早诊断不仅是早治疗的科学依据，更重要的是正确部署控制疫情扩散与蔓延的事实依据；早隔离的根本意义在于消除传染源传播给健康人群的机会，是流行病学措施的主要手段和方法，可根据不同传染病种类的要求实行居家管理、住院隔离或就地隔离管理；早治疗就是尽早规范治疗传染病患者．以尽快恢复健康、避免死亡，同时可以减少患者播散病原体概率。

传染病患者一经确诊，就是传染源，应按《中华人民共和国传染病防治法》规定进行流行病学调查、实行隔离管理、严格规范治疗。传染病疑似患者也是疑似传染源，也必须进行流行病学调查、开展医学随访，必要时实行隔离管理措施，防止在健康人群中的无谓传播。但对于以隐性感染为主要形式的传染病，对患者管理的措施发挥的作用还是有限的。

（二）病原携带者的管理

我国法定的 40 种传染病中，大部分传染病的传染源都可以以病原携带者的方式出现，如流行性脑脊髓膜炎、脊髓灰质炎、乙型肝炎、肺结核、艾滋病等。很多人熟悉"伤寒玛丽"的故事，她看上去很健康，但因为体内携带了伤寒菌，所以通过在多个家庭做厨师，使其雇主的家庭先后有 53 人患上了伤寒。所以对于检出的病原携带者，进行相应的医学管理具有重要的流行病学意义。

1. **医学管理和跟踪随访** 对于检出病原的携带者必须进行有效的医学管理和跟踪随访，包括造册登记、跟踪随访，适时了解病原携带者的健康状况。跟踪随访包括询问与疾病相关的症状体征、采样检查，并了解其所接触人群的健康状况等。

2. **行为干预与行业管理** 病原携带者在治愈之前，要进行相应的行为干预，通过健康促进的方式，防止不良行为将病原传播给其他健康人群，依法限制就业，不得从事促使传染病扩散的工作。如肠道传染病病原携带者在两次病原检查转阴之前，不得从事餐饮、饮用水生产和管理和保育等工作；活动性肺结核排菌者经临床、痰检证明停止排菌之前，不得从事教师、托幼等工作；乙、丙型肝炎病原携带者在表面抗原转阴之前，不得从事生物制品、献血等工作；检出可经血液传播的传染病如病毒性肝炎、艾滋病等的病原携带者应禁止其承担献血员的义务和责任等。

3. **健康教育与健康促进** 对于病原携带者应加强健康教育和健康促进工作，特别要进行医学教育、责任教育和道德教育，增强病原携带者的公众意识和责任意识，使其培养良好的公德行为和个人卫生习惯，减少与他人接触和传播的机会。

4. **病原消除与规范治疗** 对于检出的病原携带者，应及时针对病原携带者的病原进行医学管理，依法隔离、系统足量、规范治疗，并进行定期的复查，直至携带状态消除为止。对于不能消除携带状况的也应通过规范治疗降低病原载量，降低其传播力。

（三）动物或传播媒介的管理

部分传染病的传染源是受感染的动物，如狂犬病、炭疽、血吸虫病、人感染猪链球菌病、人感染禽流感等。对于动物传染源，有经济、科研或生态价值的野生动物及家畜，应隔离治疗，必要时可宰杀，同时消毒；对人类危害较大或价值不大的病畜、野生动物等则应捕杀后焚烧或深埋，如患狂犬病的狗、患炭疽病的家畜（牛、马）、患流感的家禽（鸡、鸭、鸟）、患链球菌病的猪、野生鼠类等。此外，要做好家畜的预防接种和检疫工作，对于狂犬病、炭疽的预防控制来说，对狗、马、牛、羊、猪实施预防接种措施就尤为重要。对于传播媒介，则应该通过动员群众、积极参与爱国卫生运动的方式，采取喷洒杀虫剂、清除滋生地的方式杀灭，以堵洞抹缝的方式改变病媒的生存环境，遏制病媒的生存与繁殖，以达到消除或遏制病媒的目的，如引起乙脑、疟疾、登革热的蚊子，引起肠道传染病的苍蝇等。

二、传播途径的阻断

切断传播途径是防止传染病传播的重要环节。对于肠道传染病、虫媒传染病以及许多寄生虫病来说，切断传播途径通常是起主导作用的预防措施。纵观传染病的传播、扩散、蔓延事实，其传播方式可分为经接触传播、经水传播、经食物传播、经空气传播、经生物媒介传播、经母婴传播、经土壤传播、经血液传播等八大类，针对不同的传播途径，要采取相应的阻断措施。值得注意的是，少部分传染病仅可通过一种传播途径进行传播，如淋病、梅毒等；大部分传染病可经多种传播途径传播，比如炭疽，人接触受感染动物的皮毛可导致皮肤炭疽，吸入含炭疽芽孢的飞沫可引起肺炭疽，食用受感染的动物可引起胃肠炭疽等。

（一）经空气传播的阻断技术

空气传播包括两种方式，最常见的是经飞沫传播，即通过大声说话、咳嗽、打喷嚏等引起病原的扩散传播，多数呼吸道传染病如流脑、传染性非典型肺炎、流行性感冒、百日咳等可通过该途径引起传播，一些拥挤的住所、临时工棚以及人群密集的监狱、学校、车船、候车室等公共场所是发病的高危地带；其次是经气溶胶传播，如飞沫中水分蒸发后形成的飞沫核、屠宰及皮毛加工产生的含有病原体的烟尘雾、地面及物体表面分泌物干燥后形成的飘尘等，可较长时间在空气中悬浮，从而造成病原的扩散传播。经空气传播的途径是所有传播途径中传播机制最容易实现的，由于大量易感者的存在，只要存在传染源，病原极容易通过该途径进行传播，因此，要实施该途径的阻断技术具有较大的实际难度。

空气传播的阻断技术主要有：一是教育患者尽量不到人员密集的地方去，外出佩戴口罩，不大声说话，不随地吐痰，在咳嗽和打喷嚏时用手帕和纸巾捂住口鼻等；二是教育群众在呼吸道传染病流行季节尽量减少聚会和去公共场所的机会；三是教育群众注意开窗通风，保持室内空气流通和空气新鲜；四是改革生产工艺，减少携带病原体气溶胶的产生；五是进行环境、物品清洁时尽量湿式作业，防止扬尘。

（二）经水传播的阻断技术

经水传播也包括两种传播方式，一种是饮用水被粪便等污染而造成的传播，经由此种方式传播的常见疾病有霍乱、伤寒副伤寒、甲型肝炎、细菌性痢疾、感染性腹泻等；另一种是由于与疫水接触而造成的传播，此种方式传播的主要有血吸虫病、钩端螺旋体病等。

针对饮用水污染的阻断技术主要有：一是立即停止被污染的水源供应，如发生因自备井水受污染的经水传播的肠道传染病暴发疫情时，须立即停用自备井水的使用，及时更换饮用水源；二是饮用水取水点必须远离污染源如厕所、污水沟、垃圾池，距离在 30 m 以上；三是加强对饮用水的卫生管理和消毒，保证其符合国家饮用水卫生标准；四是要同时加强对饮用水的监测，连续监测一段时间后，检测符合卫生标准方可恢复使用。

各级政府应该制订长远和近期的改水目标和计划。在城镇和有条件的村屯要兴建自来水厂。已建成自来水厂的地区和单位，要保护好自来水水源，确保水源不受污染。供水单位必须加强管理，严格执行操作程序和规章制度。自来水必须经过净化和消毒处理，确保末梢水的余氯含量达到 0.3~0.5 mg/L（ppm）的卫生标准；要经常检查管道，发现破裂漏水应及时维修；饮用水管理和消毒人员要相对固定，并经业务技术培训。对水源和出水口要实行严格的卫生管理，防止污染。

在没有自来水供给的地方，要因地制宜，采取有效措施，不断提高饮用水的卫生合格率。水井要有井台、井栏、排水沟，使用公用水桶；饮用河塘水的地方，要严格分段、分塘用水。在饮用井水、河水、沟水、塘水的地方，要制订卫生公约保护水源，提倡缸水消毒、饮用开水的良好卫生习惯。

不符合要求的取水点或用水供应点要及时改造，如距离污染源（厕所、污水沟、垃圾堆等）不足 30 m 者要及时移至远离污染源超过 30 m 的地方；达不到消毒处理要求的水厂须及时整改，加大投入，增加设备如将人工投氯改为使用自动加氯机等，并有加氯和余氯量检测的记录。

粪水处理首先要加大投入，建设和普及三级化粪池。使用水粪的地区要建立无害化厕所或沼气池；使用干粪的地区要实行高温堆肥发酵。农村集体或个人的蓄粪场要远离饮用水源，防止水源受污染。粪缸与厕所要搭棚加盖，防止苍蝇叮爬、雨后外溢。粪车、粪船、粪码头要加强卫生管理，粪车、粪船严禁装载过满，以防外溢污染水源和环境，若发生翻车、沉船事故应及时报告当地疾病预防控制机构。对于患者和病原携带者的排泄物要进行消毒处理。医疗卫生机构对污水应进行无害化处理，使之符合排放标准，严禁污染水源；医疗卫生机构须有粪便无害化处理设施，并要经常检查维修，定期检测其处理效果；要做好污染物的处理，病房、门诊的污物、垃圾，应集中消毒处理或焚烧。

针对第二种情况即与疫水接触而造成传播的疾病，则要对疫水采取相应的卫生措施，如进行卫生管理和消毒，设立警示牌，禁止群众接触水源，不下水游泳、捕鱼等；同时应教育相关人群，加强对接触疫水的职业人群的个人防护，如穿高筒水鞋、防水服等。

（三）经食物传播的阻断技术

所有的肠道传染病、某些寄生虫病及少数呼吸道传染病（如结核病、白喉）可经食物传播。经食物传播包括两种情况：一是因食物本身含病原体引起传播，如感染猪囊尾蚴或患炭疽家畜的肉类及其相关制品、患结核或感染布氏菌的乳牛产的奶制品、沙门菌感染的家畜和家禽制品和蛋类、携带甲型肝炎病毒的水生物（毛蚶、牡蛎、蛤、贝壳）等，食用未煮熟或未经消毒的上述食物即可受到感染；二是食物在生产、加工、运输、储存、销售的某一环节中被污染，从而引起疾病传播。

针对食物携带病原体的阻断技术主要有：一是加强群众卫生防病知识宣传，教育群众不要生吃、半生吃肉类、蛋类、海水产品及相关制品，吃前必须将食物煮熟煮透；二是畜物加工业、奶制品厂家要严格对相关动物的检疫，禁止使用病、死畜肉制作食品，并严格制作流程和消毒程序，保证相关制品的安全卫生。

针对污染食物的阻断技术主要有：一是食品生产经营单位和个人都必须认真遵守《中华人民共和国食品安全法》，加强食品的卫生管理，提高食品卫生的合格率；二是餐饮部门要做到生熟分开，严格操作流程，严格餐具等各环节的消毒，不加工、不销售腐败变质食物；三是饮食行业从业人员要定期体检，有可疑感染或带菌者要调离原工作岗位。

特别要做好群众的经常性卫生教育工作，教育群众搞好家庭食品卫生管理，把好病从口入关，疾病流行季节禁止吃生冷食品，防蝇、防污染。在肠道传染病疫区，要劝阻群众不要进行婚、丧、喜宴的聚餐活动，防止引起食源性暴发疫情的发生。对于不听劝阻又不接受卫生监督、因聚餐而造成肠道传染病暴发或流行者，应严肃处理。

做好食品卫生监督与指导。要严格执行饮食从业人员准入制度，依法体检发证，一旦发现患者及其病原携带者，要立即调离；严格食品安全的监督和管理，重点做好学校、工地等食品集中加工、供应的安全监督和管理，确保食品从原料、加工、运输、储存、销售、食用等各环节的卫生安全；食堂和食品制作场所的选址必须远离厕所、垃圾池等污染源，距离须在 25 m 以上。

（四）经接触传播的阻断技术

接触传播途径包括直接接触传播和间接接触传播两种。其中直接接触是指易感者与传染源直接接触而未经任何外界因素所造成的传播，如性传播性疾病、狂犬病等；间接接触传播亦称日常生活接触传播，是指易感者接触了被传染源的排泄物或分泌物污染的日常生活用品而造成的传播。

针对直接接触传播的传染病，阻断的途径相对比较简单，就是要避免接触途径的实现，如在预防感染艾滋病和其他性病方面，要加强自我保护的宣传教育，通过使用安全套防止性接触传播是一种科学、经济、实惠的有效方法，去除性乱交、多性伴等不良生活行为，取缔娼妓经营活动，是通过消除性接触传播环境而达到阻断性接触传播的主要管理技术；至于预防狂犬病，则要避免已感染病毒和未接种疫苗的猫、狗等动物咬或抓伤等。但是真正要实现避免这些直接接触，会涉及很多难以避免的社会问题，在未来的一段时间内尚无法轻易地实现。

针对间接接触的传染病，一方面要加强群众防病知识的卫生宣传教育，培养良好的卫生习惯，做到接触食物前、便后和接触患者后要洗手，不吃不洁食物等；另一方面要积极开展爱国卫生运动，消灭苍蝇和蚊蝇滋生地，做好粪便的管理，保持清洁卫生的环境，防止食物和水源受到污染。

（五）经生物媒介传播的阻断技术

此类传播途径包括两种情况：一是经媒介昆虫机械携带或叮咬吸血所造成的传播。携带某些肠道传染病病原体的苍蝇、蟑螂等，当它们觅食时，通过反吐或随粪便将病原体排出体外，使食物或餐具受到污染，人们吃了这种被污染的食物或使用这些餐具时被感染。二是吸血节肢动物叮咬处于菌血症、立克次体血症、病毒血症、原虫血症的宿主，使病原体随宿主的血液进入节肢动物的肠腔或体腔内，再经过发育、繁殖后感染易感者。

针对第一种情况，主要见于肠道传染病，首当其冲的是搞好环境卫生，消灭苍蝇、蟑螂等传播疾病的害虫，消灭蚊蝇滋生地；二是教育群众培养良好的卫生习惯，保护食物、餐具和饮用水的卫生安全，防止苍蝇、蟑螂的污染从而导致的疾病传播。

针对第二种情况的阻断措施，最重要的是做好个人防护，如预防乙脑，教育群众做好防蚊的措施，晚上睡觉前要挂好蚊帐，必要时可使用蚊香、灭蚊器等；需要从事野外作业、有可能受到吸血节肢动物叮咬的相关职业的，要做好相应的职业防护，野外作业时不要将身体如手、脚等过多的暴露，可穿长衣长裤、着长筒胶鞋，也可涂抹或喷洒防蚊露、防虫剂等；同时，畜牧部门做好家禽、家畜如猪、狗等可作为传染病宿主动物的检疫，防止发生传染病经节肢动物–病畜–人类的传播链的实现。

（六）经母婴传播的阻断技术

经母婴传播是指孕妇在产前期内或分娩过程中将病原体传给后代，包括经胎盘传播和上行性传播两种。前者为孕妇感染一些传染病如风疹、乙型肝炎、流行性脑脊髓膜炎、麻疹、水痘、巨细胞病毒感染及虫媒病毒感染、梅毒等可经胎盘传播至胎儿，孕妇在妊娠早期（前3个月）感染风疹病毒，均可感染胎儿导致先天性缺陷；上行性传播则指分娩引起的传播，病原体经孕妇阴道通过子宫颈口到达绒毛膜或胎盘引起胎儿感染，胎儿从无菌的羊膜腔出来后，暴露于母亲的产道内，产道内如存在淋病奈瑟菌、疱疹病毒等病原体，即可经胎儿的呼吸道、皮肤、胃肠道感染胎儿。

针对胎盘传播的阻断措施，应包括：①孕妇在孕期应做好保健，尽可能避免病原感染，尤其是3个月内。②对孕妇实行病原筛检（如艾滋病筛检）的工作。如感染上危害严重的传染病如艾滋病等，如可能，可采取人工引产的方式终止妊娠；如在充分尊重孕妇选择意愿的情况下须继续妊娠者，可对孕妇实施母婴阻断措施，为继续妊娠并分娩的感染病原的孕产妇和婴儿免费进行抗病毒药物治疗。③做好产后儿童的保健与追踪工作。

针对上行性传播的阻断措施主要是：一是应避免在产道感染病原期间受孕，宜在疾病治愈后再考虑怀孕；二是患病孕妇在生产时，接产医生应采取措施，尽可能做好避免胎儿感染的措施，减少胎儿感染的机会。

（七）经土壤传播的阻断技术

使用人粪施肥可使肠道传染病的病原体或寄生虫虫卵污染土壤。某些细菌如破伤风梭菌、炭疽杆菌等的芽孢可长期在土壤中生存，如果有皮肤破损的情况，伤口被土壤污染，就容易发生破伤风和气性坏疽；儿童喜欢玩泥土，易感染上蛔虫病；农民赤脚在未经处理的人粪施肥的土地上劳动，容易感染上钩蚴等。

此类传播途径的阻断措施包括：一是不要直接施用新鲜的人、畜粪便，应事先进行无害化处理；二是教育农民要注意个人卫生。在农作时，不要用脏手揉眼睛、挖鼻孔、掏耳朵，更不要吃东西，收工后一定要用肥皂或清水洗净手，妇女给小孩喂奶前应把手洗干净，皮肤有伤口应事先包扎好，教育儿童养成玩耍后和吃东西前要洗手的习惯；三是加强个人防护。施用人、畜粪肥时，可洒上水或掺上一些湿土，以防粪沫飞扬，另外亦应戴口罩，穿上长衣长裤和鞋子，防止病原从呼吸道和皮肤侵入体内。

（八）经血液传播的阻断技术

此途径一是指通过输血或生物制品、药物受污染等引起的病原传播；二是指发生医疗操作意外时通过破损的皮肤引起感染。如 HBV、HCV、HIV 均可经此途径传播。

阻断的主要措施有：其一，采取严密措施，保证血液制品、生物制品和药物的安全。在血液采集、生物制品和药品制作过程中应遵循规定的准入制度和操作程序，如对供血者进行严格的体检，事前进行相关病原如 HBV、HCV、HIV 等的检测等，凡有黄疸史、肝病、肝功能异常或3~5年内患过疟疾，查血抗体阳性者等情况，均不能做献血员，不允许违规操作的情况发生，防止相关制品受到病原的污染。其二，遵守操作程序，严格做好职业防护。采血和接触血液前后应用肥皂流水彻底洗手；接触血液或污染物时要戴手套，如工作人员手上有伤口时更应注意，手套如有破损应立即更换并彻底洗手，同时要戴口罩、穿隔离衣等；防止锐器刺伤，使用后的注射器等医疗废弃物要按要求进行回收，注意防止刺伤或划伤皮肤；做好检验标本及报废血液等废物的处理，所有检验标本应放在带盖的专用容器内密封运走；所有医疗废弃物，如一次性手套、棉签等均应放入专用污物袋中，统一进行消毒和焚烧处理；一旦发生意外，要及时进行处理。如血液进入眼睛后要立即用盐水或大量清水冲洗；

采集的血液接触到工作人员的皮肤、黏膜时应立即用肥皂和流水彻底清洗，被锐器污染物刺伤后应立即挤出伤口血液，并用肥皂和流水清洗伤口，然后用碘酊消毒，同时注射高效价免疫球蛋白等；给医务人员接种乙肝疫苗等相关疫苗。

三、健康人群保护

健康人群的保护技术，是指在一定的地区范围内传染病疫情发生、扩散、蔓延、流行、暴发的过程中，对可能受到威胁的健康人群应该或必须实施的医学保护措施。主要包含预防接种、预防服药、健康教育三类。

（一）预防接种

预防接种是保护健康人群发生传染病的首要技术，是 20 世纪对保护人类健康的一大技术贡献。人类实施免疫预防已经成功地消灭了天花，基本消灭了脊髓灰质炎，有效控制了麻疹、白喉和百日咳等诸多可免疫性传染病。

预防接种即免疫预防，它是以具有抗原或抗体活性的免疫制品给易感人群接种，使人体获得对传染病的特异性免疫而免受病原体的侵袭，是防止传染病发生、流行乃至消灭的最经济、最有效、最方便的措施。

预防接种按免疫原理分为三类：人工自动免疫，将抗原物质接种于人体使人体自动产生特异性免疫；人工被动免疫，将含有特异性抗体的免疫制品接种于人体，使之获得现成的特异性免疫保护；被动自动免疫，先接种被动免疫制剂，迅速获得免疫力，然后再接种自动免疫制剂，获得持久的免疫力。

从防疫实践角度预防接种可分为三种：计划免疫，即常年进行的儿童基础免疫和根据流行病学资料在流行前期对重点人群或重点地区人群进行的预防接种；应急接种，是在传染病流行威胁时所进行的预防接种；暴露后接种，是指暴露于某病的传染源后或暴露于某种感染因子后的预防接种。

1. **常规接种**　免疫规划是国家有计划、有组织、科学地使用生物制品，对儿童按照一定免疫程序实施的预防接种，以预防相应的儿童传染病，提高人群免疫水平，达到控制以至最终消灭相应传染病的目的。常规免疫强调的是科学性和计划性。我国自 20 世纪 80 年代初期开始实施计划免疫，目前被列入儿童计划免疫的有卡介苗、脊髓灰质炎疫苗、百白破三联疫苗、麻疹疫苗等，分别预防结核、脊髓灰质炎、百日咳、白喉、破伤风、麻疹等，即"四苗防六病"，持续近 30 年的免疫接种已经产生巨大的社会效益和经济效益，保护了大量的健康人群。2002 年初我国又将乙型肝炎疫苗正式纳入国家计划免疫管理的范畴，常抓不懈地坚持乙肝免疫接种策略，我国乙肝的预防与控制将有可能成为世界乙肝防治的典范。2008 年起又增加了 14 种疫苗预防 15 种传染病。

2. **应急接种**　应急接种是在某一区域出现传染病暴发、预测可能有传染病流行、出现大量的外来人口进入、确定有外来传染源进入时，对一定的人群采取的一种紧急应对措施。以期在短期内提高易感人群对某病的免疫水平，达到预防、控制或终止某病传播蔓延的目的。应急接种应遵循的原则包括：①正确选择疫苗，即应急接种的疫苗必须产生免疫力快，接种后产生免疫力的时间应短于该病的潜伏期。②接种范围和接种对象选择要适当，通过流行病学调查和风险评估确定，降低引发群体性预防接种反应事件的风险。③接种时间愈早愈好。

3. **暴露后接种**　暴露后接种就是根据某一个体或群体暴露于某一种传染病后需要采取的紧急措施，可以根据传染病发生发展情况选择适当时间，在短期内组织一定的人力、物力，集中对暴露人群或个人实施免疫预防接种。猫狗咬、抓伤后接种狂犬疫苗和人狂犬病免疫球蛋白或抗狂犬病血清，就是一种最常见的暴露后接种措施。

（二）药物预防

药物预防又称预防服药。即在传染病疫情流行区，给传染病易感人群预防性服用某种药物，防止传染病在该人群中发生和传播。如使用磺胺类药物预防流行性脑脊髓膜炎，用诺氟沙星预防伤寒、菌痢和感染性腹泻等。药物预防只能在特殊条件下可以作为一种应急措施，但存在一定的局限性，且易产生菌株耐药性的后果，甚至引发群体预防性服药反应事件，必须在经过认真论证的情况下，慎重运用。预防服药的范围可包括：①传染病疫点或者疫区的密切接触者和易感人群。②进入疫区处理传染病疫情的人员。③前往可能发生传染病流行的灾区的救灾人员。④从传染病疫区返回可能带菌（毒）的人员。⑤某些急性传染病的家庭、医疗、护理密切接触者。⑥其他存在感染风险而需要预防服药人员。

（三）健康教育

健康教育是一项预防疾病和促进健康的基础工作，是有效的行为干预技术。通过宣传传染病防治知识，可加强群众对传染病发生过程、危险因素及诊治要求的认识，促进群众自觉改变行为，增强预防感染、及时就诊甚至发现与报告的意识，在传染源控制、切断传播途径、保护易感人群等防控传染病重要环节具有积极的现实意义。

发生传染病疫情时，健康教育对象应以受传染病威胁的高危人群为重点，但对于不具备认知和自我行为控制能力者，健康教育对象应为对其实行监护者，如手足口病的高危人群主要为3岁以下儿童，应重点对其父母或托幼机构人员等开展手足口病防治知识宣传教育。另外，实施健康教育的范围也应视疫情防控具体需要而定，如一所学校发生肠道传染病疫情而周边学校并无类似风险时，健康教育范围可限定在该学校；某地或单位发生人感染禽流感疫情时，往往周边地区或其他单位同样具有发生疫情的风险，这样，健康教育的范围则应适当扩大。

健康教育的方式要因地制宜，充分利用群众喜闻乐见的形式适时开展宣传教育工作，如广播、电视、板报、橱窗、专栏、宣传单、宣传画、报纸、手机短信、网络媒体、微信平台、专家访谈等。宣传传染病防治知识应包括防和治两个方面，如病原体、传染源、传播途径、易感人群、流行因素（如季节、地区等）、发病过程、主要临床表现、诊断和治疗措施等。通过"知-信-行"过程提高人们的认识并改变不卫生行为方式，从而达到预防疾病的目的。在传染病防治知识的宣传教育中，应根据对象不同而设计宣传内容。对于有时间、有认知能力者，可就传染病防治进行较全面介绍，突出"知"。对于一般群众或认知能力有限者，应重点强调防治传染病的行为要求——"行"。

健康教育的最终目的是要达到健康促进，达到对政府、社会、社区、群体、个人的促动效果。因此，要用科学的数据、权威的分析、文明的倡导、正确的方式来促进政府决策，引起社会重视和参与，充分调动社会各界力量，共同防治传染病疫情。

四、暴发疫情处理

（一）组织管理

1. **成立疫情处置领导小组** 发生暴发疫情后，根据"属地管理、分级负责"的原则，调查处置工作由相应级别政府直接领导，卫生行政部门组织，属地政府及相关部门配合实施。按照疫情性质以及调查处置工作需要，政府应组织财政、卫生、教育、农业、林业、宣传、公安、工商、爱卫会、食品药品监督管理等部门成立疫情处置领导小组，负责指挥调度和组织协调疫情调查处置工作，全面落实各项防治措施。

2. **成立处置技术指导组** 卫生行政部门成立由疾病预防控制机构、医疗机构等有关部门专家参加的疫情调查处置技术指导组，负责指导暴发疫情的调查、医疗救治和疫情控制工作。

3. **成立处置技术工作组** 由疾病预防控制机构、医疗机构等部门组成疫情调查处置、医疗救治等技术工作组，明确分工和职责，相互配合，开展患者救治、现场调查、病原学检测、疫区消毒、宣传教育、监督检查等工作。

根据《中华人民共和国传染病防治法》的规定，在有传染病暴发流行时，县级以上地方人民政府应当立即组织力量，按照传染病防控预案进行防制，切断传染病的传播途径。必要时，报经上一级人民政府决定，可以采取下列紧急措施并予以公布。限制或停止集市、演出或其他大型人群聚集的活动，停工、停业、停课，封闭或封存被传染病病原体污染的公共饮用水源、食品以及相关物品，控制、捕杀染疫的野生动物、家畜、家禽，封闭可能造成传染病扩散的场所。

在采取紧急措施防止传染病传播的同时，应立即组织开展传染病暴发调查，并及时实施有效的措施控制疫情。包括隔离传染源，治疗患者，抢救危重患者，检验及分离病原体；切断在暴发调查过程中发现的传播途径，消除危险因素，如封闭可疑饮用水源，对饮用水进行消毒，禁食可疑食物，捕杀染疫动物，开展人群应急接种等。

（二）疫情处置技术

1. **疫点和疫区的划分** 主要与传染源的活动及疾病传播方式有关。通常以病家及与病家密切相关的若干个住户、有传染源活动的一个或若干个办公室、列车或汽车的车厢、同一航班、同一病区等为疫点。如果传染源已经在更大范围内活动并造成传播危险，或在一个较大范围内出现了数个传染源，或出现了暴发、流行，则可由县级以上地方政府报经上一级地方政府决定，将这个范围（如一个乡、一个街道、一个小区甚至一个城市等）划为疫区，对疫区开展卫生处理等措施，必要时对出入疫区的人员、物资和交通工具实施卫生检疫。

2. **病例隔离** 对于暴发疫情的病例，由于病例数量较多，医院容纳量有限，除必须住院隔离的病种外，一些传染病可采取在机关单位、居民点、学校等场所建立临时隔离室或家庭隔离的方式进行隔离，由医务人员诊治、护理，并指导有关人员消毒与照顾。如某县一乡镇学校发生伤寒副伤寒暴发疫情，因乡镇卫生院病床有限，可在学校内设立临时隔离治疗点，由当地卫生局组织医疗队进驻学校，将一部校舍相对隔离起来。

3. **切断传播途径** 根据疫情性质及传播方式，采取不同的切断传播途径的措施。如发生水传播的传染病疫情后，要及时切断水源，停用污染的井水、自来水，同时给群众提供符合饮用水标准的饮用水，学校及集体单位要及时提供足够的开水或矿泉水、纯净水等。

4. 保护易感人群　对于受疫情威胁的易感人群，一般可视情况采取应急接种、预防服药、健康教育等措施，以减少发病，控制疫情进一步蔓延。①应急接种：根据疫情暴发的情况，经卫生行政部门批准，在疾病预防控制部门的指导下，可在疫情暴发地区及毗邻地区的重点人群进行疫苗应急接种，以增强人群免疫力。②预防服药：仅限于对同一传染来源的可疑感染人员。可在疾病预防控制机构的指导下，根据各地药敏试验的结果，选择敏感的抗生素进行应急性预防服药，服用的时间一般为5~7日，要在持有执业医师资格的医师指导下使用。预防服药应严格控制服用对象和范围，不能无指征地扩大服药范围，这样既可避免由此造成人力、财力的浪费，又可避免造成的不良反应如菌株产生耐药性等现象。③健康教育：为使群众了解传染病的发病原因及防治方法，增强防病意识，要采取多种形式积极开展健康教育和健康促进工作，教育群众养成良好的卫生习惯，注意饮食卫生，便后及接触食物前必须洗手，不喝生水，不吃腐败变质食物，不食用不洁食物，不随地大小便，不乱倒垃圾，等等，劝阻群众不在疫区内举行大型聚餐活动，共同把好"病从口入"关。

5. 疫区管理　对于甲类传染病暴发及流行地区，根据疫情状况及需要，经县级以上地方政府报请上一级政府批准，可以对该疫区实施封锁。如要封锁大、中城市的疫区或跨省、自治区和直辖市的疫区以及封锁疫区导致中断干线交通或封锁国境时，必须由国务院决定。解除疫区封锁由原定宣布实施疫区封锁的机关宣布。被封锁的疫区要实行以下检疫措施：

（1）疫源管理：要严格隔离、治疗患者，限制或停止集市、集会、影剧院演出以及人群聚集等活动。

（2）社会管理：根据疫情控制的实际需要，进行停工、停业、停课，封锁被病原体污染的公共饮水来源等社会管理措施。

（3）环境管理：要实施彻底的消毒、杀虫和管理患病动物。

（4）医学管理：要认真追索和登记所有接触者并实行留验。

（5）人群管理：必要时对疫区的易感人群开展应急性自动、被动免疫或药物预防；必须离开封锁区的人员到达目的地后，应立即接受就地医学观察；限制易感者进入封锁区，必须进入者须接受人工自动免疫或药物预防等保护措施。

（6）物资管理：封锁区内的物资和交通工具经检查和卫生处理，同时保证消灭了病原体、媒介昆虫和染疫动物后，方允许其离开。

（7）尸体管理：疫区传染病死者的尸体不经严格处理，一律不得外运。

（8）后期管理：当患者继续存在的情况下，要对其排泄物、分泌物及其污染物品进行随时消毒，当患者死亡后，应对疫区进行全面彻底的终末消毒。

对乙、丙类传染病暴发、流行地区，一般不对疫区采取封锁措施。对乙类传染病患者，需要住院治疗者都应动员其到传染病医院（科）或临时隔离病房进行隔离治疗，对病原体所污染的环境和各种物品进行彻底消毒，虫媒传染病和动物源性疾病应彻底杀虫、灭鼠。丙类传染病患者，如无并发症一般不须住院治疗，可在医务人员指导下实行居家隔离治疗，并指导患家，根据所患传染病的不同，做好相应通风、消毒等工作。

6. 尸体的处理　因鼠疫、炭疽、传染性非典型肺炎和人感染禽流感等传染病死亡的患者尸体含有大量传染性极强的病原体，如不经彻底的处理，易造成环境污染或对接触人群的危害，引起续发病例，甚至可造成这些疾病的再度暴发和流行。因此，这些病的死亡者尸体必须由医疗单位负责消毒处理后，运送火葬场立即火化，不得举行遗体告别等仪式。对患病毒性肝炎等乙类传染病死亡的患者尸体亦应经消毒后火化。因民族习惯和宗教信仰不能进行火化或不具备火化条件的农村、边远地区，患者尸体可由治疗患者的医疗单位或当地疾病预防控制机构负责消毒后，在远离居民点和饮用水源 500 m 以外的地方将尸体深埋，要求距离地面在 2 m 深以上。

7. 疫区解除的条件 在疫区实施了一系列措施后，须同时具备以下三个条件，才能由原决定机关宣布解除疫区：①传染源已消除，患传染病的患者已隔离、治愈、死亡或移至他处，病原携带者基本被查清并治愈，患传染病的动物被消灭或治愈，病死者尸体被焚化或深埋。②传播途径已切断，被患者或患病动物所污染的环境以及各种物品被彻底消毒，疫区内的有关媒介昆虫被消灭。③没有新病例发生，经过全面巡诊后，在传染病的一个最长潜伏期内未再发生新的续发病例和病原携带者。

（周荣荣）

第三节　传染病的预防控制

自从人类产生以来，传染病一直对人类的健康、生命以及人类的生存构成危害。随着医药卫生事业的发展和人类社会的全面进步，传染病对人类生存和健康的威胁受到了遏制，疾病的防治重点由传染病逐渐向非传染性慢性病过渡和转移。然而，近年来，全球传染病发病率大幅度回升，流行、暴发事件不断，一些被认为早已得到控制的传染病卷土重来，同时又新发现了数十种传染病。2003 年全球的传染性非典型肺炎危机，使我们重新认识到传染病对人类健康和生存的威胁。WHO 总干事在《1996 年世界卫生报告》中提出："我们正处于一场传染性疾病全球危机的边缘，没有一个国家可以躲避这场危机"。时至今日，传染病的预防和控制仍是世界各国乃至全球的重要任务。

一、传染病的预防控制策略

（一）预防为主

预防为主是我国的基本卫生工作方针。传染病的预防就是在疫情尚未出现，针对可能暴露于病原体并发生传染病的易感人群或传播途径采取措施。

1. 加强人群免疫 免疫预防是控制具有有效疫苗免疫的传染病发生的重要策略。全球消灭天花、脊髓灰质炎活动的基础是开展全面、有效的人群免疫。实践证明，许多传染病如麻疹、白喉、百日咳、破伤风、乙型肝炎等，都可通过人群大规模免疫接种来控制流行，或将发病率降至相当低的水平。预防接种是保护易感人群的最有效措施之一。

2. 改善卫生条件 保护水源、提供安全的饮用水，加强粪便管理和无害化处理，加强食品卫生监督和管理，改善居民的居住条件，改善环境卫生条件等，都有助于从根本上杜绝传染病的发生和传播。

3. 加强健康教育 健康教育可通过改变人们的不良卫生习惯和行为可保护易感人群、切断传染病的传播途径。健康教育的形式多种多样，可通过大众媒体、专业讲座和各种针对性手段使不同教育背景的人群获得有关传染病预防的知识，其效果取决于宣传方式与受众的匹配性。健康教育对传染病预防的成效卓著，如安全性行为知识与艾滋病预防、饭前便后洗手与肠道传染病预防、体育锻炼增强机体免疫力等，是一种低成本高效果的传染病防治方法。

（二）加强传染病监测

传染病监测是疾病监测的一种，其监测内容包括：传染病发病、死亡；病原体型别、特性、分布；媒介昆虫和动物宿主种类、分布和病原体携带状况；人群免疫水平及人口资料等。必要时还开展对流行因素和流行规律的研究，并评价防疫措施效果。

我国的传染病监测包括常规报告和哨点监测。常规报告覆盖了甲、乙、丙三类共 40 种法定报告传染病。国家还在全国各地设立了上百个艾滋病等疾病监测哨点。

（三）建立传染病预警制度

国家建立传染病预警制度。国务院卫生行政部门和省（自治区、直辖市）人民政府根据传染病发生、流行趋势的预测，及时发出传染病预警，根据情况予以公布。县级以上地方人民政府应当制定传染病预防、控制预案，报上一级人民政府备案。

（四）加强传染病预防控制管理

一是制定严格的标准和管理规范，对从事病原生物的实验室、传染病菌种和毒种库等进行监督管理。二是加强血液及血液制品、生物制品、病原生物有关的生物标本等的管理。三是加强对从事传染病相关工作人员的培训。

（五）传染病的全球化控制

传染病的全球化流行趋势日益体现了传染病的全球化控制策略的重要性。继 1980 年全球宣布消灭天花后，1988 年 WHO 启动了全球消灭脊髓灰质炎行动。1988 年，全球超过 125 个国家有脊髓灰质炎流行，每年造成 35 万多名儿童瘫痪。经过努力，全球脊髓灰质炎病例减少了 99%以上；截至 2012 年 5 月，全球只有 55 起报告病例；有脊髓灰质炎发病的国家由 125 个降至 3 个（尼日利亚、巴基斯坦和阿富汗）。中国在 2000 年也正式被 WHO 列入无脊髓灰质炎野毒株感染国家。

为了有效遏制全球结核病流行，2001 年 WHO 发起了全球"终止结核病"合作伙伴的一系列活动，其设立的目标为：2005 年，全球结核病感染者中的 75%得到诊断，其中 85%被治愈。2010 年，全球结核病负担（死亡和患病）下降 50%。2050 年，使全球结核病发病率降至 1/100 万。

此外，针对艾滋病、疟疾和麻风的全球性策略也在世界各国不同程度地展开。全球化预防传染病策略的效果正日益凸显。在 2003 年传染性非典型肺炎流行期间全世界的密切合作，对人类战胜非典起到了至关重要的作用。

二、传染病预防控制措施

传染病的预防措施包括传染病报告和针对传染源、传播途径和易感人群的多种预防措施。

（一）传染病报告

传染病报告是传染病监测的手段之一，也是控制和消除传染病发生和流行的重要措施。

1. 报告病种类别 我国 1989 年颁布《中华人民共和国传染病防治法》规定的传染病分

为甲、乙、丙三类，共 35 种。2004 年修订后，规定的传染病仍为甲、乙、丙三类，病种调整为 37 种；2008 年和 2009 年又增加 2 种；具体如下。

（1）甲类：鼠疫、霍乱，共 2 种。

（2）乙类：传染性非典型肺炎、艾滋病、病毒性肝炎、脊髓灰质炎、人感染高致病性禽流感、麻疹、流行性出血热、狂犬病、流行性乙型脑炎、登革热、炭疽、细菌性和阿米巴性痢疾、肺结核、伤寒和副伤寒、流行性脑脊髓膜炎、百日咳、白喉、新生儿破伤风、猩红热、布鲁氏菌病、淋病、梅毒、钩端螺旋体病、血吸虫病、疟疾，共 25 种。

（3）丙类：流行性感冒、流行性腮腺炎、风疹、急性出血性结膜炎、麻风病、流行性和地方性斑疹伤寒、黑热病、棘球蚴病（包虫病）、丝虫病、除霍乱、细菌性和阿米巴性痢疾、伤寒和副伤寒以外的感染性腹泻病，共 10 种。

同时规定，对乙类传染病中传染性非典型肺炎、炭疽中的肺炭疽和人感染高致病性禽流感，采取甲类传染病的预防、控制措施。其他乙类传染病和突发原因不明的传染病需要采取甲类传染病的预防、控制措施的，由国务院卫生行政部门及时报经国务院批准后予以公布、实施。省、自治区、直辖市人民政府对本行政区域内常见、多发的其他地方性传染病，可以根据情况决定按照乙类或者丙类传染病管理并予以公布，报国务院卫生行政部门备案。

2008 年国家卫生健康委员会公布增加手足口病为丙类传染病。2009 年国家卫生健康委员会公布增加甲型 H1N1 流感为乙类传染病，但采取甲类传染病的预防、控制措施。

2. 责任报告人及报告时限 任何人发现传染病患者或者疑似传染病患者时，都应当及时向附近的医疗保健机构或者卫生防疫机构报告。为了加强传染病信息报告管理，卫健委于 2006 年制定了《传染病信息报告管理规范》，其中规定各级各类医疗机构、疾病预防控制机构、采供血机构均为责任报告单位；其执行职务的人员和乡村医生、个体开业医生均为责任疫情报告人。凡执行职务的医疗保健人员、卫生防疫人员包括个体开业医生皆为疫情责任报告人。

责任报告单位和责任疫情报告人发现甲类传染病和乙类传染病中的肺炭疽、传染性非典型肺炎、脊髓灰质炎、人感染高致病性禽流感的患者或疑似患者时，或发现其他传染病和不明原因疾病暴发时，应于 2 h 内将传染病报告卡通过网络报告；未实行网络直报的责任报告单位应于 2 h 内以最快的通讯方式（电话、传真）向当地县级疾病预防控制机构报告，并于 2 h 内寄送出传染病报告卡。对其他乙、丙类传染病患者、疑似患者和规定报告的传染病病原携带者在诊断后，实行网络直报的责任报告单位应于 24 h 内进行网络报告；未实行网络直报的责任报告单位应于 24 h 内寄送出传染病报告卡。

（二）针对传染源的措施

1. 患者 针对患者的措施应做到早发现、早诊断、早报告、早隔离、早治疗（即"五早"）。患者一经诊断为传染病或可疑传染病，就应按传染病防治法规定实行分级管理。只有尽快管理传染源，才能有效防止传染病在人群中的传播蔓延。全球成功战胜传染性非典型肺炎的重要经验之一就是及时、有效地控制传染源。由于传染性非典型肺炎的诊断在当时比较困难，因此主要是实施"四早"：即早发现、早报告、早隔离、早治疗。对患者隔离时间的长短依据该病的传染期而定。

甲类传染病患者和乙类传染病中的传染性非典型肺炎、肺炭疽、人感染高致病性禽流感患者必须实施医院隔离治疗。乙类传染病患者，根据病情可在医院或家中隔离，隔离通常应至临床或实验室证明患者已痊愈为止。

传染病疑似患者必须接受医学检查、随访或隔离措施，不得拒绝。甲类传染病疑似患者必须在指定场所进行隔离观察、治疗。乙类传染病疑似患者可在医疗机构指导下治疗或隔离治疗。

2. **病原携带者**　对病原携带者，应做好登记、管理和随访，直至其病原体检查2~3次阴性。在饮食、托幼和服务行业工作的病原携带者须暂时离开工作岗位，久治不愈的伤寒或病毒性肝炎病原携带者不得从事威胁性职业。艾滋病、乙型和丙型病毒性肝炎、疟疾病原携带者严禁做献血员。

3. **接触者**　凡与传染源有过接触并有可能受感染者都应接受检疫。检疫期为最后接触日至该病的最长潜伏期。

（1）留验：即隔离观察。甲类传染病接触者应留验，即在指定场所进行观察，限制活动范围，实施诊察、检验和治疗。

（2）医学观察：乙类和丙类传染病接触者可正常工作、学习，但需接受体检、测量体温、病原学检查和必要的卫生处理等医学观察。

应急接种和药物预防：对潜伏期较长的传染病如麻疹，可对接触者施行预防接种。此外还可采用药物预防，如服用青霉素预防猩红热，服用乙胺嘧啶或氯喹预防疟疾等。

4. **动物传染源**　对危害大且经济价值不大的动物传染源应予彻底消灭。对危害大的病畜或野生动物应予捕杀、焚烧或深埋。对危害不大且有经济价值的病畜可予以隔离治疗。此外，还要做好家畜和宠物的预防接种和检疫。

（三）针对传播途径的措施

对传染源污染的环境，必须采取有效的措施，去除和杀灭病原体。肠道传染病通过粪便等污染环境，因此应加强被污染物品和周围环境的消毒；呼吸道传染病通过痰和呼出的空气污染环境，通风和空气消毒至关重要，如非典预防控制中针对传播途径的措施主要是通风、洗手、空气消毒；艾滋病可通过注射器和性活动传播，因此应大力推荐使用避孕套，杜绝吸毒和共用注射器；杀虫是防止虫媒传染病传播的有效措施。

消毒（disinfection）是用化学、物理、生物的方法杀灭或消除环境中致病性微生物的一种措施，包括预防性消毒和疫源地消毒两大类。

1. **预防性消毒**　对可能受到病原微生物污染的场所和物品施行消毒。如乳制品消毒、饮水消毒等。

2. **疫源地消毒**　对现有或曾经有传染源存在的场所进行消毒。其目的是消灭传染源排出的致病性微生物。疫源地消毒分为随时消毒和终末消毒。

（1）随时消毒（current disinfection）：当传染源还存在于疫源地时所进行的消毒。

（2）终末消毒（terminal disinfection）：当传染源痊愈、死亡或离开后所做的一次性彻底消毒，从而完全清除传染源所播散、留下的病原微生物。只有对外界抵抗力较强的致病性病原微生物才需要进行终末消毒，如霍乱、鼠疫、伤寒、病毒性肝炎、结核、炭疽、白喉等。对外界抵抗力较弱的疾病病原体如水痘、流感、麻疹等一般不需要进行终末消毒。

（四）针对易感者的措施

1. **免疫预防**　传染病的免疫预防包括主动免疫和被动免疫。其中计划免疫是预防传染病流行的重要措施，属于主动免疫（详见本章第三节）。此外，当传染病流行时，被动免疫可以为易感者提供及时的保护抗体，如注射胎盘球蛋白和丙种球蛋白预防麻疹、流行性腮腺炎、甲型肝炎等。高危人群应急接种可以通过提高群体免疫力来及时制止传染病大面积流行。

2. 药物预防　药物预防也可以作为一种应急措施来预防传染病的扩散。但药物预防作用时间短、效果不巩固，易产生耐药性，因此其应用具有较大的局限性。一般情况下不提倡使用药物预防。

3. 个人防护　接触传染病的医务人员和实验室工作人员应严格遵守操作规程，配置和使用必要的个人防护用品。有可能暴露于传染病生物传播媒介的个人需穿戴防护用品如口罩、手套、护腿、鞋套等。疟疾流行区可使用个人防护蚊帐。安全的性生活应使用安全套。在2003年传染性非典型肺炎流行期间，全世界针对易感人群的防护措施主要是戴口罩。

（五）传染病暴发、流行的紧急措施

根据传染病防治法规定，在有传染病暴发、流行时，县级以上地方人民政府应当立即组织力量，按照预防、控制预案进行防治，切断传染病的传播途径，必要时，报经上一级人民政府决定，可以采取下列紧急措施并予以公告：

（1）限制或者停止集市、影剧院演出或者其他人群聚集的活动。

（2）停工、停业、停课。

（3）封闭或者封存被传染病病原体污染的公共饮用水源、食品以及相关物品。

（4）控制或者扑杀染疫野生动物、家畜家禽。

（5）封闭可能造成传染病扩散的场所。

甲类和乙类传染病暴发、流行时，县级以上地方人民政府报经上一级人民政府决定，可以宣布本行政区域部分或者全部为疫区；国务院可以决定并宣布跨省、自治区、直辖市的疫区。县级以上地方人民政府可以在疫区内采取上述紧急措施，并可以对出入疫区的人员、物资和交通工具实施卫生检疫。

省、自治区、直辖市人民政府可以决定对本行政区域内的甲类传染病疫区实施封锁；但是，封锁大、中城市的疫区或者封锁跨省、自治区、直辖市的疫区，以及封锁疫区导致中断干线交通或者封锁国境的，由国务院决定。

（六）突发公共卫生事件的处理

根据中华人民共和国国务院2003年公布的《突发公共卫生事件应急条例》，所谓突发公共卫生事件（以下简称突发事件），是指突然发生，造成或者可能造成社会公众健康严重损害的重大传染病疫情、群体性不明原因疾病、重大食物和职业中毒以及其他严重影响公共健康的事件。为做好突发事件的处理，条例还规定：

突发事件发生后，国务院设立全国突发事件应急处理指挥部，由国务院有关部门和军队有关部门组成，国务院主管领导人担任总指挥，负责对全国突发事件应急处理的统一领导、统一指挥。省、自治区、直辖市人民政府成立地方突发事件应急处理指挥部，省、自治区、直辖市人民政府主要领导人担任总指挥，负责领导、指挥本行政区域内突发事件应急处理工作。

国务院卫生行政主管部门按照分类指导、快速反应的要求，制定全国突发事件应急预

案，报请国务院批准。省、自治区、直辖市人民政府根据全国突发事件应急预案，结合本地实际情况，制定本行政区域的突发事件应急预案。

国家建立突发事件应急报告制度。国务院卫生行政主管部门制定突发事件应急报告规范，建立重大、紧急疫情信息报告系统。

第十九条规定：有下列情形之一的，省、自治区、直辖市人民政府应当在接到报告 1 h 内，向国务院卫生行政主管部门报告。

（1）发生或者可能发生传染病暴发、流行的。

（2）发生或者发现不明原因的群体性疾病的。

（3）发生传染病菌种、毒种丢失的。

（4）发生或者可能发生重大食物和职业中毒事件的。

国务院卫生行政主管部门对可能造成重大社会影响的突发事件，应当立即向国务院报告。

突发事件监测机构、医疗卫生机构和有关单位发现有上述规定情形之一的，应当在 2 h 内向所在地县级人民政府卫生行政主管部门报告；接到报告的卫生行政主管部门应当在 2 h 内向本级人民政府报告，并同时向上级人民政府卫生行政主管部门和国务院卫生行政主管部门报告。县级人民政府应当在接到报告后 2 h 内向设区的市级人民政府或者上一级人民政府报告；设区的市级人民政府应当在接到报告后 2 h 内向省、自治区、直辖市人民政府报告。

突发事件发生后，卫生行政主管部门应当组织专家对突发事件进行综合评估，初步判断突发事件的类型，提出是否启动突发事件应急预案的建议。

（七）国境卫生检疫

国境卫生检疫是预防控制传染病的重要手段。我国 1957 年制定《中华人民共和国国境卫生检疫条例》，1986 年公布《中华人民共和国国境卫生检疫法》（以下简称《检疫法》）。《检疫法》规定：为了防止传染病由国外传入或者由国内传出，实施国境卫生检疫，保护人体健康。在中华人民共和国国际通航的港口、机场以及陆地边境和国界江河的口岸（以下简称国境口岸），设立国境卫生检疫机关，依照本法规定实施传染病检疫、监测和卫生监督。

（1）检疫传染病：是指鼠疫、霍乱、黄热病以及国务院确定和公布的其他传染病。

（2）监测传染病：由国务院卫生行政部门确定和公布。

入境、出境的人员、交通工具、运输设备以及可能传播检疫传染病的行李、货物、邮包等物品，都应当接受检疫，经国境卫生检疫机关许可，方准入境或者出境。

国境卫生检疫机关对入境、出境的人员实施传染病监测，并且采取必要的预防、控制措施。对患有监测传染病的人、来自国外监测传染病流行区的人或者与监测传染患者密切接触的人，国境卫生检疫机关应当区别情况，发给就诊方便卡，实施留验或者采取其他预防、控制措施，并及时通知当地卫生行政部门。

（周荣荣）

第三章

突发公共卫生事件现场调查和应急处置

第一节 现场调查

突发公共卫生事件发生后，卫生应急相关部门依据法规和预案，在当地政府的统一协调下，依据事件级别，按照职责分工启动应急响应机制，迅速开展事件原因调查及事件应急处置，尽最大可能地控制和消除突发公共卫生事件的危害，保障公众身体健康与生命安全。

现场调查是指利用流行病学的基本原理和方法，对突发公共卫生事件展开的调查。现场流行病学调查首要应考虑其科学性，同时也应考虑现场限制条件、社会压力和工作责任对调查人员的影响。在任何情况下，调查人员必须正确面对各种复杂问题，协调各种利益冲突，科学地提出合理的研究设计、调查结论和建议。

一、概述

（一）现场调查的目的和任务

现场调查一般有以下几个主要目的：①查明"原因未明"事件病因，或寻找病因线索及危险因素，为进一步调查研究提供依据。②确定高风险人群。③为控制事件，防止进一步扩散、蔓延提出后续的防控措施和建议。④预测事件的发生、发展（或疾病暴发或流行）的趋势。⑤评价控制措施效果，为制定或修改相关控制策略提供依据。⑥完善已有的监测系统或为建立新的监测系统提供依据。⑦回答政府、公众、媒体关心的热点问题。⑧提供现场流行病学培训、锻炼机会，锻炼和提高专业人员现场调查的能力和水平。

现场调查主要有两大任务：①描述流行病学任务，即对患者的临床特征、流行病学特征进行描述，提出病因或病因线索及可能的传播途径或方式，初步辨别有可能发病的危险人群。②分析流行病学任务。若临床、实验室、环境调查结果及已获得的流行病学证据无法形成病因假设或不明显支持病因假设时，需要利用病例对照研究、队列研究、实验流行病学等方法进行深入分析性研究。

（二）现场调查有别于预先有计划的流行病学研究的特点

1. **形成假设** 现场调查之初通常没有明确的病因假设，因此在运用分析性研究方法之前，需要采用描述性研究方法形成假设。

2. **现场采取公共卫生措施** 突发公共卫生事件发生后，首要任务是保护人群健康并解除公众疑虑。现场调查一开始不仅仅要收集分析资料，查明原因，而且要及时采取公共卫生措施。

3. **资料采集**　现场调查不必为了回答更多的问题而不断收集资料，持续不断地展开调查。调查资料能够说明所采取的措施科学合理即可。

（三）现场调查的原则

1. **快速响应**　突发公共卫生事件发生后，特别是危害严重事件，应尽快做出应急响应。首先根据已经掌握的情况，尽快判定事件性质，评估其危害度，并选择适宜的应急处置措施。采取适当措施的同时，应尽快查明致病原因。

2. **病原学与流行病学调查并重**　查找事件原因非常重要。特别在怀疑为中毒事件时，迅速查清致病原因，对于抢救中毒患者、给予特异、针对性的治疗以及保护处于危险之中的人群至关重要。但有些不明原因疾病，特别是新出现的传染病暴发时，很难在短时间内查明原因，或即使查明了病原也无法于短期内找到控制疫情蔓延的有效措施，这时查明传播途径及主要危险因素就成为控制疫情的关键。

3. **调查与控制兼顾**　坚持调查和控制并举。在事件的不同阶段，调查和控制的侧重点有所不同。若流行病学病因（主要是传染源或传染来源、传播途径或暴露方式、易感人群）不明，无论病原是否清楚，均难以采取有针对性的控制措施，因此该阶段应以调查为重点，尽快查清事件的原因，在流行病学病因查清后，应立即采取有针对性的控制措施。特别是在病原不明时，应强调控制和调查并重。

4. **规范调查**　要明确病因，就必须按现场流行病学调查的思路和步骤规范调查。首先，从描述疾病的临床特征和流行病学三间分布特点入手，结合背景资料，提出各种可能的病因假设，然后通过分析流行病学调查、实验室特异性检测进行验证或排除。

5. **及时发布信息与正确引导公众**　突发事件调查处置过程中，应做好与媒体、患者及其家属、社区的沟通，依法、依规及时发布有关事件的信息，充分发挥媒体的积极作用，妥善应对社会传言，防止事件演变为危机。

（四）现场调查面临的挑战

突发公共卫生事件的发生难以预料，而调查者又必须迅速对事件作出反应，因此现场调查通常没有时间进行科学缜密的设计，研究方法也受到紧急情况的制约，深度调查受限。

1. **资料来源问题**　现场调查资料常有不同来源。这些资料的目的并不是为了流行病学研究，其完整性和准确性在患者之间、机构之间和部门之间有很大的差异。现场调查无法标准化，必须根据资料来源做出选择，而这些资料来源又不易控制，且每天每时不断变化，资料的完整性和系统性受到限制。

2. **小样本问题**　突发公共卫生事件一般涉及人数相对较少，调查对象难以达到严格的统计学抽样及其所要求的样本含量。较小的样本给研究设计、统计学把握度和其他分析带来了诸多限制，这些限制反过来又影响现场调查得出的推理和结论。

3. **样本采集问题**　现场调查者往往是在突发公共卫生事件发生后抵达现场，通常无法采集到必要的环境和生物学标本，尤其疾病急性期样本具有重要的检测意义，却难以获得。

4. **公众和传媒问题**　突发公共卫生事件本身就是新闻热点和公众焦点，现场调查必须面对公众和传媒。积极的新闻报道有助于获得信息，确定病例并促进控制措施的落实；反之，大众传媒可能导致患者和事件（疫情）波及人群对事件原因形成预见，从而对现场调查结论产生偏倚，甚至导致病因探索难以进行。现场调查工作者有责任与媒体和公众进行沟通，树立可信形象，传递公众健康关切、事件进展及措施落实等，尽可能防范传媒的误导和公众认识的偏差。

5. **合作性问题** 突发公共卫生事件，常常涉及跨专业、跨行业、跨地区乃至跨国界等问题，需要多部门间的配合与协作，联合开展调查，尤其是传染病暴发疫情，现场调查越来越趋于多地区、多部门乃至国内外的紧密合作。

现场调查者实施调查和查阅有关记录时，同样需要事件相关单位的自愿参与和密切配合。在当事方不愿意协助时，将不利于资料的收集，也很难保证资料的质量，极易产生偏倚并降低统计效率。

6. **调查和控制的矛盾问题** 在突发公共卫生事件调查处理时，流行病学工作者常常面临"需要进一步调查"和"立即采取控制措施"的两难抉择。当事件原因不明，事件潜在影响不清晰时，采取勉强的控制措施，可能会引起事件相关方的质疑。推迟采取措施，可以争取到进一步调查的时间，获得前期控制措施是否有效的更确切信息，但这种推迟可能会引起额外的发病。

现场调查需要将调查与处理相结合，即在收集和分析资料，寻求科学调查结果的同时，积极采取公共卫生措施。所采取的措施既不能影响调查结论，又要有助于突发公共卫生事件的平息。只顾调查寻找事件原因，而不采取措施，一方面会招致公众误解，甚至引起法律诉讼；另一方面会延误对事件的遏制，带来更多的不良影响。

7. **突发公共卫生事件的复杂性问题** 针对急慢性疾病（传染病或非传染病、古老的或新发的疾病等）、食物中毒和职业中毒、生化恐怖等突发公共卫生事件，要解决的问题复杂多样。

现场调查必须同时应对各种局面。突发公共卫生事件初期常以原因不明事件或疾病的面貌出现，病因调查是一个循序渐进、逐步深入的过程，有时需要对某些地方或人员进行反复多次的调查，这样会使一些调查对象不理解、不合作，或受传媒的影响使患者或社区人群对群体发病的原因形成偏见，影响调查的质量。

现场调查还涉及责任追究、法律诉讼，甚至国内外合作等复杂问题。在依法依规调查的前提下，既要保证调查的可行性，又要保证调查结果的真实性、可靠性，科学公正地做出调查结论，必然面对复杂性的挑战。

二、现场调查方法

现场调查必须按照调查目的、调查内容和调查对象特点选取不同的调查方法。调查方法选择运用是否合理，对调查结果影响甚大。如果调查方法运用适当，其结果可信度就高，反之，则会降低调查结果的准确程度。

现场调查方法可以分为定量调查和定性调查两种。在现场调查时，在进行定量调查之前常常要以适当的定性调查开路，利用定性调查来发现线索，建立假设，提供调查线索，定性调查也可用于解释由定量调查所得的结果，弥补定量调查的不足。根据不同的研究目的，将定量和定性调查结合运用可以相得益彰。

常用的定性调查形式主要包括集体讨论法和深度访谈等。定量调查的形式主要包括通信调查或自填式问卷调查、电话调查、面对面访谈等。

1. **集体讨论法**　又称小组座谈法，是由一个有经验的主持人以一种无固定程序的自然形式与一个小组的被访者交谈，通过交谈和讨论对一些问题做深入的定性调查。

（1）集体讨论法的一般步骤为：确定调查对象、拟定调查提纲、座谈准备、进行座谈、事后整理等。

（2）集体讨论法的缺点：调查者控制力比较弱；参加座谈的"权威人士"易形成话语强势；座谈会成员相互影响，造成集体思维；讨论内容杂乱，无法形成主线；小组讨论会的结果对总体没有代表性。

2. **电话调查**　调查者通过电话号码簿查找电话号码或直接设计电话号码，用电话的形式向被调查者进行询问，以达到搜集调查资料目的的一种专项调查方式。

电话调查较面对面的访谈等调查方式具备快速、成本低、敏感性好（如快速揭示某一种问题是否存在）、合作性好（特别是针对一些敏感性疾病如性病、艾滋病的调查）等优点。若条件允许，电话调查的应答率要比通信调查应答率高，但达不到面对面访谈的应答率。例如通过电话进行流行病学个案调查，包括被隔离的密切接触者调查等，利用电话调查，可以不受在医院内开展调查需要的防护、消毒等条件的限制，减少接触机会，可以重复调查。

3. **问卷调查**　现场调查中最常用的一种方法。按照问卷的填写形式，可以有两种方法：①调查员按照问卷向被调查者询问（访谈），然后将对方的回答记入问卷。②调查员将问卷交给被调查者，说明填写方法，请对方填写，叫自填式问卷法。可以当场填写完毕，也可以约定以后某个时间调查员再来收取问卷（也叫留置问卷调查法）。

4. **访谈**　可对传统的定量调查起到补充作用。常用的有专题小组访谈和个人深入访谈。访谈前需要拟定调查提纲，所列问题不能繁杂，要有较强的针对性。调查提纲包括两部分，一部分是给被访者的简要提纲，列出准备讨论问题的清单；另一部分是访谈员或主持人使用的详细提纲。

访谈方式调查可以使调查人员具体观察被调查者，便于判断被调查者回答问题的实事求是的态度，以及正确的程度。另外，访谈方式调查的问卷回收率较高，样本代表性强，有助于提高调查结果的可信程度。

5. **混合式调查**　将以上几种方法结合起来运用，称为混合式调查。例如，调查人员可先用电话"筛选"符合条件的调查对象，然后预约面对面访谈。又如，可以先采用一种比较经济的方法开始调查，然后针对未应答者，再采用另一种应答率较高的方法进行调查。

三、现场调查的主要步骤

（一）现场调查的准备

1. **组织和实施调查方面的准备**　针对调查目的和具体调查任务，首先成立现场调查组。明确的传染病疫情一般由流行病学、病原微生物学、临床专业人员组成；突发中毒事件一般由中毒控制、毒物鉴定检测、临床救治专业人员组成；核和放射事故（事件）一般由放射医学、辐射防护、辐射剂量、临床专业人员组成；自然灾害和事故灾难事件一般由公共卫生、临床、心理卫生专业人员组成。必要时还应增加其他卫生专业和管理人员。现场调查组应有负责人，组织协调调查组在现场的调查工作。

建立现场调查组内部工作机制，根据现场实际情况和需要，合理调整工作组内部分工和职责。建立组内信息交流和工作会商制度。建立同主管单位和领导、技术支持单位和有关人员的沟通协调、合作机制，确定联络方式、频次和时限等。

2. **知识和技术准备** 制定现场调查工作方案，选择科学、可行的调查方式、方法，编制调查问卷等，必要时设计抽样方法并选择样本。

应尽量收集已知病例的临床表现及发病/中毒经过等信息，通过查阅资料和文献，咨询专家，分析可能的致病因子范围，了解既往类似事件的危险因素，为本次调查提供借鉴和帮助。

3. **相关物资和后勤保障的准备** 赶赴现场前应准备必需的资料和物品。一般包括相关调查表（有时需要在现场根据初步调查结果现场设计调查表用于调查）和调查器材、现场预防控制器材、采样设备和相应的采样试剂、现场联系资料（联系人及联系电话）、电脑、照相机和个人防护用品等。

（二）确定事件的存在

应根据国家制定的各类突发公共卫生事件的判定标准，结合相应的监测系统报告，判断突发公共卫生事件是否存在、事件的性质和严重程度、发展趋势和所处的发展阶段。但是，正确判断并非易事，一方面监测系统本身存在一定的质量问题，另一方面许多人为的因素也影响判断，如出于某种目的而瞒报、迟报、漏报或谎报、误报等。

（三）核实诊断

核实诊断的目的在于排除医务人员的误诊和实验室检验的差错。

核实诊断可以利用疾病的临床表现、实验室检测结果和流行病学证据三个方面的资料进行综合分析作出判断，如发生了什么类型的突发公共卫生事件，发病数、死亡数和暴露人群的范围和大小等。核实资料的来源及其准确性、可靠性、完整性、时效性，尽可能排除误诊。

在调查阶段，应选用标准的实验室技术，不要试图应用新引进的、试验性的或没有被广泛认可的检验技术作为核实的方法。

并不是每个病例都需要实验室确诊，如果大多数患者的体征、症状与诊断符合，或许只有 15%~20% 由实验室确诊，无须更多的实验室核实。

（四）建立病例定义

只有制定了合理明确的病例定义，才能确定突发公共卫生事件中受影响的人数，确定事件规模和涉及范围，从而正确判断事件的严重程度，并为查清事件原因提供线索。

病例定义要简单、客观和易操作。对于法定传染病、食源性疾病以及职业病等，应尽量采用国际或国内统一的病例定义。可根据突发公共卫生事件的实际情况以及漏诊或误诊所带来的后果，考虑病例定义的灵敏度和特异度，即病例定义的"宽泛"或"严格"。现场调查早期建议使用"较为宽松"的病例定义，以便发现更多可能的病例。随着现场调查逐步深入，可进一步提高病例定义的特异度。如仔细界定有针对性的暴露史和临床表现，采用更准确的实验室检测结果，使病例定义更加完善；精确地掌握高危人群，使确定的病例数更准确，从而更准确地界定突发公共卫生事件波及的范围；更加系统地收集和分析突发公共卫生事件的原因，揭示事件和疫情的发生机制。

现场调查中的病例定义应包括四项因素：患者的时间、地点、人群分布特征，以及临床表现和/或实验室信息等。病例定义应分层次，如疑似病例、可疑病例和确诊病例等。

病例定义不是一成不变的，可根据现场调查的进程及其目的有所变动。

（五）病例搜索和个案调查

1. 病例搜索　按照病例定义搜索、核实、确定是否为病例，属于哪一类病例，并确定每一类病例的数量。发现病例可以通过系统的方法搜索，如加强已有的被动监测系统，或者建立主动监测系统，提高发现病例的能力。对于那些没有被报告的病例，可以通过与特定医师、医院、实验室、学校、工厂直接接触，或者利用一些宣传媒体发现。有时为发现病例还需要做一些细致的工作，如医师询问调查、电话调查、入户调查、病原体分离和培养、血清学调查等。

2. 个案调查　主要通过访问和现场调查收集资料。除需要收集病例的基本信息，如年龄、性别、住址、职业、发病日期、临床表现等，并询问可疑因素接触频率、接触方式及时间、有关疾病传播危险因素等问题，同时还应包括病例的核实诊断。核实病例的目的在于根据病例定义尽可能发现所有可疑的病例，并排除非病例。发现并核实病例后，可以将收集到的病例信息列成一览表，以便进一步计算病例数量和相关的信息。

（六）描述性分析

应在全面调查的基础上，正确使用统计图表，准确、形象、直观、通俗易懂地展现突发公共卫生事件的时间、地点、人群分布特征与事件相关重要信息，提示风险的可能来源或暴露途径、传播方式，预测可能受累的人群及数量，此外还可以通过分析高危人群的特征，发现特异的影响因素。

由于假设形成越早越有助于资料收集和疫情控制，因此，三间分布分析无需待所有病例都调查清楚再进行。

1. 时间分布　在时间分布方法注重流行曲线的绘制和分析。以适当的间隔时间（x 轴，一般为一个流行周期）描述所发生的病例数（y 轴），用直方图表示，这种直方图称为"流行曲线"。根据流行曲线的形状可提出传播途径或暴露方式（点源暴露、持续暴露、间隔暴露或人传播人等）的病因假设。甚至可推测致病因子性质（如传染性与非传染性、感染性与化学性等）。

可在"流行曲线"上标出各种异常情况或特殊事件出现的时间序列。如①病例和接触者出现的时间。②致病因子和危险因素的暴露时限。③给予治疗的时间。④采取应急的时间，产生效果的时间。⑤可能的有关事件或异常情况出现时间。⑥结果。

2. 地区分布　地区分布方面注重标点地图和等值区域地图的绘制和分析。可根据实际情况按居住地、工作地点、学校、娱乐场所、旅行地点等进行聚集性分析。也可用加点地图和图表表示疾病和暴露发生的地点，或按地理特征描绘成罹患率分布图。有时疾病发生在社区中一个独特的地方，如果能观察到这点，对病原体和暴露特性可提供重要的线索和证据，并可提出其潜在暴露因素的来源和途径的假设。

3. 人群分布　按人群特征（如年龄、性别、职业、文化程度、经济状况、居住条件、生活习惯、生活方式等）分别计算其发病率、死亡率，进行流行病学分布分析，目的在于全面描述病例特征，这将有助于提出与危险因素有关的宿主特征。如果发现一个特别的特征，通常会对查找危险人群提供重要线索，可以有助于提出特异的暴露因素或传染源、传播方式等病因假设。

（七）建立并验证假设

1. **建立假设** 通过对突发公共卫生事件三间分布特征描述与分析，结合临床、实验室检测及其他学科的观测结果，可以形成对事件发生原因的初步认识或解释，从而提出突发公共卫生事件发生的初步线索或假设。

（1）一个假设中应包括以下几项因素：危险因素来源，传播的方式和载体，引起疾病的特殊暴露因素，高危人群。

（2）假设应该具备如下特征：合理性，被调查中的事实所支持（包括流行病学、实验室和临床特点），能够解释大多数的病例。

（3）建立假设的过程中应注意：注重现场的观察，始终保持开放的思维，请教相关领域和专业的专家。

2. **验证病因假设** 针对形成的假设，采用分析流行病学方法，包括病例对照研究与队列研究（大多为回顾性队列研究），开展进一步深入调查，以验证该假设是否成立。选择哪一种方法需要依据暴露因素和暴露人群是否容易被确定和是否能全部或绝大部分被调查到。若较易实现应首选回顾性队列研究，否则选择病例对照研究。也可同时选用两种方法，或根据实际情况选用其他研究方法，如干预实验研究法。

针对烈性的、后果可怕的，以及公众非常关心的致病因子假设，应尽早采取可靠的检测手段予以排除或证实。此外，也可以用事实，即突发公共卫生事件中详细的环节和典型病例，对假设进行验证。

如果通过验证，提出的假设是错误的，则必须重新考虑或修订假设，进行另外的研究，有的群体性不明原因疾病要反复多次，方能找到原因。

（八）卫生学调查

现场调查的不同阶段，都要开展现场卫生学调查，但因各阶段调查的侧重点不同，现场卫生学调查的内容会有所不同。

现场调查早期，首先需要对现场环境进行调查，并采集相关的环境标本，现场卫生学调查获得的信息可帮助调查人员形成病因假设。在采用分析流行病学验证假设阶段，仍需要继续开展相关的现场卫生学调查，以提供更多的证据，进一步验证该假设。

（九）采取控制措施

根据流行病学病因假设，提出初步的控制措施。在突发公共卫生事件的现场调查过程中，需要边调查边采取控制措施，控制措施贯穿于始终并不断地进行调整。

现场调查初期可以根据经验或常规知识先提出简单的控制和预防措施，措施多为一般性、非特异性的，对进一步深入调查影响不大。随着调查的逐步深入，当形成病因假设后，就要采取有针对性、特异性措施，同时观察采取措施后的效果，用于验证前期的病因假设，同时也为进一步改进和完善控制措施提供依据。

（周　刚）

第二节 病因分析思路

任何突发公共卫生事件，其发生初期均表现为原因不明。查找病因是一个循序渐进的过程，随着调查的不断深入，绝大多数原因不明事件或疾病可以揭示出真正的原因。

一、病因分析的总体思路

（一）初步病因分析

1. **从临床特征入手** 根据起病方式（缓急）、病例的临床表现、病情进展情况、严重程度、常规实验室检测结果、病程等，先按感染性与非感染性两类查找病因线索，然后逐步细化。

若判定为感染性疾病可能性大，可根据患者的症状、体征、实验室检测结果，以及试验性治疗效果，判定是细菌性、病毒性，还是其他病原微生物的感染，并判定有无传染性。感染性疾病首先考虑常见病、多发病，再考虑少见病、罕见病，最后考虑新出现的疾病。

如考虑为非感染性疾病，需先判定是否中毒，再考虑是否心因性、过敏性、放射性（辐射）或其他的原因。

2. **从流行病学特征入手**

（1）背景资料：现场环境、当地生活习惯、方式、嗜好、当地动物发病情况，以及其他可能影响疾病发生、发展、变化的因素。

（2）归纳疾病分布特征，形成病因假设：通过三间分布，提出病因假设，包括致病因子、危险因素及其来源、传播方式（或载体）、高危人群等。

提出可能的病因假设，可以不止一个假设，适宜的病因假设应能回答导致暴发、流行的疾病是什么？传染源及传播途径、传播方式有哪些？谁是高危人群？需要注意的是提出病因假设后，在验证假设的同时，应尽快实施有针对性的预防和控制措施。

3. **综合分析研判** 综合描述和分析临床症状、体征、接触史、常规实验室检测结果、临床治疗转归以及流行病学调查资料，对不明原因疾病的病因、目前所处阶段、影响范围、患者救治和干预（控制）措施的效果等方面进行研判，得出初步结论，同时对患者的预后、疾病发展趋势及其影响进行分析和预测。

（二）进一步判断和验证病因

病因推断是确定所观察到的病因与事件之间的联系是否可能为因果联系的过程。

当观察到某因素与所研究的事件/疾病有关联时，还不能轻易做出两者之间有因果关联的结论，需要进一步综合生物学、临床医学和流行病学三方面的研究结果，利用病因推断标准做出因果推断和病因判定。

1. **实验室检测** 通过对患者血、尿、粪便、分泌物、脑脊液、组织，以及食物残留等的实验室检测，进一步确定病因（病原微生物、毒物等）。

2. **流行病学因果判断** 通过分析流行病学调查研究，得到相对危险度（RR）和比值比（OR），以及显著性检验的统计学结果，在排除偏倚、混杂和误差的可能后，就应考虑联系的因果关系。

（1）根据患者暴露在可疑因素中的时间关系（暴露先于疾病），确定暴露因素与疾病联系的时间先后顺序。但在回顾性研究中，对暴露因素与疾病的关系判断可能会出现困难。

（2）根据关联的强度和剂量-反应关系，了解该疾病的发生与某种暴露因素的数量间的关系。一般说来，某暴露与某疾病的关联强度越强，为因果关系的可能性越大。相反，弱的关联更可能是未识别的偏倚所致，做病因推断需谨慎。当暴露与疾病的联系呈现剂量-反应关系时，则为因果关系的可能性很大。

（3）根据疾病地区、时间分布特征，分析疾病病因分布与疾病的地区、时间分布关系。若暴露的分布和疾病的分布（人、地、时）相一致时，则为因果关系的可能性更大。

（4）观察不同的人群、不同的地区和不同的时间，判定暴露因素与疾病联系的可重复性。

（5）根据所掌握的生物医学等现代科学知识，合理地解释暴露与疾病的因果关系，即对于关联的解释与现有理论知识不矛盾，符合疾病的自然史和生物学特性。受科技发展水平以及评价者知识背景和能力的局限，一些看似不合理的因果关系也不一定不成立。

（6）观察暴露因素与疾病的关联是否具有特异性，是否存在着一对一的关系或其他关系。这点仅适用于有特异性致病因子的感染性疾病和急性中毒。

（7）观察可疑致病因素的变化（增加、减少或去除）和疾病发生率变化（升高或下降）关系，进一步确定暴露因素与疾病的因果联系。危险因素的去除（终止效应）会带来疾病发病率的下降，这是因果关系推断中一个强有力的流行病学证据。有关逆向效应或终止效应的证据可来干预措施的实施或自发性改变的观察资料。

（三）病因确定中的有关问题

1. **中毒事件的毒物判定**　毒物检测结果的判定要非常谨慎，首先要知道使用的检测方法，是化学法还是仪器分析法；检测的物质是总量，还是有机或无机元素；同时需要与本底比较，排除人体内代谢产物等。特别要注意分析检出的毒物及其含量所产生的危害是否与现场调查情况及患者的临床表现相符合，必要时进行毒性试验。

2. **病因确定中的流行病学与实验室研究的关系**　通过流行病学调查研究，可以或可能确定事件发生的危险因素，但不能直接查找到最终的致病因子，必须借助实验室手段来寻找致病因子。反之，通过实验研究，从患者或其他来源标本找到的病原体、毒物等致病因子，则必须通过流行病学研究来进一步确定两者之间的因果关系。只有将流行病学与实验室研究结合起来，才能最终确定群体性不明原因疾病病因的全貌。

二、传染性疾病的病因分析路径

初步提出病因假设为传染性疾病时，可进一步按照肠道传染病、呼吸道传染病、虫媒及人畜共患病、血源及性传播传染病分类，查找病因来源，确定病原微生物。

分离到的病原微生物是否是导致本次疾病流行的病原，应遵循传染病病因确定的Henle-Koch原则：①在相应疾病患者中总能检出该病原体（必要病因）。②在其他疾病的患者中不能检出该病原体（充分病因）。③从疾病患者体内分离到该病原体，在适当培养基中培养后，人为地将其引入正常动物宿主体内，疾病可被再现，病原体可从新宿主体内重新获得。④能从患该疾病的动物中分离到相同病原体。

但是在实际工作中，只要能满足以下条件基本可以确定病因：①从一定量的患者中分离到该种病原体。②大多数患者感染发病后能产生针对该病原的抗体。③用该病原体作为病因能较好地解释大部分病例的临床表现和该起事件的流行病学特点。

三、非传染性疾病的病因分析路径

非传染性疾病事件包括重大食物和职业中毒、其他严重影响公共健康的事件（群体心因性反应、恐怖事件、预防接种与预防服药性异常反应等）。

（一）食物和职业中毒事件

结合进食史、职业暴露史、临床症状和体征、发病过程等，判定是否中毒，以及可能引起的中毒物。

初步判定为中毒事件后，仍需要深入调查和进一步查明病因。

（二）群体心因性反应

群体心因性反应是一种群体精神性反应，是一种与刺激、功能丧失或改变有关的神经系统异常而出现的精神反应，也可称为流行性癔病、群体精神性疾病、群体性癔病或群体社会性疾病。通常具有明显的诱发因素。

1. **诱发因素**

（1）刺激因子的作用：在一种危险因素（如注射刺激、可能暴露于有害气体或有毒食品的恐惧等）出现后，由此激发的群体的极度焦虑，当紧张和压力超负荷时，便产生心理冲突，诱发癔症。

群体心因性反应常见于疫苗接种、药物服用后。因学生饮用牛奶、豆浆、纯净水或在食堂进餐后，引发的食物中毒样群体心因性反应最为多见。成人在聚餐、宴请后，出现的食物中毒样群体心因性反应也时有报道。

（2）中心人物的扳机作用：先是某一个人出现反应，很快影响群体中的其他人发病。

（3）渲染作用：领导对接种或药物反应过于关心、医疗措施不当（包括输液、各种检查、医生语言暗示等）、新闻媒体的不当导向等具有渲染作用。

2. **临床表现和流行特征**　群体心因性反应往往发病急骤、症状多样（以自主神经功能紊乱为主）、症状短暂且反复出现，没有相应的组织器官或功能的变化。

（三）群体性疑似预防接种异常反应

疑似预防接种异常反应（AEFI）是指在预防接种后发生的怀疑与预防接种有关的反应或事件。群体性 AEFI 是指短时间内同一接种单位的受种者中，发生 2 例及以上相同或类似临床症状的严重 AEFI，或短时间内同一接种单位的同种疫苗受种者中，发生相同或类似临床症状的非严重 AEFI 明显增多。

AEFI 可分为一般反应、异常反应、疫苗质量事故、接种事故、偶合症和心因性反应。一般反应是指在预防接种后发生的，由疫苗本身所固有的特性引起的，对机体只会造成一过性生理功能障碍的反应，主要有发热和局部红肿，同时可能伴有全身不适、倦怠、食欲不振、乏力等综合症状；异常反应指合格的疫苗在实施规范预防接种过程中或者实施规范预防接种后造成受种者机体组织器官、功能损害，相关各方均无过错的药品不良反应；疫苗质量事故指由于疫苗质量不合格，预防接种后造成受种者机体组织器官、功能损害；预防接种事故指由于在预防接种实施过程中违反预防接种工作规范、免疫程序、疫苗使用指导原则、预防接种方案，造成受种者机体组织器官、功能损害；偶合症指受种者在预防接种时正处于某种疾病的潜伏期或者前驱期，预防接种后巧合发病；心因性反应指在预防接种实施过程中或预防接种后因受种者心理因素发生的个体或者群体的反应。

1. 常见群体性 AEFI 类型

（1）接种疫苗后感染：接种疫苗后感染多是由于注射器或针头消毒不当、疫苗或稀释液被污染、稀释后疫苗搁置时间过长等原因所致，可引起注射部位局部化脓、脓肿、蜂窝织炎，全身性感染、脓毒血症、中毒性休克综合征、感染乙型肝炎等血液传播性疾病等。

（2）卡介苗接种事故：卡介苗接种事故除因疫苗质量问题外，大多是因为接种工作人员责任心不强，造成接种途径错误、接种剂量过大或误将卡介苗作为其他疫苗和药物使用等所致。可引起接种局部红肿破溃、淋巴结肿大和溃烂，少数人可伴有体温升高、乏力、烦躁不安、食欲减退等全身症状。

（3）群发性癔症：在开展群体性预防接种时，有可能引起群发性癔症。

2. AEFI 的调查

（1）证实报告：采集患者病史（或临床记录）中的资料，根据病史和书面资料详细核对病例的反应情况，获得群体性 AEFI 报告遗漏的细节等。

（2）调查和收集资料

1）关于患者：免疫接种史；病史，既往健康状况、过敏史、家族史等。

2）关于反应：病史、临床描述、任何与群体性 AEFI 有关的实验室结果和反应的诊断；治疗（无论住院与否）和结果。

3）关于疫苗：疫苗供应渠道、疫苗种类、生产企业、批号、有效期；疫苗运输条件，目前储存条件和冰箱温度记录；疫苗送达基层接种单位前的储存情况。

4）关于其他人：其他人是否接种相同的疫苗和发病；其他人如接种疫苗，是否发生类似疾病；调查当地免疫接种服务情况。

（3）审核免疫服务情况：疫苗（包括打开疫苗安瓿）储存、分发和处理；稀释液储存和分发；疫苗稀释（过程和保存时间）；注射器和针头使用消毒情况；免疫接种实施和接种员培训情况；免疫接种人数是否超过正常；冰箱是否放其他物品；免疫接种是否规范；观察免疫实施：打开的疫苗何时用完；是否做到安全注射。

（4）提出工作假说：通过以下问题可能有助于原因鉴定。这种反应的发生率如何（常见/罕见/无报道）？已知类似反应与其他疾病同时发生吗？已知这种反应与疫苗有关吗？这种反应可用疫苗的生物学特性解释吗？疫苗反应的时间间隔符合吗？患者过去有类似症状吗？患者在接种疫苗的同时或以前使用过其他药物治疗吗？患者有任何伴随或既往情况吗？有何其他起作用的因素吗？

（5）检验工作假说：病例分布符合工作假说吗？实验室检测是否对工作假说有帮助。

（6）结束调查：得到关于原因的结论；完成 AEFI 调查表；采取纠正行动，建议进一步行动。

3. 群体性 AEFI 的诊断

（1）接种疫苗后的感染：多发生在同一接种地点，由同一原因所引起的多人感染。可分为局部感染和全身感染两种。

（2）卡介苗接种事故

1）接种局部红肿和溃疡：皮内卡介苗误种皮下，大部分儿童可发生局部的严重反应，一般在接种后 10~16 日，平均 12 日即在局部发生 1~2 个凸起的直径 20 mm 左右的较硬结节，日渐扩大，局部无红肿痛热感觉，约 1 个月后在结节中心开始软化，形成溃疡穿孔，溃疡向其他方向延伸，渐呈窦道或瘘管，若溃疡面基底为白色，覆有渗出物，上有淡红色肉芽组织增生。病程较长，最长达 6 个月至 1 年以上。如卡介苗误注入肌肉内，则在肌肉深度形成寒性脓肿。

2）局部淋巴结肿大和溃破：一般发生在误种后 2~7 日，局部腋下或全身浅表淋巴结肿大，有少数儿童于正常接种后 1 个月至数月，接种同侧锁骨下也出现淋巴结肿大。可分为以下三型：①干酪型，淋巴结单纯肿大超过 10 mm，不与周围皮肤粘连，早期可移动，稍有硬感。病理检查显示有大量浸润及坏死组织。②脓肿型，肿大淋巴结内有脓液，轻压有波动感，淋巴结与周围皮肤粘连，皮肤可以呈紫红色。③窦道型，淋巴结破溃成瘘管，个别长达 1 年以上方能愈合，同时有结缔组织增生。

伴有体温升高，低热者较多见，大部分在 37.8~38.5 ℃，少数在 38.5 ℃以上，同时伴有乏力、烦躁不安、食欲减退等症状。个别儿童可有干湿啰音，X 线检查可见肺纹理增加、肺门阴影增多或出现肺部异常阴影，但很少有引起肺结核者。

4. 群体性 AEFI 的病因分析 如已确定是一起群体性 AEFI，可按路径进行原因调查，以判明事件的性质。

四、其他

恐怖事件（生物、化学、核辐射）是一种特殊的社会安全事件。如果初步判定为生物恐怖，按照传染病病因分析思路查找病因和应急处置；如为化学恐怖，则按照中毒事件进行病因分析和处置；如为核辐射事件，则结合生活或职业暴露史、临床症状和体征、发病过程等，可判定是否辐射病，并进行处置。

自然灾害、事故灾难、突发社会安全等突发事件的病因调查和分析，以及后续的应急处置，可根据其衍生的突发公共卫生事件不同，分类调查分析和处置。

（周　刚）

第三节　突发公共卫生事件的分级响应与应急处置

各级卫生行政部门在本级人民政府统一领导下，按照分级响应的原则，负责组织、协调本行政区域内突发公共卫生事件调查处理工作。

一、分级与应急响应

（一）分级

根据突发公共卫生事件的性质、危害程度、涉及范围，划分为特别重大（Ⅰ级）、重大（Ⅱ级）、较大（Ⅲ级）、一般（Ⅳ级）四级。

1. 有下列情形之一的为特别重大突发公共卫生事件（Ⅰ级）

（1）肺鼠疫、肺炭疽在大、中城市发生并有扩散趋势，或肺鼠疫、肺炭疽疫情波及 2

个以上的省份，并有进一步扩散趋势。

（2）发生传染性非典型肺炎、人感染致病性禽流感病例，并有扩散趋势。

（3）涉及多个省份的群体性不明原因疾病，并有扩散趋势。

（4）发生新传染病或我国尚未发现的传染病发生或传入，并有扩散趋势，或发现我国已消灭的传染病重新流行。

（5）发生烈性病菌株、毒株、致病因子等丢失事件。

（6）周边以及与我国通航的国家和地区发生特大传染病疫情，并出现输入性病例，严重危及我国公共卫生安全的事件。

（7）国务院卫生行政部门认定的其他特别重大突发公共卫生事件。

2. 有下列情形之一的为重大突发公共卫生事件（Ⅱ级）

（1）在一个县（市）行政区域内，一个平均潜伏期内发生5例以上肺鼠疫、肺炭疽病例，或者相关联的疫情波及2个以上的县（市）。

（2）发生传染性非典型肺炎、人感染高致病性禽流感疑似病例。

（3）腺鼠疫发生流行，在一个市（地）行政区域内，一个平均潜伏期内多点连续发病20例以上，或流行范围波及2个以上市（地）。

（4）霍乱在一个市（地）行政区域内流行，1周内发病30例以上，或波及2个以上市（地），有扩散趋势。

（5）乙类、丙类传染病波及2个以上县（市），1周内发病水平超过前5年同期平均发病水平2倍以上。

（6）我国尚未发现的传染病发生或传入，尚未造成扩散。

（7）发生群体性不明原因疾病，扩散到县（市）以外的地区。

（8）发生重大医源性感染事件。

（9）境内外隐匿运输、邮寄烈性生物病原体、生物毒素造成我境内人员感染或死亡的。

（10）省级以上人民政府卫生行政部门认定的其他重大突发公共卫生事件。

3. 有下列情形之一的为较大突发公共卫生事件（Ⅲ级）

（1）发生肺鼠疫、肺炭疽病例，一个平均潜伏期内病例数未超过5例，流行范围仅限于一个县（市）行政区域以内。

（2）腺鼠疫发生流行，在一个县（市）行政区域内，一个平均潜伏期内连续发病10例以上，或波及2个以上县市）。

（3）霍乱在一个县（市）行政区域内发生，1周内发病10~29例或波及2个以上县（市），或市（地）级以上城市的市区首次发生。

（4）一周内在一个县（市）行政区域内，乙、丙类传染病发病水平超过前5年同期平均发病水平1倍以上。

（5）在一个县（市）行政区域内发现群体性不明原因疾病。

（6）一次食物中毒人数超过100人，或出现死亡病例。

（7）预防接种或群体性预防性服药出现群体心因性反应或不良反应。

（8）一次发生急性职业中毒10~49人，或死亡4人以下。

（9）市（地）级以上人民政府卫生行政部门认定的其他较大突发公共卫生事件。

4. 有下列情形之一的为一般突发公共卫生事件（Ⅳ级）

（1）腺鼠疫在一个县（市）行政区域内发生，一个平均潜伏期内病例数未超过10例。

（2）霍乱在一个县（市）行政区域内发生，1周内发病9例以下。

（3）一次食物中毒人数30~99人，未出现死亡病例。

（4）一次发生急性职业中毒9人以下，未出现死亡病例。

（5）县级以上人民政府卫生行政部门认定的其他一般突发公共卫生事件。

（二）应急反应原则

发生突发公共卫生事件时，事发地的县级、市（地）级、省级人民政府及其有关部门按照分级响应的原则，做出相应级别应急反应。同时，要遵循突发公共卫生事件发生发展的客观规律，结合实际情况和预防控制工作的需要，及时调整预警和反应级别，以有效控制事件，减少危害和影响。要根据不同类别突发公共卫生事件的性质和特点，注重分析事件的发展趋势。对事态和影响不断扩大的事件，应及时升级预警和反应级别；对范围局限、不会进一步扩散的事件，应相应降低反应级别，及时撤销预警。

国务院有关部门和地方各级人民政府及有关部门对在学校、区域性或全国性重要活动期间等发生的突发公共卫生事件，要高度重视，可相应提高报告和反应级别，确保迅速、有效控制突发公共卫生事件，维护社会稳定。

突发公共卫生事件应急处理要采取边调查、边处理、边抢救、边核实的方式，以有效措施控制事态发展。

事发地之外的地方各级人民政府卫生行政部门接到突发公共卫生事件情况通报后，要及时通知相应的医疗卫生机构，组织做好应急处理所需的人员与物资准备，采取必要的预防控制措施，防止突发公共卫生事件在本行政区域内发生，并服从上一级人民政府卫生行政部门的统一指挥和调度，支援突发公共卫生事件发生地区的应急处理工作。

（三）分级响应

1. **特别重大突发公共卫生事件（Ⅰ级）**　　国务院卫生行政部门接到特别重大突发公共卫生事件报告后，应立即组织专家调查确认，并对疫情进行综合评估，必要时，向国务院提出成立全国突发公共卫生事件应急指挥部的建议。同时负责组织和协调专业技术机构开展现场调查和处理，指导和协调落实医疗救治和预防控制等措施，做好突发公共卫生事件信息的发布和通报等工作。

地方各级卫生行政部门在本级人民政府的统一领导下，按照上级卫生行政部门统一部署做好本行政区域内的应急处理工作。

2. **重大突发公共卫生事件（Ⅱ级）**　　省级人民政府卫生行政部门接到重大突发公共卫生事件报告后，应立即组织专家调查确认，并对疫情进行综合评估。必要时，向省级人民政府提出成立应急指挥部的建议。同时，迅速组织应急卫生救治队伍和有关人员到达突发公共卫生事件现场，进行采样与检测、流行病学调查与分析，组织开展医疗救治、患者隔离、人员疏散等疫情控制措施。同时分析突发公共卫生事件的发展趋势，提出应急处理工作建议，按照规定报告有关情况；及时向其他有关部门、毗邻和可能波及的省、自治区、直辖市人民政府卫生行政部门通报有关情况；向社会发布本行政区域内突发公共卫生事件的信息。

国务院卫生行政部门应加强对省级人民政府卫生行政部门突发公共卫生事件应急处理工

作的督导，并根据需要组织国家应急卫生救治队伍和有关专家迅速赶赴现场，协助疫情控制并开展救治工作，及时向有关省份通报情况。

3. 较大突发公共卫生事件（Ⅲ级）　市（地）级人民政府卫生行政部门接到较大突发公共卫生事件报告后，应立即组织专家调查确认，并对疫情进行综合评估。同时迅速与事件发生地县级卫生行政部门共同组织开展现场流行病学调查、致病致残人员的隔离救治、密切接触者的隔离、环境生物样品采集和消毒处理等紧急控制措施，并按照规定向当地人民政府、省级人民政府卫生行政部门和国务院卫生行政部门报告调查处理情况。

省级人民政府卫生行政部门接到较大突发公共卫生事件报告后，要加强对事件发生地区突发公共卫生事件应急处理的督导，及时组织专家对地方卫生行政部门突发公共卫生事件应急处理工作提供技术指导和支持，并适时向本省有关地区发出通报，及时采取预防控制措施，防止事件进一步发展。

国务院卫生行政部门根据工作需要及时提供技术支持和指导。

4. 一般突发公共卫生事件（Ⅳ级）　一般突发公共卫生事件发生后，县级人民政府卫生行政部门应立即组织专家进行调查确认，并对疫情进行综合评估。同时迅速组织医疗、疾病预防控制和卫生监督机构开展突发公共卫生事件的现场处理工作，并按照规定向当地人民政府和上一级人民政府卫生行政部门报告。

市（地）级人民政府卫生行政部门应当快速组织专家对突发公共卫生事件应急处理进行技术指导。

省级人民政府卫生行政部门应根据工作需要提供技术支持。

（四）应急反应的措施

1. 各级人民政府　各级人民政府应急反应措施如下所示：

（1）组织协调有关部门参与突发公共卫生事件的处理。

（2）根据突发公共卫生事件处理需要，调集本行政区域内各类人员、物资、交通工具和相关设施、设备参加应急处理工作。涉及危险化学品管理和运输安全的，有关部门要严格执行相关规定，防止事故发生。

（3）划定控制区域：甲类、乙类传染病暴发、流行时，县级以上地方人民政府报经上一级地方人民政府决定，可以宣布疫区范围。经省、自治区、直辖市人民政府决定，可以对本行政区域内甲类传染病疫区实施封锁。封锁大、中城市的疫区或者封锁跨省（区、市）的疫区，以及封锁疫区导致中断干线交通或者封锁国境的，由国务院决定。对重大食物中毒和职业中毒事故，根据污染食品扩散和职业危害因素波及的范围，划定控制区域。

（4）依法采取疫情控制措施：当地人民政府可在本行政区域内采取限制或者停止集市、集会、影剧院演出及其他人群聚集的活动，如停工、停业、停课等；封闭或者封存被传染病病原体污染的公共饮用水源、食品以及相关物品等紧急措施；临时征用房屋、交通工具以及相关设施和设备。

（5）实施交通卫生检疫：组织铁路、交通、民航、质检等部门在交通站点和出入境口岸设置临时交通卫生检疫站，对出入境、进出疫区和运行中的交通工具及其乘运人员和物资、宿主动物进行检疫查验，对患者、疑似患者及其密切接触者实施临时隔离、留验和向地方卫生行政部门指定的机构移交。

（6）按照有关规定，发布突发公共卫生事件信息。信息发布要及时主动、准确把握，实事求是，正确引导舆论，注重社会效果。

（7）街道、乡（镇）以及居委会、村委会协助卫生行政部门和其他部门、医疗机构，做好疫情信息的收集、报告、人员分散隔离及公共卫生措施的实施工作。

（8）组织有关部门保障商品供应，平抑物价，防止哄抢；严厉打击造谣传谣、哄抬物价、囤积居奇、制假售假等违法犯罪和扰乱社会治安的行为。

2. **卫生行政部门**　卫生行政部门应急反应措施如下所示。

（1）组织医疗机构、疾病预防控制机构和卫生监督机构开展突发公共卫生事件的调查与处理。

（2）组织突发公共卫生事件专家咨询委员会对突发公共卫生事件进行评估，提出启动突发公共卫生事件应急处理的级别。

（3）根据需要组织开展应急疫苗接种、预防服药。

（4）组织督导检查：国务院卫生行政部门组织对全国或重点地区的突发公共卫生事件应急处理工作进行督导和检查。省、市（地）级以及县级卫生行政部门负责对本行政区域内的应急处理工作进行督察和指导。

（5）做好信息发布与通报。

（6）制订技术标准和规范，国务院卫生行政部门对新发现的突发传染病、不明原因的群体性疾病、重大中毒事件，组织力量制订技术标准和规范，及时组织全国培训。地方各级卫生行政部门开展相应的培训工作。

（7）普及卫生知识，针对事件性质，有针对性地开展卫生知识宣教，提高公众健康意识和自我防护能力，消除公众心理障碍，必要时组织开展心理危机干预工作。

（8）进行事件评估，组织专家对突发公共卫生事件的处理情况进行综合评估，包括事件概况、现场调查处理概况、患者救治情况、所采取的措施、效果评价等。

3. **应急处置专业技术机构**　各级医疗机构、疾病预防控制机构、卫生监督机构、出入境检验检疫机构，依据各自职责，在卫生行政部门的统一指挥和调度下，开展应急处理工作。

4. **非事件发生地区的应急反应措施**　未发生突发公共卫生事件的地区，应根据其他地区发生事件的性质、特点、发生区域和发展趋势，分析本地区受波及的可能性和程度，重点做好以下工作：

（1）密切保持与事件发生地区的联系，及时获取相关信息。

（2）组织做好本行政区域应急处理所需的人员与物资准备。

（3）加强相关疾病与健康监测和报告工作，必要时建立专门报告制度。

（4）开展重点人群、重点场所和重点环节的监测和预防控制工作，防患于未然。

（5）开展防治知识宣传和健康教育，增强公众自我保护意识和能力。

（6）根据上级人民政府及其有关部门的决定，开展交通卫生检疫等。

二、突发公共卫生事件处置

突发公共卫生事件的调查处置是一个连续过程。事件（疾病）发生初期，危害源（传染源）、传播或危害途径以及事件（疾病）的特征等信息，很难在短时间内全部明确，因此难以采取有针对性、有效的预防控制措施，处理措施实施的适宜度也很难把握，通常采取边调查、边处理、边抢救、边核实的方式，随着调查深入，不断修正、补充和完善控制策略和措施。推荐和采取的预防控制措施也具有阶段性。

（一）应急处置程序

1. **信息报告** 特别重大或者重大突发公共事件发生后，各地区、各部门要立即报告，最迟不得超过 4 h，同时通报有关地区和部门。应急处置过程中，要及时续报有关情况。

2. **先期处置** 突发公共事件发生后，事发地的省级人民政府或者国务院有关部门在报告特别重大、重大突发公共事件信息的同时，要根据职责和规定的权限启动相关应急预案，及时、有效地进行处置，控制事态。

在境外发生涉及中国公民和机构的突发事件，我驻外使领馆、国务院有关部门和有关地方人民政府要采取措施控制事态发展，组织开展应急救援工作。

3. **应急响应** 对于先期处置未能有效控制事态的特别重大突发公共事件，要及时启动相关预案，由国务院相关应急指挥机构或国务院工作组统一指挥或指导有关地区、部门开展处置工作。需要多个国务院相关部门共同参与处置的突发公共事件，由该类突发公共事件的业务主管部门牵头，其他部门予以协助。现场应急指挥机构负责现场的应急处置工作。

4. **应急反应终止** 突发公共卫生事件应急反应的终止需符合以下条件：突发公共卫生事件隐患或相关危险因素消除，或传染病病例发生后经过最长潜伏期无新的病例出现。

特别重大突发公共卫生事件由国务院卫生行政部门组织有关专家进行分析论证，提出终止应急反应的建议，报国务院或全国突发公共卫生事件应急指挥部批准后实施。特别重大突发公共事件应急处置工作结束，或者相关危险因素消除后，现场应急指挥机构予以撤销。

特别重大以下突发公共卫生事件由地方各级人民政府卫生行政部门组织专家进行分析论证，提出终止应急反应的建议，报本级人民政府批准后实施，并向上一级人民政府卫生行政部门报告。

上级人民政府卫生行政部门要根据下级人民政府卫生行政部门的请求，及时组织专家对突发公共卫生事件应急反应的终止的分析论证提供技术指导和支持。

（二）现场干预措施的选择

预防控制措施应以证据为基础，根据事件的严重程度、调查结果（病因、传播方式或来源）的确定性、所建立因果关系的可信性、干预措施的可操作性及逻辑可靠性，选择科学性好、特异性强、成本效益高、易接受的干预手段，且相关措施要保证时效性、可行性、合法性，并符合伦理学要求。

经典的预防控制干预措施主要分为三类：①针对宿主、环境、疾病病因或伤害原因的特异性干预措施。②一级、二级、三级预防措施。③Haddon 伤害预防模式，该模式表明了事件前期、事件期和事件后期的各阶段的干预策略。

1. **针对传染源的措施** 主要包括：治疗感染者或治疗感染动物；追踪和隔离感染者；暴露人群的检疫；污染场所和污染源的检疫；划定防疫区域、关闭公共场所、停止人群聚集（停止或限制流动、减少暴露或感染人群可能的聚会）；收集和销毁食品、物品、动物和其他传染源；污染表面和环境场所的清洁和消毒；通过媒介控制，进行环境整治；通过限制和控制污染物整治环境；矫正行为，减低自身和他人的危险性；通过民事诉讼和刑事起诉进行威慑。

2. 针对易感者的措施 主要包括：实行暴露后预防；提前进行免疫和疫苗接种；从疫苗接种人群中找出非接种疫苗者；采用屏障技术；划定防疫区域、关闭公共场所、停止人群聚集（停止或限制流动、减少暴露或感染人群可能的聚会）；矫正行为，减低自身和他人的危险性；启用庇护场所（反向检疫）；采取接触者追踪、同伴告知以及治疗措施；发布政府公告、健康警示以及其他减低危险性的信息。

（三）不同类型的突发公共卫生事件的应急处置

1. 有传染性的不明原因疾病的处置 在病因不明的情况下，主要采取隔离传染源，减少与暴露因素的接触，保护易感/高危人群等措施。对传染病患者、疑似患者、病原携带者及其密切接触者进行追踪调查，查明传播链，并向相关部门和机构通报情况。按有关技术规范采集足量、足够的标本，分送应急处理功能网络实验室检测，查找致病原因。对事件进行认真调查、核实和确证，并进行全面分析和科学推断下对事件做出正确的综合评估。随着调查的深入，对传播途径或病原有了一定的了解或得到明确后，应及时调整控制措施。

2. 疑似中毒或放射事件的处置

（1）疑似食物中毒：对于未能确定具体中毒毒物的，现场处置工作一般采用停止食用可疑中毒食品，立即封存可疑食物和制作原料，积极救治患者，并在用药前采集患者血液、尿液、吐泻物标本送检等常规措施。

（2）疑似化学中毒或放射事件：在中毒毒物或放射源不明的情况下，要迅速对事件的危险度进行评估。主要采取的措施，首先要迅速将患者移离现场，防止毒物继续吸收或放射源持续辐射，职业中毒应立即关闭作业场所；对患者采用对症、支持治疗和促进毒物排出的临床急救措施；对可疑毒物及污染物、放射源及放射污染物进行无害化处理；尽快疏散可能继续受致病源威胁的群众；对中毒患者、放射病患者及毒物或放射污染物接触者做好洗消工作。

3. 群体性心因反应事件处置 通过临床、流行病学专家进行现场调查，如明确为群体性心因性反应事件，应首先妥善处置患者，将患者隔离治疗，避免患者之间互相影响及效仿，增加症状的顽固性和丰富性。其次，消除或撤离使患者产生情绪激动的精神因素或环境，同时要注意消除周围环境的不良暗示影响，如家属或周围人对疾病惊恐焦虑，对患者过分照顾等。医务人员必须认真负责地先作详细检查（避免重复检查），然后结合具体情况解释病情，使患者及其家属对治疗建立信心，并且以简短有力、充满信心的话对患者进行鼓励和保证，采用一些安慰剂和语言良性暗示。第三，进行心理卫生知识宣传。

4. 群体性 AEFI 的处理

（1）接种疫苗后的感染

1）局部感染的治疗：①初起时，可用热毛巾、4%硼酸液或5%硫酸镁作局部湿热敷，3~5次/日，每次 15~20 min。②外敷鱼石脂软膏、消炎止痛膏。③脓肿形成后，可用较大针头反复抽脓，并注入青霉素予局部脓腔，每天或隔天1次，至痊愈为止。如全身症状明显则切开排脓。④应用抗生素类药物，以青霉素为首选。

2）全身感染的治疗：①应早期、足量选用敏感抗生素治疗，一般可先选青霉素钠静滴，剂量应加倍。以后可根据情况更换抗生素。②早期彻底处理局部感染病灶，切开引流，保持通畅。③必要时补液，严重贫血可酌情输血及其他支持疗法。

（2）卡介苗接种事故

1）全身治疗：①口服异烟肼，儿童按每日每千克体重 8~10 mg，1 次顿服，每日总量最多不得超过 300 mg，至局部反应完全消失或局部已化脓破溃再停药。同时服维生素 B_6 10 mg，每日 3 次，以减少异烟肼的不良反应，如在服异烟肼的同时加服利福平，则效果更好。②反应较重者可肌内注射链霉素，儿童按每日每千克体重 40~60 mg，分 1~2 次注射，约需注射 1 个月。③适当补充营养和维生素。

2）局部治疗：①立即用链霉素作局部封闭，越快越好，可使局部不发生溃疡或淋巴结肿大等异常反应。方法是用链霉素 0.25~0.50 g 或异烟肼 50 mg 加入 0.5%普鲁卡因溶液于注射局部做环状封闭，每日 1 次，连续 3 次后，改为每 3 日 1 次，共计 8~10 次。②溃疡面较严重者，在用异烟肼液冲洗后，可用异烟肼粉或利福平粉于溃疡面上。③淋巴结肿大或破溃者（干酪型）的治疗，局部热敷，每日 3~4 次，每次 10 min。早期热敷能使肿大的淋巴结自行消散。同时口服异烟肼，直至淋巴缩小稳定为止。一般需服药 1~2 个月。也可用中药阿魏膏外贴，可逐渐消散。④淋巴结肿大或破溃者（脓肿型）的治疗，用无菌注射器将脓液抽出，并用 5%异烟肼溶液冲洗，同时注入链霉素 10~20 mg，必要时隔7~10 日重复抽脓冲洗。严禁热敷和切开引流。如淋巴结已有破溃倾向时，应及时切开引流。因手术切口常较自然破溃的破口整齐，引流通畅，愈合较快。如淋巴结已破溃，应作扩创，排除豆渣样坏死组织，并以凡士林纱布蘸链霉素粉或异烟肼粉或碘仿甘油引流，并用 5%异烟肼软膏或20%对氨基水杨酸软膏外敷，每 2~3 日换药 1 次，直至创口愈合为止。⑤淋巴结肿大或破溃者（窦道型）的治疗，用 20%对氨基水杨酸软膏或 5%异烟肼软膏局部涂敷，通常 1~3 个月可痊愈。⑥在治疗局部溃疡或淋巴结脓疡时，肉芽组织增生会影响创面愈合，可用枯矾少许撒于创面上包好，创面即成清洁的较浅溃疡，再以 1%金霉素软膏外敷，创面渐平，且肉芽组织不再增生而收口，也可用硝酸银棒腐蚀或剪除，在创面撒 5%异烟肼粉。

三、突发公共卫生事件的后期评估

（一）卫生学评价

1. **目的** 掌握突发公共卫生事件控制后当地卫生状况，为政府及卫生行政部门决策提供科学依据，确保受灾地区群众尽快恢复生产和生活秩序。

2. **评价对象** 对突发公共卫生事件可能波及的场所均应进行卫生学评价，包括公共场所、工作场所、医院、教学场所和生活场所，以及其他可能影响到的场所。

3. **评价的重点** 评价公共、生产、经营、工作、教学等场所卫生质量和健康影响因素是否已达到并符合有关卫生标准和卫生要求。

4. **评价内容** 所有与污染源接触的相关物品均应当进行生物学、物理学和化学指标的卫生质量评价。进行病原学监测与鉴定，并建立检测质量控制体系。对污染源还应当进行潜在危害作用和其他危害作用等的评价。对中毒物除进行卫生质量评价外，还必须进行成分、毒理和协同功效的评价。

5. **卫生学评价的程序** 后期的卫生学评价目的明确后，应首先设计调查计划，确定调查内容、指标。

卫生学评价小组进行现场流行病学调查和卫生学调查，收集有关卫生学资料；根据评价对象类别和评价内容，对现场进行一系列的物理、化学、生物等卫生学指标的样品采集、测定、检验、分析。

卫生学评价除对事件的危险因素进行评价外，还应对现场调查、流行病学调查、实验室检测、危害性因素的危险度评定、实验和健康检查资料进行综合分析，并形成书面报告。

评价报告内容包括评价依据、评价标准、评价方法、符合标准和要求的情况、存在问题、处理建议等，并结合事件初期检测结果作出综合评价，及时将调查评估报告报突发公共卫生事件处置指挥部。

6. **卫生学评价引用法规、标准** 卫生学评价要根据现有技术法规、标准情况和评价要求选择引用法规、标准。原则上是引用权威性技术法规、标准，必要时可引用两个或两个以上标准进行评价。

为突发公共卫生事件指挥中心提供行政决定依据的卫生学评价，有时需要医疗卫生机构根据需要和可能制定暂时的、强制性技术规范、标准。

7. **评价工作的质量控制** 由卫生学评价小组内进行质量控制。评价指标有程序规范率、内容完整率、报告规范率、差错率及争议率。

通过对事件的发生发展及现状的分析，突发公共卫生事件处置指挥部根据突发公共卫生事件终期的现场评估，对控制措施作出评价，对事件趋势进行预测。

（二）健康状况评价与随访观察

通过对定量的健康评测资料分析，医务人员对患者早期干预和治疗提供有益的参考，对接触者健康状况进行量化评估，实现对受影响人群健康的全面综合评测。

1. **目的** 事件发生后，医疗卫生部门应对患者及接触者进行健康状况评价，以明确是否需要进一步随访及确定随访方案。

2. **评价对象** 对所有在突发公共卫生事件中影响的人员均进行评价，包括治愈和仍在治疗中的患者，以及危险因素接触者。

3. **评价的重点** 患者是否得到有效的救治，以及救治效果，事件发生过程中接触者的身体健康状况的变化。

4. **评价的内容** 个体健康状况评价应包括人体生理评估、心理分析评估、社会适应分析、疾病的治疗和随访、定期检查计划、健康促进措施，以及事件中对健康不利的危害因素分析等。人群健康状况评价包括常用的疾病与残疾评价的指标，如疾病频度指标、疾病构成指标、疾病严重程度指标、残疾指标等。

5. **评价的程序** 对事件中患者及接触者的健康状况进行测评，首先要收集个体基本健康信息，包括既往史、现病史等，然后对评价对象进行心理行为评价，再依据实验室的分析、化验、实验检查等，对个体健康信息进行系统、全面的科学分析，形成一份具有指导意义、详细的健康测评报告。同时，健康状况评估要从个体的健康指标分析，形成宏观整体的群体健康系列分析，及时进行总结，并以书面形式报应急指挥部。

6. **评价的质量控制** 健康状况评价方法以具备个性化的、综合性、动态的健康测评特点为原则。

四、调查报告

现场调查报告、医学论文的撰写和/或发表是现场流行病学调查工作的重要组成部分，也是促进现场流行病学调查工作不断完善，推动疾病控制工作不断向前发展的重要手段。现场调查报告是现场调查结果的集中展示，对时效性、实用性的要求较高，真实性、科学性是各类调查报告的基本要求。

（一）调查报告的分类及撰写要求

按照《国家突发公共卫生相关信息报告管理工作规范》要求，根据传染病突发事件的发生发展过程、调查进展及相关调查报告的撰写时间，调查报告可以分为：初次报告、进程报告、阶段小结和结案报告。

1. **初次报告** 初次报告是指在事件发生后或到达现场对事件进行初步核实后，根据事件发生情况及初步调查结果所撰写的调查报告，强调的原则是"快""简要"。

2. **进程报告** 用于动态反映某事件的事态发展及趋势、调查处理过程的主要进展、预防控制效果，以及对前期工作的评价和对后期工作的安排或建议。报告内容主要是体现调查工作最新进展，发现新问题、得出新结论等，对初次调查报告的内容进行补充和修正。重大、特别重大突发公共卫生事件至少按日进行进程报告。进程报告要求在获取最新信息后短时间内完成，强调"快捷""更新"。

3. **阶段小结** 事件调查处理已经持续了较长一段时间，就要每隔一段时间对调查事件进行阶段性总结报告，主要用以对前期调查研究工作进行全面回顾，对事件处理情况进行阶段性评价，并对事件发展趋势及后期工作进行展望，对重大的措施进行分析论证，提出建议。阶段小结要求"快捷""全面"。

4. **结案报告** 在事件调查处理结束后，对整个事件调查处理工作的全面回顾与总结。涵盖发生报告、进程报告、阶段报告内容，新增并强调问题、建议等内容，纠正前述报告中不成熟的结果与结论。结案报告要求"全面""完整"。

达到《国家突发公共卫生事件应急预案》分级标准的突发公共卫生事件结束后由相应级别卫生行政部门组织评估，在确认事件终止后 2 周内，对事件的发生和处理情况进行总结。

（二）调查报告的基本格式

现场调查报告在撰写格式上较为灵活，没有严格的字数上的规定。一般来讲，调查报告可分为标题、摘要、前言、正文、结论/结语、署名和日期以及参考文献等。

正文包括事件的背景、现场调查方法、现场调查结果（临床特点、流行特征、现场卫生学调查结果、实验室检测结果、病因或流行因素推测与验证）、防治措施与效果评价和问题与建议。

（周　刚）

第四章

感染与发热性疾病

第一节 传染性单核细胞增多症

传染性单核细胞增多症（infectious mononucleosis，IM）是主要由 EB 病毒（Epstein-Barr virus，EBV）原发感染所致的急性疾病。典型临床三联症为发热、咽峡炎和淋巴结肿大，可合并肝脾大，外周淋巴细胞及异型淋巴细胞增高。病程常呈自限性，多数预后良好，少数可出现噬血综合征等严重并发症。

一、病原学

EBV 是 1964 年 Epstein 和 Barr 等首先从非洲儿童恶性伯基特淋巴瘤（Burkitt lymphoma）组织体外培养的淋巴瘤细胞系中发现的一种新的人类疱疹病毒，1968 年确定为本病的病原体。EBV 结构与疱疹病毒相似，完整的病毒颗粒由类核、膜壳、壳微粒、包膜所组成，电镜下呈球形，直径 150~180 nm，病毒核酸为 170 kb 的双链 DNA，主要侵犯 B 淋巴细胞。EBV 对生长要求极为特殊，仅在非洲淋巴瘤细胞、传染性单核细胞增多症患者的血液、白血病细胞和健康人脑细胞等培养中繁殖，因此病毒分离困难。

EBV 基因组编码 5 个抗原蛋白：衣壳抗原（VCA）、早期抗原（EA）、膜抗原（MA）、EBV 核抗原（EBNA）和淋巴细胞检出的膜抗原（LYDMA）。VCA 可产生 IgM 和 IgG 抗体，IgM 抗体在早期出现，持续 1~2 个月，提示新近感染，IgG 出现稍迟，可持续数年，不能别既往或新近感染。EA 是 EBV 进入增殖周期初期时形成的抗原，其 IgG 抗体于发病后 3~4 周达高峰，持续 3~6 个月，是新近感染或 EBV 活跃增殖的标志。EBNA、LYDMA 和 MA 的 IgG 抗体均于发病后 3~4 周出现，持续终身，是既往感染的标志。

二、流行病学

本病世界各地均有发生，通常呈散发性，一年四季均可发病，以秋末和春初为主。亦可引起流行。

（一）传染源

人是 EBV 的贮存宿主，患者和 EBV 携带者为传染源。病毒在口咽部上皮细胞内增殖，唾液中含有大量病毒，排毒时间可持续数周至数月。EBV 感染后长期病毒携带者，可持续或间断排毒达数年之久。

（二）传播途径

主要经口密切接触而传播（口–口传播），飞沫传播并不重要。偶可通过输血传播。

（三）易感人群

本病多见于儿童和少年。西方发达国家发病高峰为青少年，我国儿童发病高峰在学龄前和学龄儿童，体内出现 EBV 抗体，但常无嗜异性抗体。15 岁以上青年中部分呈现典型发病，EBV 病毒抗体和嗜异性抗体均阳性。10 岁以上 EBV 抗体阳性率为 86%，发病后可获得持久免疫力。

三、发病机制与病理解剖

其发病原理尚未完全阐明。EBV 进入口腔后先在咽部淋巴组织内复制，导致渗出性咽扁桃体炎，局部淋巴管受累、淋巴结肿大，继而侵入血液循环产生病毒血症，进一步累及淋巴系统的各组织和脏器。B 细胞表面有 EBV 受体，EBV 感染 B 细胞后，在 B 细胞内将其基因上的各不同片段所编码的特异抗原表达在 B 细胞膜上，继而引起 T 细胞的强烈免疫应答，直接破坏携带 EBV 的 B 细胞。患者血中的大量异常淋巴细胞就是这种具有杀伤能力的细胞毒性 T 淋巴细胞（CTL）。因此，CTL 细胞在免疫病理损伤形成中起着重要作用。它一方面杀伤携带 EBV 病毒的 B 细胞，另一方面破坏许多组织器官，导致临床发病。EBV 可引起 B 细胞多克隆活化，产生非特异性多克隆免疫球蛋白，其中有些免疫球蛋白对本病具特征性，如 Pawl-Bunnell 嗜异性抗体。

本病基本病理特征为淋巴组织的良性增生，淋巴结肿大，无化脓。淋巴细胞及单核–巨噬细胞高度增生，胸腺依赖副皮质区的 T 细胞增生最为显著。肝、脾、肾、骨髓、中枢神经系统均可受累，主要为异常的多形性淋巴细胞浸润。

四、临床表现

潜伏期儿童 9~11 天，成人通常为 4~7 周。起病急缓不一，症状呈多样性，约 40% 有全身不适、头痛、畏寒、鼻塞、食欲缺乏、恶心、呕吐、轻度腹泻等前驱症状。本病病程 2~3 周，少数可延至数月。发病期典型表现有：

1. **发热**　除极轻型病例外，均有发热，体温 38.5~40.0 ℃ 不等，无固定热型，部分患者伴畏寒、寒战，热程不一，数天至数周，也有长达 2~4 个月者，热渐退或骤退，多伴有出汗。病程早期可有相对缓脉。

2. **淋巴结肿大**　70% 患者有明显淋巴结肿大，在病程第一周内即可出现，浅表淋巴结普遍受累，以颈部淋巴结最为常见，腋下、腹股沟次之，纵隔、肠系膜淋巴结偶尔亦可累及。直径 1~4 cm，中等硬度，无粘连及明显压痛。肠系膜淋巴结受累可引起腹痛等症状，常在热退后数周消退。

3. **咽峡炎**　半数以上患者有咽痛及咽峡炎症状，患者咽部、扁桃体、悬雍垂充血肿胀，少数扁桃体上有溃疡，被覆较厚的奶油色分泌物，在 24~36 h 融合或消失，一般不侵及咽部黏膜。咽和鼻黏膜充血及水肿，严重的咽部水肿可引起吞咽困难及气道阻塞。

4. **肝、脾大**　大约 10% 病例肝大，多在肋下 2 cm 以内，谷丙转氨酶（ALT）升高，部分患者有黄疸，半数患者有轻度脾大，有疼痛及压痛，偶可发生脾破裂。

5. **皮疹**　约10%的病例出现皮疹，呈多形性，有斑丘疹、猩红热样皮疹、结节性红斑、荨麻疹等，偶呈出血性。多见于躯干部，常在起病后1~2周内出现，3~7天消退，无色素沉着及脱屑。

6. **其他**　患者可出现神经症状，表现为急性无菌性脑膜炎、脑膜脑炎、脑干脑炎、周围神经炎等，临床上可出现相应的症状。偶见心包炎、心肌炎、肾炎或肺炎。

五、实验室检查

（一）血常规

血常规改变是本病的特征之一。早期白细胞总数可正常或偏低，以后逐渐升高，一般为（10~20）×10^9/L，亦有高达（30~50）×10^9/L者，异型淋巴细胞增多可达10%~30%。异型淋巴细胞超过10%或其绝对数超过1.0×10^9/L，具有诊断价值。异型淋巴细胞多在病后数天出现，通常持续2周。其他病毒性疾病也可出现异常淋巴细胞，但百分比一般低于10%。此外，常见血小板计数减少。

（二）血清学检查

1. **EB病毒抗体测定**　EBV感染的血清学反应复杂多样。原发性EBV感染过程中首先产生针对衣壳抗原IgG和IgM（抗CA-IgG/IgM）；随后，抗早期抗原（EA）抗体出现，IgG抗体于发病后3~4周达高峰，持续3~6个月，是新近感染或EBV活跃增殖的标志。在恢复期，抗核抗原抗体产生。抗CA-IgG和抗NA-IgG可持续终身。CA-IgM抗体阳性是原发EBV感染的诊断依据，但有的病例抗CA-IgM产生延迟，甚至持续缺失或长时间存在，给诊断造成一定困难。机体在受到病原体入侵时首先产生低亲和力抗体，随着感染的继续和进展，抗体亲和力升高。因此低亲和力抗体的检出提示原发性急性感染。

2. **嗜异性凝集试验**　患者血清中常含有属于IgM的嗜异性抗体，可与绵羊或马红细胞凝集。该抗体在病程第1~2周出现，持续约6个月。检测效价高于1:64有诊断意义，若效价上升4倍以上则意义更大。本病的嗜异凝集素可被牛红细胞吸附而不被豚鼠肾细胞吸附，而正常人及其他疾病时血中嗜异凝集素则均可被牛细胞和豚鼠肾细胞吸附，可资鉴别。

3. **病毒核酸检测**　Real-time PCR检测标本中的EBV DNA有较高的敏感性和特异性。患者外周血中EBV病毒载量在2周内达到峰值，随后很快下降，病程3周左右后消失。EBV DNA阳性提示机体存在活动性EBV感染，但不能判断是原发感染还是既往感染再激活。

六、并发症

约30%患者可并发咽峡部溶血性链球菌感染。急性肾炎的发生率可高达13%，临床表现与一般肾炎相似。脾破裂发生率约0.2%，通常多见于疾病的10~21天内。约6%的患者发生心肌炎。

七、诊断

主要依据临床表现、特异性血常规、EBV抗体、EBV核酸检测等进行诊断，嗜异性凝集试验也是诊断方法之一。有局部流行时，流行病学资料有重要参考价值。

八、鉴别诊断

注意与巨细胞病毒（CMV）、腺病毒、甲型肝炎病毒、风疹病毒等所致的单核细胞增多相区别。其中以 CMV 所致者最常见，免疫抑制治疗患者中更需鉴别。本病也需与急性淋巴细胞性白血病相鉴别，骨髓细胞学检查有确诊价值。儿童中本病尚需与急性感染性淋巴细胞增多症鉴别，后者多见于幼儿，大多有上呼吸道症状，淋巴结肿大少见，无脾大。

九、预后

本病预后大多良好。病程一般为 1~2 周，可有复发。病死率为 1% 以下，死因主要为脾破裂、脑膜炎、心肌炎等。先天性免疫缺陷者感染本病后，病情迅速恶化而死亡。

十、治疗

本病多为自限性，预后良好。主要为抗病毒治疗及对症治疗。早期应用更昔洛韦有明确的疗效，阿昔洛韦、干扰素等抗病毒制剂亦有一定治疗作用。抗菌药物仅用于咽或扁桃体继发链球菌感染时，一般采用青霉素 G，疗程 7~10 天；避免使用氨苄西林或阿莫西林等，出现多形性皮疹的机会显著增加。重型患者，如咽喉严重病变或水肿时，有神经系统并发症及心肌炎、溶血性贫血、血小板减少性紫癜等并发症时，应用短疗程肾上腺皮质激素可明显减轻症状。小儿重症患者可联合使用抗病毒制剂及人免疫球蛋白 200~400 mg/（kg·d），能有效改善症状，缩短病程。脾破裂若能及时确诊，迅速处理常可获救。

十一、预防

本病尚无有效的预防措施。急性期应呼吸道隔离，其呼吸道分泌物宜用漂白粉、氯胺或煮沸消毒。目前研究者正在努力开发 EBV 疫苗。

（刘 娟）

第二节 巨细胞病毒感染

巨细胞病毒（cytomegalovirus，CMV）感染是由人巨细胞病毒（human cytomegalovirus，HCMV）引起的先天或后天获得性感染。CMV 在人群中感染非常广泛，特别是近年来器官移植和艾滋病患者增多，CMV 感染问题越来越突出，已日益受到重视。CMV 感染大多呈亚临床型，显性感染者则有多样化的临床表现，严重者可导致全身性感染而死亡。本病的特征性病变是受感染细胞体积增大呈巨细胞化，胞核和胞浆内出现包涵体，故又名巨细胞包涵体病。此种病变细胞可见于全身组织、脏器，引起相应症状。

一、病原学

HCMV 是双链 DNA 病毒，归属于人疱疹病毒科 β 亚科，直径约为 300 nm，呈球形，其病毒壳体为二十对称体，含有 162 个子粒，由双层含脂糖蛋白外膜所包被，其基因组为 240 kb 的线性双链 DNA 分子，含有约 200 种蛋白的编码基因。DNA 分子具有 4 种分子异构型。CMV 对宿主或组织培养细胞有明显的种属特异性，HCMV 只能感染人，且仅能在人胚成纤维细胞中增殖及分离、培养。病毒在细胞培养中增殖缓慢，复制周期长为 36～48 h。CMV 对外界抵抗力差，不耐热，亦不耐酸，65 ℃加热 30 min，紫外线照射 5 min 或使用乙醚等均可使之灭活。

二、流行病学

(一) 传染源

患者及隐性感染者是本病主要的传染源，可长期或间歇自鼻咽分泌物、尿液、精液、阴道分泌物、乳汁或血液中排出病毒。CMV 感染可常年发生，无季节性。

(二) 传播途径

1. **先天性感染** 妊娠母体感染 HCMV 后，可通过胎盘将病毒传给胎儿引起先天性感染。母体感染后可产生抗体，再次生育胎儿被感染的机会减少，但不能完全阻止垂直传播的发生。

2. **后天获得性感染** 包括围产期新生儿经产道或母乳感染。密切接触感染，主要通过飞沫或经口感染，常经玩具传播给其他儿童。经输血、器官移植感染。通过感染者的宫颈和阴道分泌物经性交传播。

(三) 易感人群

人群普遍易感。HCMV 感染在全世界均常见，不同国家及不同经济状况感染率不同。机体的易感性取决于年龄、免疫功能、生理及营养状态等因素。年龄越小，易感性越高，症状也越重。HCMV 为细胞内感染，血中虽有抗体，也不能避免细胞内此病毒的持续存在，故初次感染后，HCMV 很难被宿主完全清除，病毒往往以潜伏感染的形式持续存在。HCMV 有不同的毒株，抗体不能保护患者免受不同株的再感染。

三、发病机制与病理改变

(一) 发病机制

HCMV 主要通过与细胞膜融合或经吞饮作用进入宿主细胞，可广泛存在于受染患者全身各器官组织内。感染可以直接导致受染宿主细胞损伤，此外，还可通过免疫病理机制产生致病效应。巨细胞病毒主要侵犯上皮细胞，全身各主要脏器、腺体及神经系统均可受累。受染细胞变性，体积增大呈巨细胞化，然后崩解，导致局部坏死和炎症。脑组织坏死后可发生肉芽肿及钙化。健康人中 HCMV 感染多呈隐性状态，不出现任何症状，或仅为流感样和单核细胞增多症状。但是如果感染者免疫功能缺损，潜伏的病毒可被激活。

HCMV 对感染者的体液免疫影响较小，主要致细胞免疫功能抑制。HCMV 可以在单核吞噬细胞、T 细胞、B 细胞等中复制，从而引起淋巴细胞的多种免疫功能受损。HCMV 感染的免疫抑制作用主要是被病毒感染的单核细胞和 CD8[+]T 细胞的功能异常所致。单核吞噬细胞在抗 HCMV 免疫中起着枢纽作用，不但可以直接吞噬、杀伤病毒，更重要的是可以处理、提呈抗原，分泌细胞因子，调控和扩大免疫反应。当 HCMV 感染后，单核吞噬细胞功能受到影响，HCMV 感染巨噬细胞引起其吞噬功能降低，细胞内氧自由基产生减少，Fc 受体、补体受体的表达发生改变，且其抗原提呈功能降低，产生 IL-1 降低，对 IL-1 及 IL-2 的反应亦降低。NK 细胞、CTL 细胞是抗 CMV 的重要效应细胞。在 CMV 复制早期，感染性病毒体产生前，它们能裂解感染细胞，使病毒在细胞间扩散。NK 细胞有拮抗 CMV 扩散的作用，NK 细胞能在 CMV 感染早期出现，有限制扩散、使感染局限的作用。

（二）病理改变

HCMV 感染后的特征性病理改变为巨细胞及细胞内包涵体的形成。HCMV 主要侵犯上皮细胞，受染细胞体积明显增大至 20~40 μm，细胞质内出现嗜碱性包涵体，直径 2~4 μm。继之在细胞核中央出现嗜酸性包涵体，呈圆形或椭圆形，直径约 10~15 μm。嗜酸性包涵体周围有一透亮晕环与核膜分开，酷似猫头鹰眼，称为"猫头鹰眼细胞"。经免疫组化染色显示核内包涵体为 HCMV-DNA 阳性。在巨细胞周围通常有浆细胞、淋巴细胞和网状细胞浸润。

四、临床表现

临床表现多样化，依感染程度不同，感染时间不同，感染对象不同而异。

（一）先天性感染

人类巨细胞病毒感染是最常见的先天性感染。可导致流产、死胎、早产。先天性 HCMV 感染的新生儿中，约 90% 出生时无明显症状；5% 于出生时或出生后不久出现典型的巨细胞包涵体病征，HCMV 感染可使胎儿泌尿系统、中枢神经系统以及肝、脾等受累。胎儿出生后可出现呼吸道感染、肝脾肿大、神经系统受累等全身症状，有较高死亡率。幸存者会遗留不同程度的智力低下、运动落后、语言表达能力障碍、瘫痪、畸形等后遗症。

（二）获得性感染

1. **婴儿 HCMV 感染**　出生时经产道或哺乳感染。大部分婴儿没有症状或症状较轻，临床有异常表现者占 15%~33%，多数可有轻至中度的黄疸，肝大、肝功能异常，是婴儿肝炎综合征常见的病因之一。偶可发生间质性肺炎。

2. **儿童 HCMV 感染**　呈自限性，临床表现一般较轻，部分病儿有发热、皮疹、颈部淋巴结肿大、肝大、ALT 及 AST 轻至中度的升高。血常规异型淋巴细胞增高与 EBV 感染相似而嗜异性凝集试验阴性。少数病儿有肺炎、肠炎、心肌炎，偶见多发性神经炎。

3. **成人 HCMV 感染**　大多数成人为隐性感染，但也可表现为类似传染性单核细胞增多症，并伴有发热、头痛、喉痛、肌痛、肝脾肿大。据统计约 8% 的单核细胞增多症可能是 HCMV 引起，而且临床上和 EB 病毒引起的单核细胞增多症无法鉴别，需借助于实验室诊断。偶有患者出现转氨酶及胆红素轻中度至明显升高，提示存在肝内胆汁淤积。典型的细胞内包涵体是组织学诊断的标志，可与其他嗜肝病毒导致的肝脏损害鉴别。

（三）其他类型感染

1. **输血后单核细胞增多症**　多于输血后 1~8 周后出现症状，特别是心脏手术后，有发热、乏力、嗜睡、脾大、贫血等表现。实验室检查见异常淋巴细胞增多。与自然途径感染所致的 HCMV 单核细胞增多症呈同样的良性过程。

2. **器官移植后 HCMV 感染**　潜伏期一般 2 周~5 个月，平均 4 周。多于接受器官移植后 4~8 周，平均 6 周发病。器官移植后 HCMV 感染的发病率为 32%~73%。肾移植后 HCMV 的感染率可高达 60%~90%。临床表现有较大的差异，可仅出现轻度临床症状至严重多器官损害，甚至造成死亡，约 2/3 患者有不同程度的发热，同时出现全身不适、食欲减退、恶心、肌肉酸痛和关节痛。HCMV 是导致器官移植患者术后感染的主要原因之一。大约 60%~100% 的肾脏、心脏、肝脏移植患者术后伴发 HCMV 感染并有很高死亡率。HCMV 感染程度和器官接受者和捐赠者的抗 HCMV 抗体滴度密切相关。HCMV 原发感染患者病情远较继发感染患者凶险。抗 HCMV 抗体阴性患者从抗 HCMV 抗体阳性患者获得器官往往导致原发感染。而器官移植在两个抗 HCMV 抗体阳性人之间进行常导致继发感染。

3. **免疫缺陷患者 HCMV 感染**　各种免疫缺陷患者尤以艾滋病（acquired immune deficiency syndrome，AIDS）患者及长期大量应用糖皮质激素、细胞毒免疫抑制剂及全身放化疗的患者最常见。HCMV 感染常导致间质性肺炎、全消化道炎、视网膜炎、脑炎及各种巨细胞病毒性疾病。其临床表现严重并且危险性大，有时可发展为致命性肺炎，难与呼吸窘迫综合征相区别，典型的 X 线表现为双侧间质性肺炎。

五、实验室检查

（一）一般检查

白细胞计数升高，淋巴细胞数量增多，并出现异形淋巴细胞，少数患者血常规可正常。婴幼儿患者常伴贫血、血小板数减少；累及肝脏导致 CMV 肝炎的患者出现肝功能异常。

（二）病原学检查

1. **病毒分离**　是诊断 HCMV 感染最特异的方法。采集患者尿液、唾液、血液或活检组织标本接种到人胚纤维母细胞进行体外培养、分离病毒可确诊该病。但该方法敏感性较差，检测周期长，临床难以推广应用。

2. **病毒抗原检测**　检测 HCMV PP65 抗原不仅能缩短病毒检测的窗口期，而且也能反映体内的病毒载量，对监测无症状活动性感染或新发感染，评估患者传染性和疗效等具有重要意义，被国际公认为早期诊断 HCMV 活动性感染的首选实验室诊断指标。目前，临床检测 HCMV PP65 抗原的常用方法为免疫荧光技术，其敏感性和特异性可达 80%~85%。

3. **HCMV 核酸检测**　利用 PCR 技术进行 HCMV 基因检测，可提供病毒在患者体内存在的直接证据；其灵敏度很高，可在数小时内做出检测报告，已成为临床诊断 CMV 感染或带毒状态的重要手段。

（三）血清特异性抗体检测

检测 HCMV 特异性 IgM 和 IgG 抗体。IgM 抗体的检测结果作为判断 HCMV 近期感染或者活动性感染的依据，血清 IgG 抗体为 HCMV 既往感染的指标。但是抗体产生存在一定的时间窗，且受机体免疫状态等因素的影响较大，存在假阳性及假阴性。

六、诊断

根据流行病学资料、临床症状和体征以及实验室检查结果的综合分析进行诊断，但确诊则需要结合特异性的实验室检查。

（一）流行病学

注意患儿是否有早产、先天性畸形等情况。注意患者发病前是否有输血、器官移植或骨髓移植，或免疫抑制治疗等情况。

（二）临床特点

新生儿出现原因不明的黄疸、肝脾大、严重紫癜、贫血、呼吸或消化道症状或有不明原因脑眼损害；儿童或成人原因不明的发热，淋巴细胞分类>50%，以及异型淋巴细胞10%以上，嗜异性凝集反应阴性，均应高度怀疑本病。值得注意的是HCMV感染时也有淋巴细胞数不高或无异常淋巴细胞出现者。对器官移植后、输血后或恶性肿瘤患者出现难治性肺炎时应考虑HCMV感染的可能。

（三）实验室检查

病原学和血清学检查结果阳性有助于确定诊断。外周血抗HCMV IgM阳性结果表明有活动性感染，对于婴幼儿患者可诊断该病，但由于成人人群中HCMV抗体检出率很高因此诊断意义有限。从受检者的血、尿、唾液或组织标本中分离出HCMV或检测到CMV核酸、pp65、病毒包涵体（需排除其他病毒感染）等即可诊断为HCMV感染，新生儿结合抗HCMV IgM结果可诊断为宫内感染或产时感染。

七、鉴别诊断

先天性HCMV感染应与新生儿弓形虫、风疹、单纯疱疹病毒感染、新生儿败血症等鉴别；后天获得性HCMV感染应与EB病毒所致的传染性单核细胞增多症、病毒性肝炎、肺炎等鉴别。主要依靠病原学和血清学检查确诊及鉴别。

八、治疗

（一）抗病毒治疗

1. **更昔洛韦**（ganciclovir，GCV） 是目前抗HCMV的首选药物。在HCMV感染的细胞中，更昔洛韦可以磷酸化为有活性的GCV，GCV不仅能竞争性抑制三磷酸脱氧鸟苷与病毒DNA聚合酶结合，还可以直接插入病毒DNA链中，抑制HCMV-DNA的合成。GCV 5 mg/（kg·12h），14~21天，继以5~6 mg/（kg·d），6~7天，维持治疗以及用于AIDS患者HCMV视网膜炎的治疗。GCV的主要不良反应是骨髓抑制，常表现为中性粒细胞减少、贫血、血小板减少等。用粒细胞集落刺激因子可以改善上述不良反应。

2. **膦甲酸**（FOS） 常用于不能耐受GCV治疗或GCV治疗失败的患者，并已获准用于AIDS患者并发HCMV视网膜炎的治疗。FOS是一种非竞争性HCMV-DNA聚合酶抑制剂，并能抑制HIV-1逆转录酶的活性。FOS 60 mg/（kg·8 h），共3周，继以90 mg/（kg·d）维持治疗，可延缓视网膜的进展。主要不良反应为肾毒性、电解质紊乱以及明显的胃肠道症状等。

3. **西多福韦**（CDV） 为脱氧胞苷酸类似物，不需要病毒酶激活，除了具有抗HCMV的作用外，对腺病毒及单纯疱疹病毒也具有抗病毒活性。推荐用法为5 mg/kg静脉注射，每周2次诱导治疗；继以5 mg/kg，每周1次的维持治疗。主要的不良反应为肾脏毒性，在静脉用药之前进行水化处理同时合并应用丙磺舒，可明显改善其不良反应。

（二）丙种球蛋白

静脉注射丙种球蛋白抗HCMV效果不明显，器官移植时丙种球蛋白与更昔洛韦联合应用，可以增加预防CMV感染的效果，该法用于成人骨髓移植、肾移植较肝移植效果好。高效价 CMV 免疫球蛋白可以通过对病毒表面包装糖蛋白的相互作用，中和病毒感染力，减轻组织损害。

（三）免疫治疗

转移因子（transfer factor，TF）可提高机体细胞免疫能力，增加 NK 细胞和 T 淋巴细胞杀灭病毒的能力。有研究显示单克隆抗体（monoclonal antibody，McAb）联合更昔洛韦治疗也可增强其抗病毒疗效。

（四）中药治疗

冬虫夏草、黄芪、大蒜素对 HCMV 具有一定的抑制作用。

九、预后

取决于患者的年龄和机体的免疫状况。新生儿和免疫缺陷者，容易发生重症或全身感染，预后较差。

十、预防

（一）控制传染源

对 HCMV 感染患者的分泌物及排泄物应彻底消毒。加强卫生宣传教育，养成良好的个人卫生及公共卫生习惯。

（二）切断传播途径

严格掌握输血的适应证及献血员的筛选。器官或组织移植前对机体进行 HCMV 血清学检查。高效价 HCMV-IgG 可以降低 HCMV 感染的发病率，特别是 HCMV 抗体阴性的患者需接受 HCMV 抗体阳性的供体器官移植时。亦有报告接受器官移植后应用更昔洛韦至术后 100 天与对照组相比 HCMV 感染率明显要低，表明对抗病毒剂作为预防术后 HCMV 感染有效。

（三）保护易感人群

由于 HCMV 的传染源广泛且多为隐性感染者，传播途径复杂不易控制，因此预防的重点在于疫苗的研制，保护易感人群。目前研制的疫苗主要是减毒和亚单位疫苗。Towne 减毒活疫苗是最早研制并应用于临床的 HCMV 疫苗，免疫后可以预防血清阴性的肾移植受者发生 HCMV 疾病，但不能阻止移植后的感染以及母婴之间的垂直感染。由重组 HCMV 包膜糖蛋白 B（gB）与 MF59 佐剂组成的亚单位疫苗以及 HCMV DNA 疫苗的评估为近期的研究热点。HCMV gB 疫苗的应用已进入Ⅲ期临床试验，对该疫苗预防育龄期妇女 HCMV 感染的能力进行评估；两价 HCMV DNA 疫苗Ⅱ期临床试验的结果将提供该疫苗在器官移植受者中的安全性和免疫原性资料。

（刘　娟）

第三节　伤寒与副伤寒

一、伤寒

伤寒是由伤寒杆菌引起的一种急性肠道传染病。临床特征为持续发热、表情淡漠、相对缓脉、玫瑰皮疹、肝脾肿大和白细胞减少等。重症患者可出现肠出血、肠穿孔等严重并发症。

（一）病原学

伤寒杆菌属沙门菌属 D 组，革兰染色阴性，在 $(0.6 \sim 1)$ $\mu m \times$ $(2 \sim 3)$ μm 之间。伤寒杆菌于普通培养基中即可生长，但于含胆汁的培养基中则更易生长。伤寒杆菌具有脂多糖菌体抗原（O 抗原）和鞭毛抗原（flagellar，H 抗原），可刺激机体产生特异性、非保护性 IgM 与 IgG 抗体。此外，该菌还有多糖毒力抗原（Vi 抗原），Vi 抗原的抗原性较弱，当伤寒杆菌从人体中清除，Vi 抗体也随之消失。伤寒杆菌不产生外毒素，但其菌体裂解所释放的内毒素在发病机制中起重要作用。

（二）流行病学

1. **传染源** 带菌者或患者为伤寒的唯一传染源。带菌者有以下几种情形：①伤寒患者在潜伏期已经从粪便排菌，称潜伏期带菌者。②恢复期仍然排菌但在 3 个月内停止者，称暂时带菌者。③恢复期排菌超过 3 个月者，称慢性带菌者。原先有胆石症或慢性胆囊炎等胆道系统疾病的女性或老年患者容易变为慢性带菌者，少数患者可终身排出细菌，是伤寒不断传播甚至流行的主要传染源。典型伤寒患者在病程 2 ~ 4 周排菌量最大，每克粪便含菌量可达数十亿个，传染性强。而轻型患者由于难以被及时诊断、隔离，向外界环境排菌的可能性大，具有重要的流行病学意义。

2. **传播途径** 伤寒杆菌通过粪-口途径感染人体。水源被污染是本病最重要的传播途径，常可引起暴发流行。食物被污染是传播伤寒的主要途径，有时可引起食物型的暴发流行。日常生活密切接触是伤寒散发流行的传播途径；苍蝇和蟑螂等媒介可机械性携带伤寒杆菌引起散发流行。

3. **人群易感性** 未患过伤寒和未接种过伤寒疫苗的个体，均属易感。伤寒发病后可获得较稳固的免疫力，第二次发病少见。伤寒和副伤寒之间没有交叉免疫。

4. **流行特征** 伤寒可发生于任何季节，但以夏秋季多见。发病以学龄期儿童和青年多见。在发达国家，由于建立完善的卫生供水系统和污水处理设施，从 20 世纪 60 年代起，伤寒的发病率维持在低水平。伤寒杆菌没有动物储存宿主，随着慢性带菌率不断下降，在发达国家最终将被控制。但是，伤寒在发展中国家仍然是一种常见的消化道传染病。

（三）发病机制与病理改变

人体摄入伤寒杆菌后是否发病取决于所摄入细菌的数量、致病性以及宿主的防御能力。例如，当胃酸的 pH 小于 2 时伤寒杆菌很快被消灭。伤寒杆菌摄入量达 10^5 以上才能引起发病，超过 10^7 或更多时将引起伤寒的典型疾病经过。而非特异性防御机制异常，如胃内胃酸减少和原先有幽门螺旋杆菌感染等有利于伤寒杆菌的定位和繁殖，此时引起发病的伤寒杆菌数量也相应降低。临床观察提示被激活的巨噬细胞对伤寒杆菌的细胞内杀伤机制起重要作用，巨噬细胞吞噬伤寒杆菌、红细胞、淋巴细胞及细胞碎片，称为伤寒细胞（typhoid cell）。伤寒细胞聚集成团，形成小结节，称伤寒小结（typhoid nodule）或伤寒肉芽肿（typhoid granuloma），具有病理诊断意义。

伤寒的发病过程和病理变化与伤寒杆菌在不同时间段于人体内的位置密切相关。未被胃酸杀灭的部分伤寒杆菌将到达回肠下段，穿过黏膜上皮屏障，侵入回肠集合淋巴结（Peyer's patches）的单核吞噬细胞内繁殖形成初发病灶；进一步侵犯肠系膜淋巴结经胸导管进入血液循环，形成第一次菌血症。此时，临床上处于潜伏期。伤寒杆菌被单核-巨噬细胞系统吞噬、繁殖后再次进入血液循环，形成第二次菌血症。伤寒杆菌向肝、脾、胆、骨髓、肾和皮肤等器官组织播散，肠壁淋巴结出现髓样肿胀、增生、坏死，临床上处于初期和极期（相当于病程第1~3周）。在胆道系统内大量繁殖的伤寒杆菌随胆汁排到肠道，一部分随粪便排出体外，一部分经肠道黏膜再次侵入肠壁淋巴结，使原先致敏的淋巴组织发生更严重的炎症反应，可引起溃疡形成，临床上处于缓解期（相当于病程第3~4周）。在极期和缓解期，当坏死或溃疡的病变累及血管时，可引起肠出血（intestinal bleeding）；当溃疡侵犯小肠的肌层和浆膜层时，可引起肠穿孔（enteric perforation）。随着机体免疫力的增强，伤寒杆菌在血液和各个脏器中被清除，肠壁溃疡愈合，临床上处于恢复期。

伤寒杆菌释放脂多糖内毒素可激活单核吞噬细胞释放白细胞介素-1和肿瘤坏死因子等细胞因子，引起持续发热、表情淡漠、相对缓脉、休克和白细胞减少等表现。

（四）临床表现

潜伏期长短与伤寒杆菌的感染量以及机体的免疫状态有关，波动范围为3~60天，通常为7~14天。

1. 典型伤寒的临床表现

（1）初期：为病程的第1周。起病缓慢，最早出现的症状是发热，发热前可伴有畏寒，寒战少见；热度呈阶梯形上升，在3~7天后逐步到达高峰，可达39~40℃。还可伴有全身疲倦、乏力、头痛、干咳、食欲减退、恶心、呕吐胃内容物、腹痛、轻度腹泻或便秘等表现。右下腹可有轻压痛。部分患者此时已能扪及增大的肝脏和脾脏。

（2）极期：为病程的第2~3周。出现伤寒特征性的临床表现。

1）持续发热：体温上升到达高热以后，多呈稽留热型。如果没有进行有效的抗菌治疗，热程可持续2周以上。

2）神经系统中毒症状：由于内毒素的致热和毒性作用，患者表现为表情淡漠、呆滞、反应迟钝、耳鸣、重听或听力下降，严重患者可出现谵妄、颈项强直（虚性脑膜炎的表现）、甚至昏迷。儿童可出现抽搐。

3）相对缓脉：成年人常见，并发心肌炎时，相对缓脉不明显。

4）玫瑰疹：大约一半以上的患者，在病程7~14天可出现淡红色的小斑丘疹，称为玫瑰疹（rose spots）。直径2~4 mm，压之褪色，多在10个以下，主要分布在胸、腹及肩背部，四肢罕见，一般在2~4天内变暗淡、消失，可分批出现。有时可变成压之不褪色的小出血点。

5）消化系统症状：大约半数患者可出现腹部隐痛，位于右下腹或呈弥漫性。便秘多见。仅有10%左右的患者出现腹泻，多为水样便。右下腹可有深压痛。

6）肝脾大：大多数患者有轻度的肝脾增大。

（3）缓解期：为病程的第4周。体温逐步下降，神经、消化系统症状减轻。应注意的是，由于本期小肠病理改变仍处于溃疡期，还有可能出现肠出血、肠穿孔等并发症。

（4）恢复期：为病程的第5周。体温正常，神经、消化系统症状消失，肝脾恢复正常。

由于积极推行预防接种以及多数患者能得到及时诊断和有效的抗菌治疗，目前具典型临床表现患者已不多见。

2. 其他类型 根据所感染伤寒杆菌的数量和毒力，患者的发病年龄，机体免疫状态，是否存在基础疾病以及使用有效抗菌药物的早晚等因素，除典型伤寒之外，还有以下各种临床类型。

（1）轻型：见于儿童或者发病初期使用有效抗菌药物以及曾经接受过伤寒菌苗预防的患者。全身毒血症状轻，病程短，1~2周可恢复健康。由于临床特征不典型，容易出现漏诊或误诊。

（2）暴发型：急性起病，毒血症状严重，高热或体温不升，常并发中毒性脑病、心肌炎、肠麻痹、中毒性肝炎或休克等。如果能及时诊断，进行有效的病原对症治疗，仍有治愈的可能。

（3）迁延型：常见于原先有慢性乙型肝炎、胆道结石或慢性血吸虫病等消化系统基础疾病的患者。起病初期的表现与典型伤寒相似，但发热可持续5周以上至数月之久，呈弛张热或间歇热，肝脾大明显。

（4）逍遥型：起病初期症状不明显，患者能照常生活，甚至工作，部分患者直至发生肠出血或肠穿孔才被诊断。

3. 特殊临床背景下以及病程发展阶段中伤寒的特点

（1）小儿伤寒：年龄越小临床表现越不典型。一般起病较急，呕吐和腹泻等胃肠症状明显，热型不规则，便秘较少。多数患儿无相对缓脉，玫瑰疹较少见，肝脾大明显。外周白细胞计数可不减少。容易并发支气管炎或肺炎，肠出血和肠穿孔少见。

（2）老年伤寒：发热通常不高，多汗时容易出现虚脱。病程迁延，恢复期长。并发支气管肺炎和心力衰竭多见，病死率较高。

（3）再燃：部分患者于缓解期，体温还没有下降到正常时，又重新升高，持续5~7天后退热，称为再燃。此时血培养可再次出现阳性，可能与伤寒杆菌菌血症尚未得到完全控制有关。有效和足量的抗菌药物治疗可减少或杜绝再燃。

（4）复发：大约10%~20%用氯霉素治疗的患者在退热后1~3周临床症状再度出现，称为复发。此时血培养可再获阳性结果，与病灶内的细菌未被完全清除，重新侵入血流有关。少数患者可有2次以上的复发。

（五）实验室检查

1. 常规检查

（1）外周血常规：白细胞计数一般在（3~5）×10^9/L之间，中性粒细胞减少，可能与骨髓的粒细胞系统受到细菌毒素的抑制、粒细胞的破坏增加和分布异常有关。嗜酸性粒细胞减少或消失，病情恢复后逐渐回升到正常，复发时再度减少或消失。嗜酸性粒细胞计数对诊断和评估病情均有重要的参考意义。血小板计数突然下降，应警惕出现溶血尿毒综合征或弥散性血管内凝血等严重并发症。

（2）尿常规：从病程第2周开始可有轻度蛋白尿或少量管型。

（3）粪便常规：腹泻患者大便可见少许白细胞。并发肠出血可出现潜血试验阳性或肉眼血便。

2. 细菌学检查

（1）血培养：病程第1~2周阳性率最高，可达80%~90%，第2周后逐步下降，第3周末50%左右，以后迅速降低。再燃和复发时可出现阳性。

（2）骨髓培养：在病程中出现阳性的时间和血培养相仿。由于骨髓中的单核吞噬细胞吞噬伤寒杆菌较多，伤寒杆菌存在的时间也较长，所以，骨髓培养的阳性率比血培养稍高，可达80%~95%。对血培养阴性或使用过抗菌药物诊断有困难的疑似患者，骨髓培养更有助于诊断。

（3）粪便培养：病程第2周起阳性率逐渐增加，第3~4周阳性最高，可达75%。

（4）尿培养：初期多为阴性，病程第3~4周的阳性率仅为25%左右。

（5）其他：十二指肠引流液培养有助于带菌者的诊断，但操作不便，一般很少使用。玫瑰疹刮取液培养在必要时亦可进行。

3. **血清学检查** 肥达试验（Widal test），其原理是采用伤寒杆菌菌体抗原（O）、鞭毛抗原（H）、副伤寒甲、乙、丙杆菌鞭毛抗原共五种，采用凝集法分别测定患者血清中相应抗体的凝集效价。多数患者在病程第2周起出现阳性，第3周阳性率大约50%，第4~5周可上升至80%，痊愈后阳性可持续几个月。评价结果时，应注意以下特点。

（1）伤寒流行区的正常人群中，部分个体有低效价的凝集抗体存在，故此，当O抗体效价在1:80以上，H抗体效价在1:160以上；或者O抗体效价有4倍以上的升高，才有辅助诊断意义。

（2）伤寒和副伤寒甲、乙杆菌之间具有部分O抗原相同，能刺激机体产生相同的O抗体，所以，O抗体升高只能支持沙门氏菌感染，不能区分伤寒或副伤寒。

（3）伤寒和副伤寒甲、乙、丙4种杆菌的H抗原不同，产生不同的抗体。在没有接种过伤寒、副伤寒菌苗或未患过伤寒、副伤寒的情况下，当某一种H抗体增高超过阳性效价时，提示伤寒或副伤寒中某一种感染的可能。

（4）伤寒、副伤寒菌苗预防接种之后，O抗体仅有轻度升高，持续3~6个月后消失。而H抗体明显升高可持续数年之久；并且可因患其他疾病出现回忆反应而升高，而O抗体不受影响。因此，单独出现H抗体升高，对伤寒的诊断帮助不大。

（5）试验必须动态观察，一般5~7天复查1次，效价逐渐升高，辅助诊断意义也随着提高。

（6）除伤寒、副伤寒甲、乙、丙之外的其他沙门菌属细菌也具有O和H两种抗原，与伤寒或副伤寒甲、乙、丙患者的血清可产生交叉反应。

（7）少数伤寒、副伤寒患者肥达试验效价始终不高或阴性，尤其以免疫应答能力低下的老弱或婴幼儿患者为多见。有些患者早期应用抗菌药物治疗，病原菌清除早，抗体应答低下，也可出现阴性，故此，肥达试验阴性不能排除本病。相反，如结核病、结缔组织病等疾病在发热病程中出现肥达试验阳性，也不能因此而误诊为伤寒。

（8）伤寒、副伤寒患者的Vi抗体效价一般不高。但是，带菌者常有高水平的Vi抗体，并且持久存在，对慢性带菌者的调查有一定意义，效价大于1:40时有诊断参考价值。

（六）并发症

1. **肠出血** 为常见的严重并发症。多出现在病程第2~3周，发生率2%~15%。成人比小儿多见，常有饮食不当、活动过多，腹泻以及排便用力过度等诱发因素。大量出血时，常表现为体温突然下降，头晕、口渴、恶心和烦躁不安等症状；体检可发现患者有面色苍白、手足冰冷、呼吸急促、脉搏细速、血压下降等休克体征。

2. **肠穿孔** 为最严重的并发症。发生率1%~4%。常发生于病程第2~3周，穿孔部位多发生在回肠末段，成人比小儿多见。穿孔可发生在经过病原治疗，患者的病情明显好转的数天内。穿孔前可有腹胀、腹泻或肠出血等前兆。临床表现为右下腹突然疼痛，伴恶心、呕吐，以及四肢冰冷、呼吸急促、脉搏细速、体温和血压下降等休克表现（休克期）。经过1~2 h后，腹痛和休克症状可暂时缓解（平静期）。但是，不久体温迅速上升，腹痛持续存在并加剧；出现腹胀，腹壁紧张，全腹压痛和反跳痛，肠鸣音减弱或消失，移动性浊音阳性等腹膜炎体征；白细胞较原先升高，腹部 X 线检查可发现膈下有游离气体（腹膜炎期）。

3. **中毒性肝炎** 常发生在病程第 1~3 周。发生率 10%~50%。体检可发现肝脏肿大和压痛。血清丙氨酸氨基转移酶（ALT）轻至中度升高，仅有部分患者血清胆红素轻度升高，发生肝功能衰竭少见。

4. **中毒性心肌炎** 常出现在病程第 2~3 周。患者有严重的毒血症状，主要表现为脉搏增快、血压下降，第一心音低钝、心律失常。心肌酶谱异常。心电图检查可出现 P-R 间期延长、ST 段下降或平坦、T 波改变等异常。

5. **支气管炎及肺炎** 支气管炎常见于初期、肺炎多发生在极期。多数患者为继发性细菌感染所致，少数为伤寒杆菌所引起。

6. **溶血性尿毒综合征** 与伤寒杆菌的内毒素诱发肾小球微血管发生凝血、促使红细胞破裂，导致肾血流受阻有关。常发生在病程第 1~3 周。临床表现为进行性贫血、黄疸加深，接着出现少尿、无尿，严重时可发展为急性肾衰竭。

7. **其他并发症** 包括急性胆囊炎、骨髓炎、肾盂肾炎、脑膜炎和血栓性静脉炎等。孕妇可发生流产或早产。

（七）诊断

1. **流行病学特点** 当地的伤寒疫情特点，既往是否进行过伤寒菌苗预防接种，是否有过伤寒史，最近是否与伤寒患者或疑似患者有接触史，以及夏秋季发病等流行病学资料均有重要的诊断参考价值。

2. **临床症状及体征** 持续发热 1 周以上，伴全身中毒症状，表情淡漠、食欲下降、腹胀；胃肠症状，腹痛、腹泻或便秘；以及相对缓脉，玫瑰皮疹和肝脾大等体征。如并发肠穿孔或肠出血对诊断更有帮助。

3. **实验室依据** 血和骨髓培养阳性有确诊意义。外周血白细胞数减少、淋巴细胞比例相对增多，嗜酸性粒细胞减少或消失。肥达试验阳性有辅助诊断意义。

（八）鉴别诊断

伤寒病程第 1 周临床症状缺乏特征性，需与其他急性发热性疾病相鉴别，如病毒性上呼吸道感染、细菌性痢疾、疟疾等。伤寒病程 1~2 周以后，临床特征逐渐得以表现，需与长期发热性疾病进行鉴别，如革兰阴性杆菌败血症、血行播散性结核病等。

1. **病毒性上呼吸道感染** 患者有高热、头痛、白细胞减少等表现与伤寒相似。可借助患者起病急，咽痛、鼻塞、咳嗽等明显呼吸道症状明显，没有表情淡漠、玫瑰皮疹、肝脾大，病程不超过 1~2 周等临床特点与伤寒相鉴别。

2. **细菌性痢疾** 患者有发热、腹痛、腹泻等表现与伤寒相似。可借助患者腹痛以左下腹为主，伴里急后重、排脓血便，白细胞升高，大便可培养到痢疾杆菌等临床特点与伤寒相鉴别。

3. **疟疾** 患者有发热、肝脾大、白细胞减少与伤寒相似。可借助患者寒战明显、体温每日波动范围较大，退热时出汗较多，红细胞和血红蛋白降低，外周血或骨髓涂片可找到疟原虫等临床特点与伤寒相鉴别。

4. **革兰阴性杆菌败血症** 患者高热、肝脾大、白细胞减少等表现与伤寒相似。可借助患者可有胆道、泌尿道或呼吸道等原发性感染灶存在，寒战明显，弛张热多见，常有皮肤瘀点、瘀斑，血培养找到相应的致病菌等临床特点与伤寒相鉴别。

5. **血行播散性结核病** 患者有长期发热、白细胞降低与伤寒相似。可借助患者常有结核病史或结核患者接触史，发热不规则、伴有盗汗，结核菌素试验阳性，X 线胸部照片可见粟粒性结核病灶等临床特点与伤寒相鉴别。

（九）治疗

目前对氯霉素敏感的伤寒菌株或者耐氯霉素的菌株都有特效抗菌药物，在伤寒和副伤寒病原治疗中起到决定性的作用。

1. **一般治疗**

（1）消毒和隔离：患者入院以后应按照肠道传染病常规进行消毒隔离。临床症状消失后，每隔 5~7 天送粪便进行伤寒杆菌培养，连续 2 次阴性才可解除隔离。

（2）休息：发热期患者应卧床休息，退热后 2~3 天可在床上稍坐，退热后 1 周才由轻度活动逐渐过渡至正常活动量。

（3）护理：观察体温、脉搏、血压和大便性状等变化。注意口腔和皮肤清洁，定期更换体位，预防褥疮和肺部感染。

（4）饮食：发热期应给予流质或无渣半流饮食，少量多餐。退热后饮食仍应从稀粥、软质饮食逐渐过渡，退热后 2 周才能恢复正常饮食。饮食的质量应包括足量的碳水化合物、蛋白质和各种维生素，以补充发热期的消耗，促进恢复。过早进食多渣、坚硬或容易产气的食物有诱发肠出血和肠穿孔的危险。

2. **对症治疗**

（1）降温措施：高热时可进行物理降温，使用冰袋冷敷和（或）25%~30%乙醇四肢擦浴。发汗退热药，如阿司匹林有时可引起低血压，以慎用为宜。

（2）便秘：可使用生理盐水 300~500 mL 低压灌肠。无效时可改用 50%甘油 60 mL 或液状石蜡 100 mL 灌肠。禁用高压灌肠和泻剂。

（3）腹胀：饮食应减少豆奶、牛奶等容易产气的食物。腹部使用松节油涂擦，或者肛管排气。禁用新斯的明等促进肠蠕动的药物。

（4）腹泻：应选择低糖低脂肪的食物。酌情给予小檗碱（黄连素）0.3 g，口服，每日 3 次，一般不使用鸦片制剂，以免引起肠蠕动减弱，产生腹中积气。

（5）肾上腺皮质激素：仅用于出现谵妄、昏迷或休克等严重毒血症状的高危患者，应在有效足量的抗菌药物配合下使用，可降低死亡率。可选择地塞米松（dexamethasone），2~4 mg 静脉滴注，每日 1 次；或者氢化可的松（hydrocortisone），50~100 mg 静脉滴注，每日 1 次，疗程一般 3 天。使用肾上腺皮质激素有可能掩盖肠穿孔的症状和体征，在观察病情变化时应给予重视。

3. **病原治疗** 自 1948 年以来，氯霉素治疗伤寒已有 50 余年的历史，曾被作为治疗伤寒的首选药物。20 世纪 50 年代已发现耐氯霉素的伤寒菌株；有些伤寒菌株则呈现多重耐药性。尽管如此，至今世界许多地区氯霉素的应用仍然相当有效。伤寒杆菌耐氯霉素的基因多数位于质粒，少数位于染色体，或者两者兼有。多重耐药伤寒杆菌株的形成机制尚需做进一步研究才能阐明。

第三代喹诺酮类药物具有口服吸收良好，在血液、胆汁、肠道和尿路的浓度高，能渗透进入细胞内作用于细菌 DNA 螺旋酶影响 DNA 合成发挥杀菌的药效，与其他抗菌药物无交叉耐药性，对氯霉素敏感的伤寒菌株、氯霉素耐药的伤寒菌株均有良好的抗菌活性等优点。故此，90 年代后，国内外许多报道推荐第三代喹诺酮类药物为治疗伤寒的首选药物。但随着第三代喹诺酮类药物的广泛应用，已报道伤寒菌株对第三代喹诺酮类药物出现耐药，耐药机制与伤寒杆菌 DNA 螺旋酶（gyrase enzyme）83 和 87 位发生点突变有关。相反，在一些地区由于近年对氨苄西林、庆大霉素和复方磺胺甲噁唑等抗菌药物的应用减少，伤寒杆菌对这些抗菌药物的敏感性有所恢复。

第三代头孢菌素的抗菌活性强，对伤寒杆菌的最小抑菌浓度多 ≤0.25 μg/mL，而且胆汁浓度高，不良反应少。尽管有报道称第三代头孢菌素治疗伤寒的退热时间比第三代喹诺酮类药物稍长，但是，在治疗氯霉素敏感的伤寒菌株、氯霉素耐药的伤寒菌株以及多重耐药的伤寒菌株中都能获得满意的疗效，治愈率达 90% 以上，复发率低于 5%。

所以，目前在没有伤寒药物敏感性试验的结果之前，伤寒经验治疗的首选药物推荐使用第三代喹诺酮类药物，儿童和孕妇伤寒患者宜首先应用第三代头孢菌素。治疗开始以后，必须密切观察疗效，尽快取得药物敏感性试验的结果，以便决定是否需要进行治疗方案的调整。

（1）第三代喹诺酮类药物

1）诺氟沙星（norfloxacin）：每次 0.2~0.4 g，口服 3~4 次；疗程 14 天。

2）左旋氧氟沙星（levofloxacin）：每次 0.2~0.4 g，口服 2~3 次；疗程 14 天。

3）氧氟沙星（ofloxacin）：每次 0.2 g，口服 3 次；疗程 14 天。对于重型或有并发症的患者，每次 0.2 g，静脉滴注，每日 2 次，症状控制后改为口服，疗程 14 天。

4）环丙沙星（ciprofloxacin）：每次 0.5 g，口服 2 次；疗程 14 天。对于重型或有并发症的患者，每次 0.2 g，静脉滴注，每日 2 次，症状控制后改为口服，疗程 14 天。

其他第三代喹诺酮类药物有培氟沙星（pefloxacin）、洛美沙星（lomefloxacin）和司氟沙星（sparfloxacin）等均有令人满意的临床疗效。

（2）第三代头孢菌素

1）头孢噻肟（cefotaxime）：每次 2 g，静脉滴注，每日 2 次；儿童，每次 50 mg/kg，静脉滴注，每日 2 次，疗程 14 天。

2）头孢哌酮（cefoperazone）：每次 2 g，静脉滴注，每日 2 次；儿童，每次 50 mg/kg，静脉滴注，每日 2 次，疗程 14 天。

3）头孢他啶（ceftazidime. 头孢噻甲羧肟）：每次 2 g，静脉滴注，每日 2 次；儿童，每次 50 mg/kg，静脉滴注，每日 2 次，疗程 14 天。

4）头孢曲松（ceftriaxone）：每次 1~2 g，静脉滴注，每日 2 次；儿童，每次 50 mg/kg，静脉滴注，每日 2 次，疗程 14 天。

（3）氯霉素（chloramphenicol）：用于氯霉素敏感株。每次 0.5 g 口服，每日 4 次；重型患者，每次 0.75~1 g，静脉滴注，每日 2 次；体温正常后，剂量减半，疗程 10~14 天。新生儿、孕妇和肝功能明显异常的患者忌用；注意骨髓抑制的不良反应，外周白细胞少于 $0.25×10^9$/L 时停药，更换其他抗菌药物。

（4）氨苄西林（ampicillin）：用于敏感菌株的治疗。每次 4~6 g，静脉滴注，每日 1 次，疗程 14 天。使用之前需要做皮肤过敏试验。如果出现皮疹应及时停药，更换其他抗菌药物。

（5）复方磺胺甲噁唑（SMZ-TMP）：用于敏感菌株的治疗。2 片/次，口服，每日 2 次，疗程 14 天。

4. 带菌者的治疗 氯霉素在胆汁的浓度较低，一般仅是血浓度的 25%~50%，大部分经肝脏与葡萄糖醛酸结合为无抗菌活性的代谢产物，不适宜用于伤寒杆菌慢性带菌者的治疗。可选择下列治疗措施。

（1）氧氟沙星或环丙沙星：氧氟沙星，每次 0.2 g，口服，每日 2 次；或者环丙沙星，每次 0.5 g，口服，每日 2 次，疗程 4~6 天。

（2）氨苄西林或阿莫西林（amoxycillin）：氨苄西林每次 4~6 g，静脉滴注，每日 1 次，使用前必须做皮肤过敏试验；或者阿莫西林，每次 0.5 g，口服，每日 4 次；可联合丙磺舒（probenecid），每次 0.5 g，口服，每日 4 次，疗程 4~6 天。

（3）合并胆石或胆囊炎的慢性带菌者：病原治疗无效时，需做胆囊切除，以根治带菌状态。

5. 复发治疗 病原治疗的抗菌药物与伤寒初治相同。

6. 并发症的治疗

（1）肠出血：①绝对卧床休息，密切监测血压和大便出血量。②暂时禁食。③如果患者烦躁不安，应给地西泮（diazepam，安定），每次 10 mg，肌内注射，必要时 6~8 h 可重复 1 次；或者苯巴比妥（phenobarbital），每次 0.1 g，肌内注射，必要时 4~6 h 可重复 1 次。④补充血容量，维持水、电解质和酸碱平衡。⑤止血药，维生素 K_1（vitamin K_1）每次 10 mg，静脉滴注，每日 2 次。卡巴克络（adrenosem，安络血），每次 10 mg，肌内注射，每日 2 次。酚磺乙胺（dicynone，止血敏），每次 0.5 g，静脉滴注，每日 2 次。⑥按照出血情况，必要时给予输血。⑦内科止血治疗无效，应考虑手术治疗。

（2）肠穿孔：①局限性穿孔者应给予禁食，使用胃管进行胃肠减压；除了对原发病给予有效的抗菌药物治疗之外，应加强控制腹膜炎症，如联合氨基糖苷类、第三代头孢菌素或碳青霉烯类等抗菌药物，警惕感染性休克的发生。②肠穿孔并发腹膜炎的患者，应及时进行手术治疗，同时加用足量有效的抗菌药物控制腹膜炎。

（3）中毒性心肌炎：①严格卧床休息。②保护心肌药物，高渗葡萄糖、维生素 B_1、腺苷三磷酸和 1，6-二磷酸果糖等。③必要时加用肾上腺皮质激素。④如果出现心力衰竭，应给予洋地黄和利尿剂维持至症状消失。

（4）溶血性尿毒综合征：①足量有效的抗菌药物控制伤寒杆菌的原发感染。②肾上腺皮质激素，如地塞米松或泼尼松龙。③输血，碱化尿液。④小剂量肝素低分子右旋糖酐进行抗凝。⑤必要时进行血液透析，促进肾功能的恢复。

（5）肺炎、中毒性肝炎、胆囊炎和 DIC：取相应的内科治疗措施进行治疗。

（十）预后

伤寒的病死率在抗菌药物问世之前大约为 12%，使用氯霉素治疗之后下降至 4% 左右。尽管在发展中国家已有抗菌药物供应，仍然有病死率超过 10% 的报道，伤寒住院患者的死亡率在巴基斯坦、越南大约为 2%，而巴布亚新几内亚和印度尼西亚则高达 30%～50%。相反，发达国家病死率已下降至 1% 以下。

（十一）预防

1. **控制传染源** 患者应按肠道传染病隔离。体温正常后的第 15 天才解除隔离；如果有条件，症状消失后 5 天和 10 天各做尿、粪便培养，连续二次阴性，才能解除隔离；慢性携带者应调离饮食业，并给予治疗；接触者医学观察 15 天。

2. **切断传播途径** 应做好水源管理、饮食管理、粪便管理和消灭苍蝇等卫生工作。要避免饮用生水，避免进食未煮熟的肉类食品，进食水果前应洗净或削皮。

3. **保护易感人群** 对易感人群进行伤寒、副伤寒甲、乙三联菌苗预防接种，皮下注射 3 次，间隔 7～10 天，剂量分别为 0.5 mL、1.0 mL、1.0 mL；免疫期为 1 年。每年可加强 1 次，1.0 mL，皮下注射。伤寒 Ty21a 活疫苗，第 1、3、5 和 7 天各口服 1 个胶囊。以上疫苗仅有部分免疫保护作用，因此，已经进行免疫预防的个体，仍然需要注意饮食卫生。

二、副伤寒

副伤寒（paratyphoid fever）是副伤寒甲、乙、丙杆菌引起的一组细菌性传染病。

副伤寒的临床疾病过程和处理措施与伤寒大致相同，以下为副伤寒与伤寒不同的临床特点。

（一）副伤寒甲、乙

副伤寒甲分布比较局限，副伤寒乙呈世界性分布。我国成人的副伤寒以副伤寒甲为主，儿童以副伤寒乙较常见。副伤寒甲、乙患者肠道病变表浅，范围较广，可波及结肠。潜伏期比较短，2～15 天，一般为 8～10 天。起病常有腹痛、腹泻、呕吐等急性胃肠炎症状，2～3 天后减轻，接着体温升高，出现伤寒样症状。体温波动比较大，稽留热少见，热程短，副伤寒甲大约 3 周，副伤寒乙约 2 周左右。皮疹出现比较早，稍大、颜色较深，量稍多可遍布全身。副伤寒甲复发率比较高，肠出血、肠穿孔等并发症少见，病死率较低。

（二）副伤寒丙

可表现为脓毒血症型、伤寒型或急性胃肠炎型，以脓毒血症型多见。临床表现比较复杂。起病急，寒战、体温迅速上升，热型不规则，热程 1～3 周。出现迁徙性化脓病灶时，病程延长，以肺部、骨骼及关节等部位的局限性化脓灶为常见。肠出血、肠穿孔少见。局部化脓病灶抽脓可检出副伤寒丙杆菌。

副伤寒甲、乙、丙的治疗与伤寒相同，当副伤寒丙出现脓肿形成时，应进行外科手术排脓，同时加强抗菌治疗。

（刘　娟）

第五章

病毒性传染病

第一节　流行性感冒

一、概述

流行性感冒（influenza）简称流感，是由流感病毒引起的急性呼吸道传染病。病原体为甲、乙、丙三型流感病毒（influenza virus）。通过飞沫传播，临床上有急起高热、乏力、全身肌肉酸痛和轻度呼吸道症状，病程短，有自限性。小儿、老年人和伴有慢性呼吸道疾病或心脏病患者易并发肺炎，少数可并发心肌炎、脑炎等，有导致死亡的可能。

1. **病原体简介**　流感病毒属于正黏病毒科，系 RNA 病毒，呈球形或长丝状。球形颗粒直径 80~120 nm，丝状结构长度可达 40 nm，后者主要在新分离的或传代不多的菌种中。流感病毒的结构由外至内分为 3 层，包膜是位于膜蛋白外的双层脂质，其上有放射状排列的刺状突起：一种是柱状的血凝素（hemagglutinin，HA），另一种是蕈状的神经氨酸酶（neuraminidase，NA），两者均为流感病毒基因编码的糖蛋白。血凝素是由 3 条糖蛋白肽链分子以非共价结合的三聚体，由一条重链（HA_1）和一条轻链（HA_2）经二硫键连接而成，只有 HA 被切割裂解为 HA_1 和 HA_2 后流感病毒才具有感染性；HA 能与多种动物红细胞表面的糖蛋白受体相结合而使红细胞发生凝集，与宿主细胞膜结合而使细胞受染。抗血凝素抗体有抑制病毒血凝和中和病毒的作用。神经氨酸酶是由 4 条相同的糖肽组成的四聚体，能水解宿主细胞表面糖蛋白末端的 N-乙酰神经氨酸，有利于成熟病毒从感染细胞内释放；神经氨酸酶还可以破坏细胞膜上病毒特异的受体，液化细胞表面的黏液，使病毒从细胞上解离，避免病毒聚集而易于扩散。抗神经氨酸酶抗体不能中和病毒，但有抑制病毒从细胞内释放的作用。血凝素和神经氨酸酶都是决定甲型流感病毒亚型的抗原结构。第 3 种整体膜蛋白称 M_2 蛋白（仅甲型流感病毒存在），零星排列于细胞包膜上，包膜内层排列整齐的一层膜样结构为 M_1 蛋白，起稳定病毒结构的作用，含量多，抗原性稳定，也具有型特异性。流感病毒的核心是由核蛋白包绕 RNA 形成双螺旋状的核糖核蛋白（ribonucleo protein，RNP），这种核糖核蛋白是一种可溶性抗原，抗原性稳定，具有型特异性。流感病毒的 RNA 为单股负链，甲、乙型有 8 个节段，丙型有 7 个节段，每一节段分别编码病毒的结构蛋白或非结构蛋白，病毒复制时每一节段单独复制。流感病毒基因组呈节段分布的特点是基因重组频率高、病毒容易发生变异的物质基础；流感病毒核心还含有与病毒复制密切相关的多聚酶（PB1、PB2、PA）

及功能尚不清楚的非结构蛋白（NS1、NS2）。

　　根据病毒核蛋白和膜蛋白的抗原性，将流感病毒分为甲、乙、丙 3 型。甲型又根据血凝素（H_1~H_{16}）和神经氨酸酶（N_1~N_9）抗原的不同分为若干亚型。因为 RNA 聚合酶缺乏校正功能，所以流感病毒基因突变的发生频率高。流感病毒抗原性的变异有两种形式：一种称为抗原漂移（antigenic drift），是同一亚型内因编码血凝素的基因突变而产生的新毒株，甲型流感病毒经常发生抗原漂移。由于人群中很少人对新毒株有抗体，故易于在人与人间传播而造成流感的小流行；另一种称为抗原转变（antigen shift），即新毒株的血凝素和（或）神经氨酸酶［H 和（或）N］与原来的流行株完全不同，是一种新亚型，而每次流感病毒新亚型出现都引起流感的大流行。

　　2. **流行特征**　患者和隐性感染者是本病的传染源。主要是急性期患者和隐性感染者。发病 1~7 天内均有传染性，在潜伏期末至病初 2~3 天传染性最强，退热后 2 天传染性消失。主要通过空气和飞沫传播，亦可间接传播。病毒存在于患者的鼻涕、口涎和痰液中，随咳嗽、喷嚏排出体外，散播至空气中并可保持活性 30 min。易感者吸入后即可受染。人群对流感病毒普遍易感，病后可获得同型和同株免疫力。但 3 型流感病毒之间和甲型流感病毒的不同亚型之间无交叉免疫，同一亚型的不同毒株之间有一定的交叉免疫力。

　　流感发病率高，流行期短，传播也极快。流行的严重程度与人口密集和交通情况有关，可沿交通线迅速传播。流感流行多发生在冬、春季，四季均可有散发。无性别差异。一般 5~20 岁年龄段发病最多，但新亚型流感病毒引起的流行则无年龄差异。甲型流感除散发外可以发生爆发、流行、大流行甚至世界大流行。乙型流感一般呈散发或小流行。丙型流感仅呈散发。

　　在同一亚型内的各种变异株流行 10~40 年后，人群对该亚型内的各种变异株都具有很高的免疫力，流行规模也越来越小。一旦流感病毒发生抗原转变而出现新的亚型时，人群对新亚型普遍易感又引起新的世界大流行。流感病毒自 20 世纪以来已有 5 次世界性大流行的记载，分别发生于 1900 年、1918 年、1957 年、1968 年和 1977 年，其中以 1918 年的一次流行最为严重，死亡人数达 2 000 万之多。目前，全球活动的流感病毒以甲型为主，且大多数是甲亚型（H_3N_2）。WHO 检测结果表明：1977-1998 年全世界共有 49 个国家出现甲型流感爆发流行；1999-2000 年，欧、美、亚三洲均发生了中度以上爆发流行，均以 H_3N_2 型为主。我国居民已大多具备了对 H_3N_2 毒株的免疫力，人群的抗体阳性率达到 70%~80%。1998 年 1 月，我国北部地区出现乙型流感爆发流行，到 2000 年，分离到的病毒仍多数为乙型流感病毒。由于国际上几次大规模的流行都起源于东南亚地区及我国，因此无论是 WHO 还是欧美等国都密切关注这一地区的流感毒株变异，并依次制备相应的疫苗，以防止可能出现的流感新变异病毒在全球的大流行。

　　3. **临床特征**　流感潜伏期 1~3 天，最短 6 h，最长 4 天。

　　（1）典型流感：急起畏寒、高热，头痛、肌痛、乏力、纳差等全身中毒症状重，而呼吸道症状相对轻。体温可高达 39~40 ℃，多在 1~2 天达高峰，3~4 天内热退，少数患者可有鼻塞、流涕、畏光、流泪等症状。咳嗽、咽干、咽痛也较常见。查体急性病容，鼻、咽部及结膜轻度充血。肺部可有干性啰音。一般病程 3~7 天。退热后呼吸道症状反而加重，可持续 3~4 天，但乏力可持续 1~2 周。此型最常见。轻型患者发热不超过 39 ℃，症状较轻，病程 2~3 天。

（2）流感病毒性肺炎：此型少见。主要发生于老年人、小儿、有基础病或使用免疫抑制剂的患者。发病初与典型流感相同，1~2 天后症状迅速加重，高热、衰竭、烦躁、剧烈咳嗽、咯血性痰，继之出现呼吸困难、发绀。两肺满布湿性啰音，但无肺实变体征，X 线胸片检查显示两肺有散在分布的絮状或结节状阴影。痰培养无致病菌生长，但容易分离出流感病毒。抗菌药物治疗无效。本型病死率高，多在发病 5~10 天内死于呼吸循环衰竭。

（3）少见类型：胃肠型流感以吐泻为突出表现；脑型以惊厥、意识障碍及脑膜刺激征为特征；少数病例心电图示心肌炎改变或伴有心律失常。

4. 实验室检查

（1）血常规：白细胞计数减少，淋巴细胞相对增加。合并细菌感染时白细胞计数总数和中性粒细胞可增高。

（2）流感病毒抗原检测：免疫荧光染色（IF）和酶联免疫吸附试验（ELISA）检测流感病毒抗原快速、灵敏，有助于早期诊断。以患者鼻冲洗液中黏膜上皮细胞涂片检测。用单克隆抗体还能鉴定甲、乙型流感及甲型流感的 H_1、H_3 亚型及非 H_1、H_3 亚型。

（3）病毒分离：取咽部含漱液或咽拭子做鸡胚接种或组织细胞培养分离病毒。

（4）血清学检查：主要用于回顾性诊断和流行病学调查。血凝抑制试验或补体结合试验测定发病 5 天内和发病 2~4 周血清中抗体。恢复期抗体效价升高 4 倍以上有诊断价值。

（5）分子生物学检测：采用患者呼吸道标本抽提病毒 RNA，再进行实时荧光定量反转录酶聚合酶联反应（RT-PCR）检测流感病毒基因，有助于早期诊断及治疗评价。

5. 诊断要点　流感流行季节，有流感疫区滞留史或过境史，或有与流感确诊病例接触史，并有典型临床症状者首先考虑本病。流感流行季节，短期内一个单位或地区出现较多的呼吸道感染病例，或医院门诊、急诊上呼吸道感染患者明显增加，则应考虑流感流行的可能。根据典型临床表现，诊断一般不难。首发病例、轻型病例及非流行期的散发病例则不易诊断。应进一步做有关的实验室检查，以尽快明确诊断。

本病应注意与普通感冒、其他上呼吸道病毒感染、急性细菌性扁桃体炎、脑膜炎球菌性脑膜炎、钩端螺旋体病及支原体肺炎等相鉴别。

二、治疗原则和目标

1. 治疗原则　隔离患者，流行期间对公共场所加强通风和空气消毒。尽早应用抗流感病毒药物（起病 1~2 天内）治疗。加强支持治疗和预防并发症：休息、多饮水、注意营养、食易消化食物，儿童和老年人患者需密切观察，预防并发症，在明确继发细菌感染时应用抗生素。谨慎合理使用对症治疗药物：早期应用抗流感药物大多能有效改善症状，必要时可以联合应用缓解鼻黏膜充血药物、止咳祛痰药物。儿童忌用阿司匹林（或含阿司匹林成分药品）及其他水杨酸制剂。因为此类药物容易与流感的肝脏和神经系统产生并发症即雷耶综合征（Reye's syndrome）相关，偶可致死。

2. 治疗目标　典型和轻型流感一般预后良好，应该达到治愈目的，对于老年体弱，尤其伴有并发症的患者，在治疗原发病的同时应积极防治并发症，最大限度地减少病死率。

三、治疗方法

1. 一般治疗　早期发现、早期隔离患者是最重要的措施。呼吸道隔离 1 周至主要症状消失。宜卧床休息，多饮水，给予易消化的流质或半流质饮食，保持鼻咽和口腔卫生，补充维生素 C、维生素 B_1 等，预防并发症。

2. **对症治疗** 主要用解热镇痛药及防止继发细菌感染等，但不宜使用含有阿司匹林的退热药物。尤其是年龄<16 岁的患者。高热、食欲不佳、呕吐者应予静脉补液。

3. **病因治疗** 发病初 1~2 天及时进行抗病毒治疗是流感病因治疗的关键措施，一旦错过有效时机，不应再使用抗病毒药物，非但无效，反而会增加病毒对药物的耐药率。目前抗病毒药物有两类，即离子通道 M_2 阻滞剂和神经氨酸酶抑制剂，前者只对甲型流感病毒有效，治疗患者中约 30% 可分离到耐药毒株；而后者对甲、乙型流感病毒均有很好作用，且耐药发生率低。

（1）离子通道 M_2 阻滞剂：甲型流感可在病程第 1~2 天用金刚烷胺（amantadine），成人 100 毫克/次，2 次/天，儿童每日 4~5 mg/kg，分 3 次口服，疗程 5~7 天。金刚烷胺可引起中枢神经系统和胃肠道不良反应。中枢神经系统不良反应有神经质、焦虑、注意力不集中和轻微头痛等，前者较后者发生率高；胃肠道反应主要表现为恶心、呕吐，一般较轻，停药后大多可迅速消失。

（2）神经氨酸酶抑制剂：目前有两个品种，即奥司他韦（oseltamivir，商品名达菲）和扎那米韦（zanarmvir）。我国目前只有奥司他韦被批准临床使用。成人 75 毫克/次，儿童 30~75 毫克/次，2 次/天，连服 5 天，应在症状出现 2 天内开始用药。1 岁以下儿童不推荐使用。不良反应少，一般为恶心、呕吐等消化道症状，也有腹痛、头痛、头晕、失眠、咳嗽、乏力等不良反应的报道。

4. **继发细菌感染的治疗** 根据细菌培养和药敏试验结果，选择敏感的抗菌药物治疗。

5. **中医学治疗流感的方法** 中医学上有句话："正气存内，邪不可干"，认为若身体强健，便不受外邪（病毒）干扰。但这个理论不适用于流感。流感病毒感染后发病率高达 95%，是一种基本无免疫力的病毒性疾病。中医学常使用的感冒药物如板蓝根和小柴胡等，均不具备对抗病毒（而不是细菌）的功能。

四、并发症

流感并发症多为并发细菌感染所致，主要包括细菌性咽炎、鼻窦炎、气管炎、支气管炎、肺炎等，另外，还可发生流感雷耶综合征、中毒性休克等。

1. **细菌性咽炎** 以化脓性链球菌、葡萄球菌和肺炎链球菌为主。有严重的咽痛、吞咽痛和发热，也可以出现头痛、寒战和腹痛。咽黏膜呈火红色，上面有斑点。扁桃体上有灰黄色分泌物，同时可以看到咽后壁上的淋巴滤泡，常有明显的腭垂水肿。可以触到增大柔软的颈部结节及血白细胞计数增高。化脓性链球菌产生的红细胞毒素导致猩红热样红斑皮疹，随后脱皮。舌头发红（草莓舌）。近期有报道称化脓性链球菌造成的非侵袭性咽炎可能是链球菌中毒性休克综合征的原因。C 族和 G 族链球菌感染的病例常来自食物（牛奶、鸡蛋沙拉等）的传播。

2. **鼻窦炎** 以上颌窦炎最常见，筛窦炎次之，额窦炎、蝶窦炎较少见。从临床表现上不可能将病毒性鼻窦炎（VRS）与急性社区获得性细菌性鼻窦炎（acute ACABS）分开，都有喷嚏、流涕、鼻塞、面部压迫感和头痛，嗅觉可以减退，体温可达 38 ℃或更高。脓性或有色鼻涕一般认为是 ACABS 的特征。蝶窦细菌感染的患者有严重的额、颞部或后眼眶痛，或放散到枕部区域并有第Ⅲ或第Ⅴ对脑神经的上颌骨皮区感觉减退或过敏，出现昏睡，可以出现空洞窦或皮层静脉血栓。

3. **气管炎** 流感并发气管炎主要表现为。

（1）咳嗽：支气管黏膜充血、水肿或分泌物积聚于支气管腔内均可引起咳嗽。咳嗽严重程度视病情而定，一般晨间咳嗽较重，白天比较轻，晚间睡前有阵咳或排痰。

（2）咳痰：由于夜间睡眠后管腔内蓄积痰液，加以副交感神经相对兴奋，支气管分泌物增加。因此，起床后或体位变动引起刺激排痰，常以清晨排痰较多，痰液一般为白色黏液或浆液泡沫性，偶可带血，若有严重而反复咯血，提示严重的肺部疾病，如肿瘤。急性发作伴有细菌感染时，则变为黏液脓性，咳嗽和痰量亦随之增加。

（3）喘息或气急：喘息性慢支有支气管痉挛，可引起喘息，常伴有哮鸣音。早期无气急现象。反复发作数年，并发阻塞性肺气肿时，可伴有轻重程度不等的气急，先有劳动或活动后气喘，严重时动则喘甚，生活难以自理，总之，咳、痰、喘为慢支的主要症状，并按其类型、病期及有无并发症，临床可有不同表现。

4. **支气管炎** 流感患者出现咳嗽通常说明已患支气管炎。流感发病第3天可有70%的患者出现咳嗽。吸入冷空气、起身或躺下时，咳嗽加剧，有时终日咳嗽，如有支气管痉挛时，可出现哮鸣和气急，甚至演变为成人发作性哮喘（adult-onset asthma）。起初无痰或痰不易咳出，1~2天之后便有少量黏痰，随后痰量逐渐增多，由黏液样转为黏液脓性，脓性痰提示已混有细菌感染。剧烈咳嗽导致胸骨后疼痛及呕吐。体检可发现干性或湿性啰音及哮鸣音。外周血白细胞计数正常，继发性细菌感染时白细胞总数和中性粒细胞比例均升高。胸部X线检查也无异常。

5. **肺炎** 流感并发肺炎者，主要表现如下。①呼吸系统症状：如咳嗽、咳痰、呼吸困难及胸痛等。②全身症状：如发热、疲劳、多汗、头痛、恶心及肌肉酸痛。在老年人临床表现可不典型。支原体肺炎多见于青年人，老年人患支原体肺炎病情较重，常常需要住院治疗。革兰阴性杆菌肺炎老年人多见。X线检查可见肺部炎性浸润。

6. **雷耶综合征** 为甲型和乙型流感的肝脏、中枢神经系统并发症。主要发生于2~16岁患者，成人罕见。因与流感有关，故有时可呈暴发流行。雷耶综合征的临床表现为：在流感高热消退数日后，出现恶心、呕吐，继而出现嗜睡昏迷、惊厥等神经系统症状，脑脊液压力升高，细胞数正常，脑脊液中可检出流感病毒RNA；肝脏肿大，无黄疸，肝功能轻度损害、血氨升高。病理基础为脑水肿和缺氧性神经细胞退行性病变，肝细胞脂肪变性。雷耶综合征病因不明，目前认为可能与服用阿司匹林有关。

7. **其他并发症** 少数患者可能发生肌炎，儿童多见，表现为腓肠肌和比目鱼肌的疼痛和压痛，可发生下肢抽搐，严重者影响行走。乙型流感病毒较甲型更易发生这一并发症。血清肌酸激酶可短暂升高，3~4天后可完全康复。极少数患者可出现肌红蛋白尿和肾衰竭，也有出现心肌损害者，表现为心电图异常、心律失常、心肌酶升高等，还可有心包炎。

五、预防

1. **做好疫情监测** 各国国内要加强疫情观察和病毒的分离鉴定。各基层卫生单位发现门诊上呼吸道感染患者数连续上升3天或一户发现多例患者时，应立即报告防疫站及时进行调查和病毒分离。全球流感监测的基本目的是掌握各国流感流行情况及病毒亚型的分布情况；从新暴发流行中分离病毒并提供疫苗生产。世界卫生组织总部每周公布流感的部分疫情，每年 2 月提出下一年度流感疫苗毒株选择的建议。

2. 隔离患者 阻断传播途径。流感患者就地隔离，及时治疗，患者用具严格消毒。公共场所应加强通风和空气消毒。必要时停止一切大型集会和文娱活动。

3. 疫苗

（1）灭活疫苗：适用于老年人，婴幼儿，孕妇，慢性心、肺疾病、免疫功能低下及长期服用水杨酸类药物者。基础免疫应接种两次，每次 1 mL，儿童每次 0.5 mL，于秋冬皮下注射，间隔 6~8 周。每年应加强免疫 1 次。保护率可达 80%。不良反应小。

（2）减毒活疫苗：适用于健康人。青少年及医务人员、保育员、交通运输人员等易传播人群是优先接种的对象。保护率与灭活疫苗相似。鼻腔内喷雾，每侧 0.25 mL，可出现轻度发热和轻度上呼吸道感染症状。

目前，各国正尝试应用基因工程技术防治流感。日本制备了与流感病毒 RNA 相对应的人工 RNA，把它包裹在类似细胞膜的脂质膜胶囊中，注射到患者体内。脂质膜胶囊一接触到感染了流感病毒的人体细胞，就将人工 RNA 释放出去，并与病毒 RNA 结合，使它不能很快与人体细胞中的遗传物质结合，从而延缓了病毒的增殖过程。

4. 药物预防

（1）M_2 受体阻滞剂：金刚烷胺和金刚乙胺可抑制流感病毒进入呼吸道上皮细胞，每日 0.2 g，分 2 次口服，连用 7~10 天可减少流感发病率。不良反应有兴奋、眩晕、共济失调、幻觉等，但发生率低，停药后消失。动脉硬化症患者、有中枢神经系统疾病者慎用。孕妇、哺乳妇女及癫痫患者禁用。流感病毒对此类药物极易产生耐药性。

（2）神经氨酸酶抑制剂：盐酸奥司他韦，75 mg，2 次/天，持续服用超过 6 周以避过流感传播期；另外，扎那米韦在发病前鼻内给药，预防感染的有效率达 82%，可在流行期间试用于健康人群。

六、预后

典型和轻型流感一般预后良好，但对于老年体弱的患者，尤其是有并发症者，仍有可能导致严重后果，应予以重视。老年人如发生肺炎型流感或继发细菌感染，容易并发呼吸衰竭和心力衰竭而死亡。中毒型流感症状严重，病死率高。罕见的暴发性出血性流感、急性肺水肿和雷耶综合征是流感死亡的主要原因。

（邹燕子）

第二节 副流感病毒感染

副流感病毒（parainfluenza virus，PIV）是一种常见的呼吸道感染的病原，可引起咽炎、喉炎、气管炎、支气管炎和肺炎。

副流感病毒属于副黏病毒科（Paramyxoviridae）的副黏病毒亚科（Paramyxovirinae）。人副流感病毒（human parainfluenza virus，HPIV）在 1953 年由 Kuroyo 首先从日本仙台一名死于肺炎儿童的肺组织中分离得到，故以前也称之为仙台病毒（Sendal virus）。该病毒与流感病毒相似之处在于能在鸡胚上繁殖，且具有与红细胞凝集的现象，副流感病毒虽然与流感病毒的核酸类型都是 RNA（核糖核酸），而且两种病毒的结构相似，都由遗传物质 RNA 和蛋白质外壳组成，但由于副流感病毒 RNA 中的某些基因与流感病毒不同，其翻译的蛋白质外壳和抗原不同，在之后的研究中发现其诸多特性与流感病毒不同，加之又陆续分离到其他毒株，在 1959 年这一类病毒被命名为副流感病毒。目前副流感病毒根据血清学和遗传学特点主要分 5 型，其中Ⅳ型又分 a 和 b 2 个亚型，仙台病毒就属于副流感病毒Ⅰ型。Ⅰ～Ⅳ型的副流感病毒都是人呼吸道感染的主要病原，虽然主要的结构和生物学特征相似，但其各自的流行病学和所引发疾病的临床特征有所差异。目前的研究显示副流感病毒Ⅴ型主要感染灵长类，对人可引起潜伏持续感染，是否致病目前尚不明确。

一、病原学

副流感病毒是有包膜的 RNA 病毒，基因组由非节段的负单链 RNA 组成，长约 15 500 个碱基，编码至少 6 种常见的结构蛋白（3′-NP-P-M-F-HN-L-5′）。其直径 125～250 nm，近似球形，具有 2 层蛋白质膜。内层膜为基质或称膜蛋白，外层膜为磷脂蛋白。在外层膜的棘突样突出为两种糖蛋白，嵌合在磷脂层中：一种具有红细胞凝集活性和神经氨酸酶活性，称为 HN 糖蛋白；另一种为融合蛋白（F 蛋白），有两种亚型 F1 和 F2，具有促进细胞融合作用和溶血特性。包膜内层由维持结构完整性的非糖基化蛋白组成，即基质蛋白（M 蛋白）。HPIV 结构中也包含细胞肌动蛋白，但在病毒结构和复制过程中功能不十分明确。

病毒基因组为负单链 RNA，由核衣壳蛋白（NP）紧密包绕，无感染性。核衣壳呈双股螺旋对称，是由一种单一结构的蛋白质以人字形围绕着 RNA 排列而成。病毒的核心内亦含有 RNA 依赖的 RNA 聚合酶，即以 RNA 为模板转录 cRNA。另外核衣壳还有 2 种蛋白：P 蛋白和 L 蛋白，它们是不连续的，P 和 L 也是 RNA 聚合酶复合体的组成成分，与转录有关。如图 5-1，图 5-2。

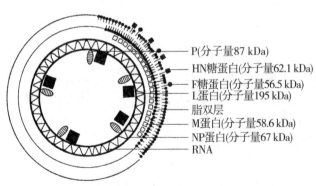

图 5-1　副流感病毒分子结构示意图

病毒首先通过其表面的 HN 糖蛋白与细胞膜受体结合并与之融合，而 F 蛋白促使它易于进入细胞。一旦病毒进入细胞质，就可以利用特异性 RNA 依赖的 RNA 聚合酶（L 蛋白）开始原发转录。其全长的病毒基因组首先合成正链 RNA，再互补合成负链 RNA，然后以 cRNA 为模板，合成子代病毒 RNA。RNA 通过继发转录为 mRNA，再翻译合成病毒蛋白。在转录过程中 F 蛋白由宿主细胞的酶裂解转换为 F1 和 F2，使病毒具有感染性，有引起细胞融合的效应，融合使病毒在细胞与细胞间扩散。如果宿主细胞缺乏相应的蛋白水解酶，就会导致产生非感染型病毒，也不能维持复制增殖周期。最后合成的核衣壳蛋白（NP）与 RNA 在细胞质基质部位装配，并定向转移到胞膜部位，核衣壳披上囊膜而芽生释放出子代病毒，至此完成了病毒的复制。

副流感病毒抵抗力弱，在外环境下很不稳定，在物体表面可存活几个小时，因其包膜由脂蛋白组成，对有机溶剂如乙醚、氯仿敏感。其不耐酸碱也不耐热，在 pH 3~3.4 会迅速失去传染性，50 ℃几乎所有病毒在 15 min 内灭活，但副流感病毒在寒冷、干燥的环境中相对活跃。HPIV 在 4 ℃或冻结时（如-70 ℃）有最大的稳定性，甚至认为冻结导致的病毒破坏超过90%时，其剩余的少量的感染力也足够导致病毒复苏。

抗原性：流感病毒的每一型均有其主要抗原成分。有 2 种表面抗原，一种是 HN（血凝素/神经氨酸酶），一种是 F（溶血素/细胞融合）。免疫学研究发现，HN 糖蛋白和 F 蛋白是 HPIV-3 的主要保护性抗原，针对这两种蛋白的抗体对病毒具有中和作用。在内部为核衣壳抗原 NP。副流感病毒的抗原性较稳定，不像流感病毒那样容易发生变异。虽然副流感病毒的抗原都有型的特异性，但各型之间有一定的交叉反应，与腮腺炎病毒和动物副流感病毒也有交叉反应。

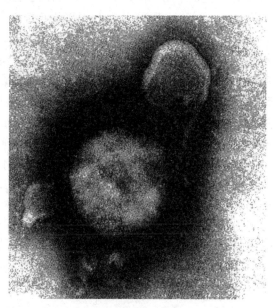

图 5-2　电镜下 HPIV-3 型显示，可观察到其表面糖蛋白（×275 000）

二、流行病学

副流感病毒感染分布广泛，成全球性分布，是呼吸道感染性疾病的常见病源，最易引起婴幼儿呼吸道疾病，据统计 30%~40% 的婴幼儿急性呼吸道感染都是由人副流感病毒引起的。营养不良、维生素 A 缺乏、居住条件拥挤、非母乳喂养、吸烟和环境污染等是其易感因素。传播途径主要为人与人直接接触或飞沫传播。

副流感病毒感染主要在温带及热带地区，我国主要以Ⅲ型为主。其感染一年四季均可发生。不同类型季节流行各有不同，Ⅰ型主要在秋季流行，Ⅱ型主要在秋末冬初流行。Ⅲ型主要流行于春夏季，且常年均有散发，一般是呈地方性流行，很少发生大流行。一般每隔 1 年发生一次较大的交替流行是Ⅰ、Ⅱ型的特点。Ⅳ型季节特点不明。

副流感病毒Ⅰ、Ⅱ型感染，4个月以前婴儿很少引起严重下呼吸道感染，4个月以后可引起哮喘，严重下呼吸道感染明显增加，其中国外研究显示Ⅰ型主要感染人群年龄为7~36个月，高峰为2~3岁并维持较高发病率一直至5岁，Ⅱ型高峰年龄为1~2岁。Ⅲ型主要感染1岁以内的婴儿，新生儿和小婴儿（<6个月）的感染率仅次于呼吸道合胞病毒（RSV），3岁以后发病率逐渐减少。Ⅳ型发病率低，病情亦轻，其流行病学报道研究也较少，其研究数据在小于1岁、学龄前儿童、小学适龄儿童和成年人各组的分布较分散。

总的来说，成人的感染率明显低于儿童，副流感病毒约与10%的成人急性呼吸道感染有关。而据国内流行病学调查显示，4岁儿童血清副流感病毒阳性率已达85%~90%，5岁儿童高达90%~100%。此外，副流感病毒产生局部免疫反应是不牢固的，可重复感染，免疫功能低下者可再感染。

三、发病机制和病理

副流感病毒外层包膜的2种糖蛋白HN糖蛋白与F蛋白在病毒感染中起着重要作用。其中HN糖蛋白与靶细胞表面的神经氨酸残基受体结合，吸附于细胞。裂解的F蛋白（F1和F2）对病毒感染靶细胞以及病毒在细胞与细胞间传导是必不可少的。当病毒吸附到能裂解F蛋白的细胞时，F蛋白被活化才能产生传染性；如果宿主细胞缺乏相应的丝氨酸蛋白酶，F蛋白不能裂解，就会导致产生非感染性病毒，也不能维持复制增殖周期。

HPIV大多侵犯呼吸道黏膜的表层组织，在上皮细胞内增殖，引起的病变轻，在成人一般表现为轻度上呼吸道感染。<5岁婴幼儿，病毒可侵犯气管、支气管黏膜上皮细胞、引起细胞变性、坏死、增生或黏膜糜烂。如果侵犯到肺泡上皮及间质细胞则引起间质性肺炎，导致中性粒细胞、单核细胞、淋巴细胞等在肺泡壁和肺泡间隙浸润，可表现为急性阻塞性喉气管支气管炎和肺炎。

副流感病毒感染后可产生血清抗体和局部抗体，但一次感染后产生抗体滴度低，不能产生持久免疫性，多次重复感染产生的抗体才能减轻临床症状。抗NH糖蛋白及抗F蛋白对预防疾病很重要。相对于成人，婴幼儿的免疫系统发育不完善，是副流感病毒反复感染的原因之一。对于具有免疫活性的个体，再次感染的症状一般较轻。

四、临床表现

潜伏期3~6天，临床表现差别很大，轻者症状不明显，重者可发生严重下呼吸道感染，甚至威胁生命。疾病严重程度与病毒型别、年龄、发病季节、初次或再次感染等因素有关。

HPIV引起上呼吸道感染是最常见的，可表现为流涕、打喷嚏、咽炎、喉炎和咳嗽。若有发热、痉挛性犬吠样咳嗽、喘鸣、呼吸困难等症状则提示已经发展为下呼吸道感染。

Ⅰ、Ⅱ型很少感染4月龄以下的小婴儿，大于6岁的儿童及成人感染后主要表现为鼻炎、咽炎等感冒症状，也可伴有声嘶及咳嗽。在7个月至3岁患儿，Ⅰ、Ⅱ型副流感病毒是引起急性喉炎、气管炎、支气管炎的主要病原，表现为哮喘，痉挛性咳嗽，吐大量浓稠黏液痰，并可引起程度不等的气道阻塞和呼吸困难，有2%~3%的严重病例有发绀；Ⅱ型副流感病毒感染症状较Ⅰ型轻。

Ⅲ型副流感病毒是引起6月龄以下婴儿毛细支气管炎和肺炎的重要病原，仅次于呼吸道合胞病毒感染而居第二位。Ⅲ型副流感病毒最易传播，也可引起地方性流行。约3/4初次感染副流感病毒者有发热，体温可高达 39~40 ℃。据多个研究显示，Ⅲ型副流感病毒在喘息性支气管炎患儿的检出率较Ⅰ、Ⅱ型高，说明Ⅲ型感染引起的病情较重。年长儿童及成人均可发生Ⅰ、Ⅱ、Ⅲ型的再感染，但一般病情较轻。老年人、免疫功能低下的成人可引起严重下呼吸道感染甚至致死性肺炎。

Ⅳ型副流感病毒感染不常见，多数无症状或仅有轻微症状，但也有引起人群的感染甚至暴发的报道。

有研究表明 HPIV 病毒株在某些宿主可能有神经亲和力，其在神经系统疾病中可能起着重要作用。另有研究显示 HPIV 还可导致急性中耳炎。

五、诊断与鉴别诊断

副流感病毒引起的呼吸道感染的临床表现无特异性，同时要结合流行病学特点，但确诊必须依靠特异性病原学检查。

常用的病原学检测方法包括以下几种。①病毒分离：它是诊断的金标准。一般采用患者的鼻咽冲洗液或鼻咽拭子标本接种在敏感细胞株上，其敏感细胞株包括原代人胚肾细胞、猴肾细胞、传代细胞如 MEK、LCC-MK 细胞，目前广泛采用的是 LCC-MK 细胞培养分离HPIV。②通过特异性抗体抑制红细胞吸附可鉴定 HPIV 的血清型。③直接免疫荧光检测呼吸道分泌物 HPIV 抗原，但是其结果往往是不稳定的，而且有些 HPIV 病毒株不容易被特异性单克隆抗体检测到。④放射免疫测定法和酶免疫测定法检测 HPIV 抗体，恢复期抗体效价较疾病期升高 4 倍以上有诊断价值。⑤PCR 法：典型的诊断方法，如病毒分离和血清学，要在病毒感染后好几周才能获得诊断结果，因此这些诊断方法很少在治疗上发挥作用。近年来利用 PCR 技术检测鼻咽分泌物标本中的病毒 DNA，方法灵敏性高，可早期诊断，但假阳性较多。

其鉴别诊断主要是与流感病毒和呼吸道合胞病毒鉴别。前者特点是急起高热，体温可达39~40 ℃，一般 3~4 天热退，其全身症状较重，呼吸道症状相对较轻，流行病学特征为突然发病、传播迅速、流传广泛、发病率高、流行过程短。而后者的发病年龄、临床表现与副流感病毒Ⅲ型类似，需要通过血清学或病毒学检查区分。

六、治疗

1. **抗病毒药物的应用**　目前在体外研究中发现有抗副流感病毒的药物包括 NA 抑制剂（如扎那米韦）、蛋白质合成抑制剂（嘌呤霉素）、核酸合成酶抑制剂、抗坏血酸等但并未应用于临床。金刚烷胺以及其衍生物已经证实对副流感病毒感染无效。在免疫功能低下或使用免疫抑制剂患者的感染中，虽然有个案关于雾化或口服利巴韦林导致病毒数下降和病情改善的报道，但最近在 Fred Hutchinson 癌症研究中心的调查中表明其对 HPIV-3 导致的肺部感染缺乏反应。总之，目前尚无肯定有效的针对副流感病毒的感染的抗病毒药物。

也有研究发现非特异性免疫激活剂可以抵御副黏病毒感染（如 dihydro heptaprenol，咪喹莫特，polyri-boinosinic 和多核糖胞啶酸），其中部分的机制是由于刺激内源性细胞因子，包括干扰素（α 和 γ），人粒细胞集落刺激因子和 IL-1β。另外蛋白酶抑制剂和高剂量的免疫球蛋白可能有一定疗效。同时上述抗病毒方案也只宜在病情早期试用。

2. **对症及支持治疗**　是治疗的关键，可改善病情，缩短病程，降低病死率。尤其是副流感病毒感染所引起的哮喘、毛细管支气管炎或肺炎在处理上都以对症治疗和支持疗法为主。很多研究包括最近的一些 Meta 分析已经表明，治疗开始 6 小时后口服或系统性短期使用糖皮质激素可以有效改善哮喘症状。哮喘易发展成急性呼吸道梗阻及呼吸衰竭，必要时应进行气管切开和机械性辅助呼吸，另外冷湿空气可减轻呼吸道黏膜水肿，促进分泌物排出，缓解临床症状。

同时根据具体情况预防和治疗继发细菌感染治疗。

七、预防

从 20 世纪 60 年代人们就试图利用灭活的 HPIV-3 疫苗保护儿童免遭感染，但其仅是一个免疫原，缺乏保护作用。目前研制主要有利用通过反向遗传学技术将重组病毒转化为安全而有效的减毒活疫苗以及亚单位疫苗、基因工程疫苗，但由于这些疫苗接种后产生的免疫力不完全，在人体的实际应用尚未取得理想效果。

（邹燕子）

第三节　流行性腮腺炎

一、概述

流行性腮腺炎简称流腮，是由腮腺炎病毒（MuV）引起的急性呼吸道传染病。

1. **病原体简介**　MuV 属于副黏液病毒科的单股 RNA 病毒，仅一个血清型。截至 2004 年，MuV 已发现了 12 个基因型，不同的 MuV 基因型之间有抗原交叉性。这种抗原交叉性可保护接种疫苗后的人群免受不同基因型 MuV 的感染。人是 MuV 的唯一宿主。该病毒对物理和化学因素敏感，对低温有相当的抵抗力。

流行病学数据表明，某些毒株和基因型或基因型内某一组病毒具有神经毒性。近年来，调查了不同 MuV 的神经毒性，但目前引起神经毒性的遗传学基础还不清楚。

2. **流行特征**　全年均可发病，冬春季节多见。以学龄儿童多见，无免疫的成人亦可发病。感染后可获得持久的免疫力。

患者是传染源，飞沫的吸入是主要传播途径，接触患者后 2~3 周发病。在腮腺肿大前 6 天到发病后 5 天或更长的时间内排出病毒。孕妇感染本病可通过胎盘传染胎儿，而导致流产、胎儿畸形或死亡。

3. **发病机制**　MuV 经呼吸道进入口腔黏膜及鼻黏膜上皮细胞中增殖，引起局部炎症和免疫反应。病毒随血流（第 1 次病毒血症）播散至全身各器官，首先使多种腺体（腮腺、舌下腺、颌下腺、胰腺和生殖腺等）发生炎变，也可侵犯神经系统。在这些器官中病毒再度繁殖，并再次侵入血循环（第 2 次病毒血症），散布至第 1 次未曾侵入的其他器官，引起炎症，临床呈现不同器官相继出现病变的症状。

4. **临床特征**　潜伏期为 14~25 天，平均 18 天。起病大多较急，患者大多无前驱期症状，而以耳下部肿大为首发病象。部分患者伴有全身不适，如厌食，恶心，呕吐，乏力，肌肉酸痛，头痛，发热等前驱症状。数小时至 1~2 天后腮腺肿胀，疼痛，且逐日明显，体温上升至 39 ℃以上。一般先单侧肿胀，1~2 天（偶尔 1 周）后对侧亦肿胀。双侧肿胀者约占 75%。

腮腺肿大的特点：以耳垂为中心，向前，向后，向下蔓延，呈梨形，边缘不清，触之有弹性，疼痛明显，进食酸性食物疼痛加剧。由于水肿使局部皮肤发亮但不红，表面发热但不化脓。腮腺肿胀于 48 h（1~3 天）达高峰，持续 4~5 天后渐退。病程 10~14 天。病程早期可见腮腺管口红肿，压迫无脓液溢出。颌下腺，舌下腺可同时受累而肿大，亦可单独受累而单纯表现为颌下腺、舌下腺炎。

妊娠前 3 月感染流行性腮腺炎，常引起胎儿死亡及流产，并可能引起先天性心内膜弹力纤维增生。

5. 并发症

（1）神经系统并发症：为儿童腮腺炎常见的并发症，多发生在肿后 1 周内，也可发生在腮腺肿胀前 6 天或肿后 2 周。主要表现为脑膜炎、脑膜脑炎，预后一般良好。

（2）睾丸炎：病毒多侵犯成熟生殖腺，故发病以成人为多。发生率 30%，常发生于病后 6~10 天。表现为高热、睾丸肿大、疼痛，鞘膜腔内可有黄色积液，多为单侧，疼痛持续 5~10 天消退。病后约 1/3 患者睾丸萎缩，但很少引起不育症。

（3）卵巢炎：约占成年女性患者的 5%~7%，有轻微的下腹疼痛，明显者卵巢可触及并有触痛，但全身症状轻，一般不影响生育。

（4）胰腺炎：发生率在 10% 左右，发生于腮腺肿大后 3~4 天至 1 周，表现为体温再度升高、恶心、呕吐、上中腹疼痛和压痛。由于单纯腮腺炎即可引起血、尿淀粉酶增高，因此需做脂肪酶检查。若升高（>1.5 U/mL）则有助于胰腺炎的诊断。

（5）其他：可并发乳腺炎、心肌炎、肾炎、甲状腺炎、关节炎、前列腺炎等。

6. 实验室检查

（1）血清和尿淀粉酶测定：90% 患者发病早期有血清和尿淀粉酶轻度和中度增高。淀粉酶增高程度往往与腮腺肿胀程度成正比，2 周左右恢复正常。故测定淀粉酶可与其他原因的腮腺肿大或其他病毒性脑膜炎相鉴别。血脂肪酶增高，有助于胰腺炎的诊断。

（2）血清学检查：早期及恢复期双份血清测定补体结合及血凝抑制抗体，有显著增长者可确诊（效价 4 倍以上）。中和抗体特异性强，但不作常规应用。

（3）病毒分离：患者唾液、脑脊液、尿或血中可分离出病毒。

7. 诊断

（1）临床诊断：主要依靠流行病学史（发病前 2~3 周有与腮腺炎患者接触史或当地有本病流行）、腮腺和（或）邻近腺体肿大，或伴有睾丸炎、卵巢炎和脑炎等临床症状作出临床诊断，但确诊或对非典型或亚临床型感染的诊断，必须通过血清学和病原学检查。

（2）确诊：临床诊断结合以下检查结果，①急性期血清中特异性 IgM 抗体阳性（前提是 1 个月内未接种过腮腺炎减毒活疫苗）；②双分血清特异性 IgG 抗体效价有 4 倍或 4 倍以上增高；③腮腺炎病毒分离阳性。

二、治疗原则

常采用中西医结合的方法对症处理。

三、治疗

1. **一般治疗** 隔离患者至腮腺肿胀完全消退。注意口腔清洁，饮食以流质或软食为宜，避免酸性食物，保证液体摄入量。

2. **对症治疗** 宜散风解表，清热解毒。必要时内服去痛片、阿司匹林等解热镇痛药。

3. **局部治疗** 腮腺局部涂敷中药，紫金锭或青黛散用醋调，一日数次；或用仙人掌、鱼腥草、水仙花根和马齿苋等捣烂外敷，可减轻局部胀痛。

4. **病因治疗** 由于流腮是自限性疾病，一般不给予抗病毒治疗。对于重症患者，早期（起病 4 天内）应用利巴韦林 [15 mg/（kg·d），静脉滴注，疗程 5~7 天]，可以缩短病程。有报道试用干扰素者似有疗效。

5. **激素** 肾上腺皮质激素治疗尚无肯定效果，对重症或并发脑膜脑炎、心肌炎等时可应用地塞米松，每日 5~10 mg，静脉滴注，疗程 5~7 天。可缓解症状，减轻或防止出现后遗症。

四、并发症的处理

1. **重症并发脑膜脑炎、严重睾丸炎、心肌炎治疗** 可短期使用肾上腺皮质激素。如氢化可的松，成人 200~300 mg/d，或泼尼松 40~60 mg/d，连续 3~5 天，儿童酌减。

2. **睾丸炎治疗** 成人患者在本病早期应用己烯雌酚，每次 1 mg，3 次/天，有减轻肿痛之效。睾丸胀痛可用棉花垫和丁字带托起。

3. **脑膜脑炎治疗** 可按乙型脑炎疗法处理。高热、头痛、呕吐时给予适量利尿剂脱水。

4. **胰腺炎治疗** 禁饮食、输液、反复注射阿托品或山莨菪碱，早期应用皮质激素。

五、预后

本病目前虽尚无特效疗法，但通过积极的对症支持和中医中药治疗，除个别有严重并发症者外，大多预后良好。

六、预防

1. **加强防病宣传** 培养学生养成良好卫生习惯，做到勤洗手，以免传染病交叉感染。冬春季节，学校的教室、宿舍要经常开窗通风，保持环境整洁、空气流通。

2. **管理传染源** 早期发现患者，早期进行隔离，隔离期一般认为应从起病到腮肿完全消退为止，约 3 周左右。对一般接触者可不检疫，但对集体儿童、学校、部队的接触者应检疫 3 周。

3. **切断传播途径** 由于腮腺炎病毒对外界的各种物理因素抵抗力较低，故不需终末消毒，但被患者污染的饮食具仍需煮沸消毒。合理使用口罩，也可作为切断传染途径的有效办法。孕妇应避免与腮腺炎患者接触，在腮腺炎流行季节应注意隔离。如孕妇在临产期或围产期患腮腺炎，婴儿应隔离，并停止哺乳。

4. **被动免疫** 一般免疫球蛋白、成人血液或胎盘球蛋白均无预防本病的作用。恢复期患者的血液及免疫球蛋白或特异性高价免疫球蛋白可有一定作用，但来源困难，不易推广。

5. **自动免疫** 腮腺炎减毒活疫苗免疫效果好，免疫途径有皮内注射、皮下注射，还可采用喷鼻或气雾吸入法，该疫苗不能用于孕妇、先天或获得性免疫低下者以及对鸡蛋白过敏者。近年国外报道使用腮腺炎疫苗（麻疹、腮腺炎和风疹三联疫苗）后，虽然明显降低了腮腺炎的发病率，但疫苗所致腮腺炎病毒的感染问题应引起高度重视。

6. 药物预防 采用板蓝根 30 g 或金银花 9 g 煎服，1 剂／天，连续用 6 天。

（邹燕子）

第四节　麻疹

一、概述

麻疹（measles）是麻疹病毒引起的急性呼吸道传染病。临床以发热、咳嗽、流涕、眼结膜充血、皮肤出现丘疹及口腔黏膜 Koplik's 斑为其特征。

1. 病原体简介 麻疹病毒属于副黏病毒科，直径 100~150 nm。病毒核心为 RNA 病毒和 3 种核衣壳蛋白（L、P、N 蛋白）组成的核壳体，外层为脂质双层包膜，表面有细小糖蛋白突起。外膜中的蛋白成分主要有膜蛋白（M）、血凝素（H）和融合蛋白（F）。麻疹病毒只有一个血清型。分离麻疹病毒的最好方法是组织培养。

麻疹病毒在外界生活力不强，对阳光及一般消毒剂很敏感。紫外线能快速灭活病毒。随飞沫排出的病毒在室内可存活 3~4 h，但流通的空气中或阳光下半小时即失去活力。病毒耐寒、耐干燥，−15~−17 ℃可保存数月至数年。

2. 流行特征 麻疹患者是唯一的传染源，发病前 2 天至出疹后 5 天具有传染性，眼结膜分泌物、鼻、口咽及气管分泌物中都有病毒。恢复期不带病毒。麻疹病毒主要通过飞沫传播，有衣物、玩具等间接传播者很少。大多在冬春季发病，但全年均可有病例发生。人群普遍易感，易感者接触后 90%以上发病，病后有持久免疫力。发病年龄以 6 个月至 5 岁小儿发病率最高。近年，因长期疫苗免疫的结果，麻疹流行强度减弱，平均发病年龄后移。流动人口或免疫空白点造成城镇局部易感人群累积，导致局部或点状麻疹暴发流行。2005 年，上海地区 1 月至 6 月儿童麻疹发病数明显高于往年，发病者绝大部分未接种过麻疹疫苗，其中外来儿童占 60.6%，高发年龄为小于 9 月龄婴儿，占 59.8%。

婴儿可从胎盘得到母亲抗体，生后 4~6 月内有被动免疫力，以后逐渐消失；虽然绝大部分婴儿在 9 个月时血内的母亲抗体已经检测不出，但有些小儿仍可持续存在，甚至长达 15 个月，会影响疫苗接种。易感母亲所生的婴儿对麻疹无免疫力，可在分娩前、后得病。

3. 临床特点

（1）潜伏期：6~18 天，平均约 10 天。曾接受被动或者主动免疫者可延至 3~4 周。

（2）前驱期：主要表现为，①发热，一般逐渐升高，小儿可骤发高热伴惊厥。②上呼吸道分泌性症状，咳嗽、喷嚏、流涕、咽部充血等。③眼结膜充血、畏光、流泪、眼睑水肿。④Koplik 斑，具有早期诊断价值，可见于 90%以上患者，发生在病程 2~3 天，出现双侧近第一白齿颊黏膜上，0.5~1 mm 针尖大小白点，周有红晕，逐步增多融合，2~3 天内消失。

（3）出疹期：于发热第 3~4 天开始出现皮疹，持续 3~5 天。开始于耳后、发际、逐渐累积额、面、颈，自上而下蔓延至胸、背、腹及四肢，最后至手掌和足底，2~5 天出齐。

皮疹为淡红色斑丘疹，大小不等，压之褪色，开始时稀疏、色淡，随后逐渐融合成暗红色，少数可呈出血性，疹间皮肤正常。出疹高峰时全身毒血症状加重，高热达 40 ℃，所谓"疹出热盛"。可伴有嗜睡，重者谵妄、抽搐，咳嗽频繁。全身浅表淋巴结及肝脾可轻度肿大。并持续几周。肠系膜淋巴结肿大可引起腹痛、腹泻及呕吐。阑尾黏膜的麻疹病变可引起阑尾炎症状。肺部可有湿性啰音，X 线胸片可有轻重不等的弥漫性肺部浸润改变或肺纹理增多。

（4）恢复期：出疹 3~5 天后发热开始减退，全身症状明显减退，皮疹按出疹先后顺序消退，有浅褐色色素斑遗留，伴糠麸样脱屑，历时 1~2 周。无并发症者，病程 10~14 天。成人麻疹较小儿重，但并发症较少。

4. 其他非典型类型的临床类型　包括轻型麻疹、重型麻疹（中毒性麻疹和休克型麻疹）、无疹型麻疹及异型麻疹等。

（1）轻型麻疹：多见于在潜伏期接受过丙种球蛋白者，或月龄<8 个月的体内尚有母体抗体的婴儿。发热低，上呼吸道症状较轻，麻疹黏膜斑不明显，皮疹稀疏，病程约 1 周，无并发症。

（2）重型麻疹：发热高达 40 ℃以上，中毒症状重，伴惊厥，昏迷。皮疹融合呈紫蓝色者，常有黏膜出血，如鼻出血、呕血、咯血、血尿、血小板计数减少等，称为荨麻疹，可能是弥散性血管内凝血（DIC）的一种形式；若皮疹少，色暗淡，常为循环不良的表现。此型患儿死亡率高。

（3）无疹型麻疹：注射过麻疹减毒活疫苗者可无典型麻疹黏膜斑和皮疹，甚至整个病程中无皮疹出现。此型诊断不易，只有依赖前驱期症状和血清中麻疹抗体滴度增高才能诊断。

（4）异型麻疹：为接种灭活疫苗后引起。表现为高热、头痛、肌痛，无口腔黏膜斑；皮疹从四肢远端开始延及躯干、面部，呈多形性；常伴水肿及肺炎。国内不用麻疹灭活疫苗，故此型少见。

（5）成人麻疹：由于麻疹疫苗的应用，成人麻疹发病率逐渐增加，与儿童麻疹不同处为：肝损发生率高；胃肠道症状多见，如恶心、呕吐、腹泻腹痛；骨骼肌痛，包括关节和背部痛；麻疹黏膜斑存在时间长，可达 7 天，眼部疼痛多见，但畏光少见。

5. 一般实验室检查特点

（1）血常规：表现为白细胞计数总数减低，淋巴细胞相对增高。

（2）病原学检查：前驱期或出疹初期患者眼、鼻分泌物，血和尿接种原代人胚肾或羊膜细胞，分离麻疹病毒；上述标本涂片查多核巨细胞内外包涵体中的麻疹病毒颗粒；间接免疫荧光法检测涂片中细胞内麻疹病毒抗原；核酸杂交法测定细胞内麻疹病毒 RNA。

（3）血清学检测：病程早期及恢复期双份标本特异性抗体效价 4 倍以上增高。出疹后 3 天 IgM 抗体多阳性，2 周时达高峰，约 7.9%成人麻疹 IgM 抗体始终阴性。

6. 诊断要点　有麻疹患者接触史，出现急起发热，伴上呼吸道分泌症状，眼结膜充血畏光，早期口腔 Koplik 斑可以诊断。出现典型皮疹和退疹等表现后可以确诊。非典型患者可通过分离病毒、测定抗原或特异性抗体来诊断。

二、治疗原则和目标

1. 治疗原则　给予对症支持治疗，加强护理，防治并发症。

2. **治疗目标**　大多数为自限性经过，但可出现并发症。如支气管肺炎、心肌炎、喉炎、脑炎及亚急性硬化性全脑炎，重者可以致死。麻疹的治疗目标是减轻患者病情和促进患者恢复。

三、常规治疗方案

1. **一般治疗**　卧床休息，保持眼、鼻、口腔清洁，多饮水，给予易消化及营养丰富的饮食。做好消毒隔离工作。需隔离至出疹后 5 天，伴呼吸道并发症者延长至出疹后 10 天。对接触麻疹的易感者隔离检疫 3 周，曾接受被动免疫者延长至 4 周。补充维生素 A 能降低病死率，尤其是对于婴幼儿。世界卫生组织推荐，缺乏维生素 A 的地区的麻疹患儿应补充维生素 A，年龄<1 岁者每日 10 万 U，年长的患儿每日 20 万 U，共 2 日，有维生素缺乏眼症状者，1~4 周后应重复补充。

2. **对症治疗**　高热酌情使用小剂量退热剂，注意避免急骤退热致虚脱。咳嗽可给予祛痰止咳药物。烦躁可适当给予苯巴比妥等镇静剂，继发感染可使用抗生素，体弱病重患儿可早期予丙种球蛋白肌内注射。

中药在前驱期以辛凉解表为主，可用宣毒发表汤或升麻葛根汤加减，以辛凉透表，驱邪外出，外用透疹药（生麻黄、莞荽子、西河柳、紫浮萍各 15 g）放入布袋中煮沸后在床旁蒸熏，或稍凉后以药汁擦面部、四肢，以助出疹。出疹期宜清热解毒透疹，用清热透表汤，重病用三黄石膏汤或犀角地黄汤。虚弱肢冷者用人参败毒饮或补中益氯汤。恢复期宜养阴清热，可用消参麦冬汤或竹叶石膏汤出疹期以清热解毒为主。

3. **抗病毒治疗**　抗病毒治疗不做为常规治疗方法，在重症患者或有免疫缺陷的患者可酌情使用。

四、并发症治疗方案

1. **支气管肺炎**　常发生在出疹期 1 周内，多见于年龄<5 岁小儿，占麻疹患儿死因的 90% 以上。2005 年上海地区 1 月至 6 月儿童麻疹资料显示，肺炎仍是婴儿麻疹的常见并发症，占 54.4%。主要为继发性感染，常见病原体有金黄色葡萄球菌、肺炎球菌、流感杆菌、腺病毒等。通常选用青霉素，每日 3 万~5 万 U/kg，肌内注射或静脉滴注，再根据痰培养药敏选用敏感抗生素。高热中毒症状严重可予氢化可的松。每日 5~10 mg/kg，2~3 天后停用。

2. **心肌炎**　多见于年龄<2 岁重型麻疹或者并发肺炎和营养不良的小儿。有心衰者，及早静注毒毛花苷 K 或毛花苷丙（西地兰）。重症者肾上腺皮质激素保护心肌。有循环衰竭者按照休克处理，注意补液量和电解质平衡。

3. **脑炎**　麻疹脑炎多发生于出疹后 2~6 天，也可发生于出疹后 3 周内，临床表现与其他病毒性脑炎相似。处理参照流行性乙型脑炎。重点在于对症治疗（如吸氧、止痉、降低颅内压、保护脑细胞等）。高热者降温，惊厥者使用止惊药，使用脱水剂，防止脑疝、中枢性呼吸衰竭发生昏迷者加强护理。亚急性硬化性全脑炎是麻疹病毒所致远期并发症，主要病理变化为脑组织退行性变，约半数在麻疹后 5~8 年发病。麻疹疫苗和抗病毒药物均无疗效，大剂量激素治疗对少数病例病情缓解可能有一定作用，曾报道异丙肌苷（isoprinosine）和鞘内注射 α-干扰素能缓解本病，但其效果仍有争议。一般讲，只能做对症治疗。

4. **急性喉炎**　2~3 岁小儿多见，极易造成喉梗阻。尽量使患儿安静，稀释痰液，选用抗生素,重症患者使用肾上腺皮质激素如氢化可的松或地塞米松以缓解喉部水肿。出现喉梗阻者及早行气管切开或气管插管。

五、特殊治疗方案

接触了麻疹患者的所有艾滋病毒感染的儿童,应予丙种球蛋白被动免疫。

六、青霉素的不良反应

1. **过敏反应** 发生率占用药人数的 0.7%~10%,是各种药物过敏反应中的第 1 位,过敏性休克的发生率也最高。过敏反应的发生无一定规律,与剂量无关。可发生于有过敏史、过敏体质或经常接触本品者,也可发生于从未接触本品者。有人开始用药时不过敏,用一阶段后却突然过敏。也可开始时似有轻微过敏,过几天却耐受良好。有人反应严重,即使低微浓度也产生严重反应,甚至休克死亡。

过敏反应的表现有 3 种。①立即反应:出现在给药 30 min 内,轻者为掌腋或全身发痒、荨麻疹、皮肤发红,咳嗽、喷嚏、呕吐、不安。严重的可有全身反应,突然发热、呕吐、腹泻、严重腹痛;广泛的血管神经性水肿、口、舌、咽喉水肿、呼吸困难、喉痉挛、支气管痉挛;低血压、休克;心律不齐。②快速反应:发生于注射后 1~72 h 内。可有全身不适、发热、荨麻疹、皮肤潮红、血管性水肿、喉头水肿、哮喘等。③迟发反应:发生于给药 72 h 以后,有血清病样反应、面及四肢血管性水肿、神经炎、皮肤过敏(从荨麻疹到剥脱性皮炎)及肾炎等表现。

处理:立即皮下或静脉注射 0.1% 肾上腺素 0.5~1 mL。采用针灸疗法,针刺人中、内关等穴位。根据病情,十几分钟后,可再注入 0.1% 肾上腺素 0.3~0.5 mL。有条件者,应作静脉输液,输入 5% 葡萄糖或葡萄生理盐水,液体中可加氢化可的松 100~200 mg,对血压急剧下降者,输液中加入升压药物如间羟胺(阿拉明)或去甲肾上腺素。有条件者可给予氧气吸入。使用脱敏药物如注射非那根(异丙嗪)25 mg,以及采用其他方法对症处理。

当现场无输液条件者,可予静脉注射 25% 葡萄糖 60~80 mL,静脉注射升压药物,但推药速度应缓慢,如无静注条件,亦可肌内注射间羟胺。青霉素过敏的发生虽然来势急骤,但只要处理得当,患者的恢复和预后都较良好,而这些急救措施(主要的如肌内注射肾上腺素),在农村基层医疗单位也都能采用。如遇严重过敏休克患者,急转送医院,当时不做处理,往往会在途中即出现各种险情。

对于一般的过敏反应,如荨麻疹等,可使用脱敏药物,如苯海拉明,每次口服 25 mg,3 次/天,或应用氯苯那敏(扑尔敏),每次口服 4 mg,3 次/天。

预防过敏,主要是用药前,必须了解患者既往有无青霉素过敏史,如有,则决不能使用,如无过敏史,则此次注射应按照规定剂量作皮肤试验(常用的青霉素皮试液每毫升内含药 100~1 000 U,用 0.1 mg 作皮内试验,即皮内注入 10~100 U 青霉素),20 min 后,如局部出现红肿并有伪足,肿块直径>1 cm 时为阳性反应,即不应注射。如阴性,则可予注射。

当注射完毕后,患者不应立即离开,观察十几分钟无反应后再走。连续用后停药,当再需注射时,如中断已达 5 天应做试验。

2. **毒性反应** 引起中枢神经系统症状,如幻觉、惊厥、昏迷、小便失禁等中枢毒性反应。

3. **凝血功能障碍**　出血和凝血时间延长，并引起出血。

4. **电解质紊乱**　大剂量应用钠盐有可能发生低血钾、代谢性碱中毒和高钠血症。大剂量静滴钾盐，则可发生高血钾，甚至影响心肌兴奋性，有心脏停搏的危险。

5. **注射部位疼痛**　钾盐尤甚。

6. **二次感染**　治疗过程中有时发生二重感染。

七、国内外治疗的最新进展——复方甘草酸苷（SNMC）

是以甘草中的活性物质甘草甜素为主要成分，并以 0.2% 甘草酸苷、0.1%L-半胱氨酸和 2% 甘氨酸而制成的复方制剂。它具有抗炎、免疫调节及抗病毒作用。

1. **SNMC 构象**　SNMC 构象与类固醇相似（人体甘草酸分子结构中 D/E 环为反式构型，与泼尼松相似），在体内能直接与类固醇激素的靶细胞受体结合，显示类固醇样抗炎抗变态反应的生理作用，抑制肥大细胞脱颗粒，抑制毛细血管通透性的亢进，稳定细胞膜，对组织细胞充血、水肿及血浆外渗的缓解和消退具有良好的效果。

2. **SNMC 的免疫活性诱导作用**　SNMC 具有诱生免疫活性较高的 γ-干扰素、提高自然杀伤细胞（NK 细胞）活性及增强巨噬细胞功能，有助于机体迅速清除麻疹病毒，促进宿主康复。

3. **SNMC 可诱使产生一氧化二氮**　SNMC 可诱使感染细胞产生一氧化二氮，从而阻断分子通道起到直接抑制麻疹病毒复制的作用。复方甘草酸苷（SNMC）注射液 40~60 mL，加入 5% 葡萄糖注射液 250 mL，静脉滴注，1 次/天，疗程为 3~6 天。

八、出院后建议

大多数麻疹患者病程为自限性，症状消失，皮疹消退，体温正常 3 天以上，血常规恢复正常，可予治愈出院。有并发症者应待并发症基本治愈，方可出院，出院后须随访复查相关并发症的恢复和治疗情况。

九、预后和随访

麻疹的预后与患者免疫力强弱关系甚为密切。年幼体弱，患营养不良、佝偻病或其他疾病者，特别是细胞免疫功能低下者病情较重，常迁延不愈，易有并发症。单纯典型麻疹或轻型麻疹预后良好，护理不当、治疗不及时也常加重病情，而早期诊断，及早采用自动免疫或被动免疫，有助于减轻病情。

随访复查相关并发症的恢复和治疗情况。

（邹燕子）

第六章

细菌性传染病

第一节　猩红热

一、概述

猩红热为 A 组 B 型溶血性链球菌产生的红斑毒素 A、B 及 C 所导致的急性呼吸道传染病，有全身性红斑及中毒症状。近年来认为皮疹是对链球菌外毒素的一种过敏反应，而非红斑毒素直接作用于皮肤的结果。以胃肠道为特殊表现的猩红热，其发病机制可能为 B 型溶血性链球菌产生的红斑毒素及其溶解产物或类肠毒素物质，作用于肠黏膜和肠上皮细胞引起肠液过度分泌所致。引起休克的原因主要由腹泻致有效循环血容量不足。普通型猩红热也有心、肝、肾等脏器功能的损伤，其发病机制除与传统的退行性中毒性改变有关外，还与激活的白细胞的释放炎性介质引起炎症反应有关。

二、临床表现

1. **易感人群**　多见于幼儿及学生。
2. **潜伏期**　潜伏期 2~5 天，长者 1~7 天。
3. **病程**　临床上比较典型的病例有三期发展经过，即：前驱期、出疹期、脱屑期。前驱期表现为骤然。
4. **临床特点**　咽部红、肿胀，软腭见针尖大红斑或瘀斑。发病初，红肿肥大的舌乳头突出于白色舌苔上，呈"白色杨梅舌"；3~4 天后白色舌苔脱落，舌乳头红肿突出于鲜红的舌质之上，状似杨梅，称"红色杨梅舌"。多伴全身淋巴结肿大。
5. **并发症**　若治疗不及时或不当，可导致扁桃体脓肿、风湿热、急性肾小球肾炎、败血症性关节炎及心肌炎等并发症。

三、诊断

根据接触史、临床表现及病原学证据可以进行诊断。血常规早期可见白细胞总数及中性粒细胞升高，恢复期嗜酸性粒细胞升高，咽拭子培养有溶血性链球菌生长。

四、鉴别诊断

1. **川崎病**　为多见于儿童的急性发热性、出疹性疾病，与猩红热不同，前者发热伴有结膜充血及唇红干裂，肛周皮肤潮红、脱屑或卡介苗接种处再现红斑，这两项体征多出现于川崎病急性期。2 岁以下儿童多见，男孩比例高。我国发病率较低，但病死率较高，心脏并发症较多。

2. **麻疹** 起病初有明显的上呼吸道卡他症状及口腔麻疹黏膜斑，起病后第四天出疹，为斑丘疹，面部亦有发疹，皮疹虽有融合，但疹间有正常皮肤。

3. **药疹** 可呈猩红热样皮疹，发疹前有用药史，有一定的潜伏期，发疹没有顺序，无咽峡炎、杨梅舌、口周苍白圈等，中毒症状轻。

五、治疗方案及原则

1. **一般治疗** 急性期应卧床休息，补充液体及营养。应注意避免并发症的发生。

2. **全身治疗** 主要用抗生素静脉滴注治疗。首选青霉素，剂量 5 万 U/（kg·d）；对青霉素过敏者选用红霉素，剂量 30~50 mg/（kg·d），或林可霉素 40 mg/（kg·d）；疗程 7~10 天。

3. **局部治疗** 注意口腔清洁，可用 3% 硼酸水或生理盐水漱口。手足大片脱屑时，应避免感染。

（李丽莎）

第二节　白喉

白喉是由白喉棒状杆菌引起的急性呼吸道传染病。临床特征为咽、喉、鼻部黏膜充血、肿胀并有不易脱落的灰白色假膜形成，以及细菌产生的外毒素引起的全身中毒症状，重者常合并心肌炎和末梢神经麻痹。本病呈世界性分布。

一、病原学

白喉杆菌或称白喉棒状杆菌，革兰染色阳性，长 3~4 μm，宽 0.5~1 μm，无芽孢、荚膜和动力。菌体直立微弯曲，一端或两端膨大呈鼓槌状，涂片上常呈 V，L，Y 字形排列。菌体内含有浓染的异染颗粒，用特殊染色，如奈瑟染色时呈现不同的颜色，是白喉杆菌形态学诊断的重要依据。

白喉杆菌在血清培养基或鸡血培养基上生长良好，在亚碲酸钾的培养基上菌落呈黑色或灰黑色扁平圆形隆起。按其菌落的形态差异及生化反应特性，将该菌分为重型、轻型及中间型。三型均能产生外毒素，一般认为重型和中间型引起的病情重，发生神经麻痹者较多，且病死率高。但近年报道轻型菌引起的重症患者不比重型菌引起的少。白喉杆菌只有感染了携带产毒基因的噬菌体，才具有合成毒素的能力。细菌的产毒能力由噬菌体基因控制，侵袭能力则由细菌基因控制。白喉外毒素具有很强的抗原性，但不够稳定。

本菌对干燥、寒冷及阳光抵抗力较其他非芽孢菌要强，在干燥假膜内存活 2 个月，在水和牛奶中可活数周；随尘埃播散，若暴露于直射阳光下经数小时才被杀死；但对热及化学消毒剂敏感，56 ℃ 10 min、0.1% 升汞、5% 石炭酸和 3%~5% 的来苏水溶液，均能迅速被杀灭。

— 95 —

二、流行病学

1. 传染源 白喉杆菌是严格寄生于人的细菌，传染源为患者和带菌者。白喉患者在潜伏期末即有传染性。不典型及轻症患者对白喉传播更具危险性，健康带菌者一般占总人口1%以下，流行时可达10%～20%。由于抗生素的应用，恢复期带菌者带菌时间大大缩短，约90%的患者在4天内细菌消失。

2. 传播途径 本病主要通过飞沫传播，可通过被污染的手、玩具、文具、食具及手帕等传播，亦可通过破损的皮肤和黏膜感染。偶有通过污染牛奶而引起流行的报道。

3. 人群易感性 人群普遍易感，患病后可获得持久免疫力，偶有数次发病者。易感性的高低取决于体内抗毒素的量。新生儿通过胎盘及母乳获得免疫力，到1岁时几乎全消失，以后随着年龄的增长易感性逐渐增高。由于白喉预防接种的广泛开展，儿童免疫力普遍增强，疾病高发年龄后移，典型白喉逐渐减少，不典型白喉或轻型白喉日渐增多。

三、临床表现

该病潜伏期为1~7天，一般为2～4天。根据假膜所在部位及中毒症状轻重，分为下列类型。

1. 咽白喉 最常见，占发患者数的80%左右。

（1）无假膜的咽白喉：白喉流行时，部分患者仅有上呼吸道症状如咽痛，全身中毒症状较轻。咽部只有轻度炎症，扁桃体可肿大，但无假膜形成，或仅有少量纤维蛋白性渗出物，细菌培养阳性。此类患者易被误诊和漏诊。

（2）局限性咽白喉

1）扁桃体白喉：假膜局限于一侧或双侧扁桃体。起病徐缓，自觉症状轻和中度发热，全身不适，疲乏，食欲不振及轻度咽痛。扁桃体充血，稍肿胀，假膜初呈点状后融合成片。颌下淋巴结可肿大，微痛。

2）咽门白喉：假膜局限于腭弓、悬雍垂等处，症状较轻。

（3）播散咽白喉：假膜由扁桃体扩展到悬雍垂、软腭、咽后壁、鼻咽部或喉头。假膜色灰白或黄白，边界清楚，周围组织红肿较重。双侧扁桃体肿大，甚至充塞咽门，导致呼吸困难。颈部淋巴结肿大、周围有水肿。此型全身中毒症状重，有高热、乏力、厌食、咽痛等症状，重症病例可引起循环衰竭。

（4）中毒型咽白喉：主要由局限型及播散型转变而成。大多伴有混合感染，假膜多因出血而呈黑色，扁桃体及咽部高度肿胀、阻塞咽门，或有坏死而形成溃疡，具特殊腐败臭气。颈淋巴结肿大，周围软组织水肿，以致颈部增粗（牛颈）。全身中毒症状严重，有高热、气促、唇紫绀、脉细而快、心律失常等。如不及时治疗，病死率极高。

2. 喉白喉 约占发患者数的20%。少数为原发性，约3/4为咽白喉向下蔓延而成。原发性喉白喉由于毒素吸收少，全身中毒症状并不严重。但少数由于假膜延及气管、支气管，可造成程度不等的梗阻现象，表现为粗糙的干咳，声音嘶哑，甚至失声，呼吸急促。严重者可出现紫绀，可因窒息而死亡。继发性喉白喉常发生在咽白喉的基础上，伴有喉白喉的临床表现，全身中毒症状严重。

3. 鼻白喉 此型较为少见，多见于婴幼儿。全身症状轻微或无，有鼻塞、流浆液血性鼻涕，鼻孔周围可见表皮剥脱或浅溃疡，鼻前庭可见白色假膜。

4. 其他部位的白喉 白喉杆菌可从侵入眼结合膜、耳、外阴部、新生儿脐带及皮肤损伤处，产生假膜及化脓性分泌物。眼、耳及外阴部白喉多为继发性。皮肤白喉在热带地区较多见，病程长，皮损往往经久不愈，愈合后可有黑色素沉着。患者很少有全身中毒症状，但可发生末梢神经麻痹。

四、诊断

1. 诊断原则 应根据流行病学资料、临床表现及咽拭子细菌学涂片结果作出临床诊断；确诊则需白喉杆菌培养阳性，并证明能产生毒素或检出白喉特异性抗体。

2. 诊断标准

（1）流行病学史：白喉流行地区，与确诊白喉患者有直接或间接接触史。

（2）临床症状：发热、咽痛、鼻塞、声音嘶哑、犬吠样咳嗽。鼻、咽、喉部有不易剥落的灰白色假膜，剥时易出血。

（3）实验室诊断

1）白喉棒状杆菌分离培养阳性并证明能产生外毒素。

2）咽拭子直接涂片镜检可见革兰氏阳性棒状杆菌，并有异染颗粒。

3）患者双份血清特异性抗体呈四倍以上增长。

（4）病例分类

1）疑似病例：具有（2）者。

2）临床诊断病例：为疑似病例且实验室诊断结果符合（3）2），参考（1）。

3）确诊病例：为疑似病例且实验室诊断结果符合（3）1）、（3）3）中任何一条者。

五、治疗

1. 一般护理 严格隔离，卧床休息2~4周，有心肌损害时应延长至4~6周甚至更长。烦躁不安者，可给予镇静剂。给予易消化、刺激性小的饮食与维生素B、维生素C，保持口腔清洁，防止继发感染。

2. 病原治疗 白喉抗毒素为本病特异性治疗手段，宜尽早、一次、足量给予。抗生素可抑制白喉杆菌生长，缩短病程和带菌时间，首选青霉素，头孢菌素也可用于本病治疗。

3. 对症治疗 采取对症治疗和防治并发症，特别是心肌炎的防治。中毒症状严重患者酌用皮质激素；并发心肌炎患者静注高渗糖、能量合剂、维生素C和维生素B_6等；喉梗阻患者可气管滴入α蛋白酶；出现神经麻痹患者可用B族维生素B_1，B_6，B_{12}等。

六、预防控制与应急处置

1. 一般预防措施

（1）健康教育：白喉是疫苗可预防的传染病。因此，应教育儿童家长在孩子出生后，按国家规定的免疫程序及时预防接种。加强对青年一代医务人员的培训，提高诊断水平，减少误诊或漏诊。

（2）预防接种：按国家儿童免疫程序，注射白喉、百日咳、破伤风三联疫苗（DPT），对白喉有预防作用。鉴于目前成人白喉增多，采用成人型精制白喉类毒素（2~4 U）皮下注射，效果良好。

2. 应急处置措施

（1）疫情报告：白喉为乙类传染病，发现白喉疑似病例或确诊病例，应按乙类传染病规定的时限和方式进行报告。疾病预防控制部门接到报告后要对病例做进一步诊断和处理。

（2）患者、密切接触者管理：要做好早发现、早报告，对患者早期就近隔离治疗。发现疑似或诊断病例，应立即隔离至症状消失后，咽拭子两次细菌培养阴性为止，或症状消失后14天。带菌者予青霉素或红霉素治疗5~7天。

对密切接触者进行登记，医学观察7天，同时进行鼻咽拭子培养，阳性者给予抗生素治疗。流行期间应加强对托幼机构、小学校的晨检，要特别注意精神不振、咽痛及血性鼻涕者。

（3）做好疫点随时和终末消毒工作：患者的鼻咽分泌物及其污染的衣物、手帕、食具、玩具、门把等应进行随时消毒，可采用煮沸或加倍量的10%漂白粉乳剂或84等消毒剂溶液浸泡1h。患者入院隔离后，患者家庭和集体宿舍以及患者出院后的病房，均应进行终末消毒。

（4）保护易感人群：对白喉易感者或体弱多病者可用抗毒素做被动免疫。对没有接受白喉类毒素全程免疫的幼儿，最好给予白喉类毒素与抗毒素同时注射。当白喉流行时，尤其暴发流行时，对患者周围未发病的易感人群，应采取应急接种白喉类毒素。必要时对一定范围的人群，尽早普遍接种白喉类毒素。

3. 免疫监测 疾病预防控制机构应定期采用分层随机抽样方法，有计划、有目的地对当地免疫者和健康人群进行免疫成功率和人群抗体水平监测，以便评价免疫接种的质量，预测预报白喉发病趋势，做好防病工作。

（李丽莎）

第三节　百日咳

百日咳是由百日咳杆菌引起的急性呼吸道传染病。传染性强，多见于婴幼儿。临床上以阵发性痉挛性咳嗽以及咳嗽终止时伴有鸡鸣样吸气吼声为特征。病程可长达2~3月，故名百日咳。

一、病原学

百日咳杆菌属鲍特菌属，为革兰染色阴性短杆菌，有荚膜，无鞭毛。该菌为需氧菌，最适生长温度为35~37℃，最适pH值为6.8~7.0。初分离的菌落表面光滑，称为光滑型（Ⅰ相），毒力及抗原性均强，该菌对营养要求较高，若营养条件不好或多次传代培养则变异为过渡型（Ⅱ，Ⅲ相）或粗糙型（Ⅳ相），细菌形态不一，毒力和抗原性丢失。细菌一般不侵入血液，致病物质包括荚膜、菌毛、内毒素及多种生物活性物质。其中内毒素为主要致病因子。目前认为，凝集原、外膜蛋白、丝状血凝素和外毒素等具有诱导宿主产生保护性抗体的作用。

本菌对外界抵抗力弱，55℃30min或干燥数小时均可将之杀灭，对一般消毒剂及紫外线照射敏感。

二、流行病学

1. **传染源** 患者是本病唯一的传染源。自潜伏期末到出现阵咳后的三周内均有传染性，以发病第一周卡他期传染性最强。

2. **传播途径** 本病主要通过飞沫传播。

3. **易感者** 人群普遍易感，但幼儿发病率最高。由于母体缺乏足够的保护性抗体传给胎儿，故 6 个月以下婴幼儿发病较多。百日咳病后不能获得终生免疫，可以发生二次感染，但症状较轻。

4. **流行特点** 本病世界各地均有发生，多见于温带及寒带。自"百白破"疫苗普遍接种后，大多散在发生。

三、临床表现

该病潜伏期为 2~20 天，一般为 7~10 天，典型经过可分为三期。

1. **卡他期（前驱期）** 自起病至痉咳出现，时间为 7~10 天。初起类似一般上呼吸道感染症状，包括低热、咳嗽、流涕、喷嚏等。3~4 天后其他症状好转而咳嗽加重。此期传染性最强，治疗效果也最好。

2. **痉咳期** 此期已不发热，但有特征性的阵发性、痉挛性咳嗽，阵咳发作时连续十余声至数十声短促的咳嗽，继而一次深长的吸气，因声门仍处收缩状态，故发出鸡鸣样吼声，以后又是一连串阵咳，如此反复，直至咳出黏稠痰液或吐出胃内容物为止。每次阵咳发作可持续数分钟，每日可达十数次至数十次，日轻夜重。阵咳时患儿往往面红耳赤，涕泪交流，面唇发绀，大小便失禁。少数患者因痉咳频繁可出现眼睑水肿、眼结膜及鼻黏膜出血，舌外伸被下门齿损伤舌系带可形成溃疡。成人及年长儿童可无典型痉咳。婴儿由于声门狭小，痉咳时可发生呼吸暂停，并可因脑缺氧而抽搐，甚至死亡。此期短则 1~2 周，长者可达 2 个月。

3. **恢复期** 阵发性痉咳逐渐减少至停止，鸡鸣样吼声消失。此期一般为 2~3 周。若有并发症可长达数月。

常见并发症为支气管肺炎，为继发感染所致，其他还有肺不张、肺气肿、皮下气肿以及百日咳脑病等。

四、诊断

1. **流行病学史** 三周内接触过百日咳患者，或该地区有百日咳流行。

2. **临床症状**

（1）流行季节有阵发性痉挛性咳嗽者。

（2）咳嗽后伴有呕吐，严重者有结膜下出血或舌系带溃疡者。

（3）新生儿或婴幼儿有原因不明的阵发性青紫或窒息者，多无典型痉咳。

（4）持续咳嗽两周以上，能排除其他原因者。

3. **实验室诊断**

（1）白细胞总数显著升高，淋巴细胞占 50% 以上。

（2）从患者的痰或咽喉部分泌物分离到百日咳杆菌。

（3）恢复期血清凝集抗体比急性期抗体呈四倍以上升高。

4. **病例分类**

（1）疑似病例：具备临床症状中任何一项，或同时伴有流行病学史者。

（2）临床诊断病例：疑似病例加实验室诊断中（1）者。

（3）确诊病例：疑似病例加实验室诊断中（2）或（3）者。

五、治疗

应尽早给予抗生素治疗，防止发生并发症。

1. **一般治疗和对症治疗** 按呼吸道传染病进行隔离治疗。保持空气清新，注意营养及良好护理。痉咳剧烈者可适当加用镇静剂。重症婴儿可给予肾上腺皮质激素以减轻炎症。

2. **抗生素治疗** 卡他期应用抗生素可缩短咳嗽时间或阻断痉咳的发生。首选红霉素，也可用氯霉素，或复方新诺明、氨苄西林等。

3. **中医药治疗** 早期为痰热内蕴，可用加味华盖散，中期为痰热阻肺，可用百部煎剂加减。成药有鹭鸶咳丸、百咳灵。胆汁类制剂对百日咳杆菌有显著的抑制作用，同时还有一定的镇静作用。可采用鸡胆汁加白糖蒸服。

六、预防控制与应急处置

1. **一般预防措施**

（1）健康教育：百日咳是严重影响婴幼儿健康的传染病，但又是可用疫苗预防的传染病。因此应教育儿童家长，在儿童出生后第3个月及时到当地疾病预防控制部门接种疫苗。流行期间少出门，不到公共场所活动，减少感染的机会。

（2）免疫接种：国内目前常用白百破（白喉、百日咳、破伤风）三联疫苗（简称DPT）。我国儿童基础免疫程序规定，DPT的免疫月龄从3月龄开始，3，4，5月龄各接种1针，间隔至少28天，必须在12月龄内完成，在18~24月龄再加强免疫1针。免疫月龄也可开始于2月龄。有过敏史、惊厥史、患急性病者禁用DPT。发生暴发流行时，对未接种百日咳菌苗的易感儿童应急接种DPT。

2. **应急处置措施** 在流行期间，采取针对疑似患者和患者的早发现、早诊断、早报告、早隔离、早治疗和密切接触者的积极预防等综合措施。

（1）疫情报告：《传染病防治法》将百日咳列为乙类传染病进行管理，发现百日咳疑似病例或确诊病例应按照规定的时限和方式进行报告。

（2）患者、密切接触者管理：及早发现患者并进行隔离，可以有效控制疫情。隔离期自发病起40天或出现痉咳后30天，密切接触者应医学观察2~3周。

（3）切断传播途径：对患者使用物品采用日晒、石炭酸及84等消毒剂进行消毒。居住环境采用室内通风换气，每日用紫外线消毒病房。

（4）保护易感人群：对无免疫力而又有百日咳接触史的患儿可用红霉素、复方磺胺甲噁唑进行预防，连续用药7~10天。

（钟金柳）

第四节 伤寒

一、病原学

伤寒杆菌属沙门菌属 D 族（组），革兰染色阴性，呈短杆状，长 1~3.5 μm，宽 0.5~
0.8 μm，周围有鞭毛，能活动，不产生芽孢，无荚膜。在自然界中的生命力较强，在水中
一般可存活 2~3 周，在粪便中能维持 1~2 月，在牛奶中不仅能生存，且可繁殖，能耐低温，
在冰冻环境中可持续数月，但对光、热、干燥及消毒剂的抵抗力较弱，日光直射数小时即
死，加热至 60 ℃经 15 min 或煮沸后立即死亡，对普通消毒剂敏感，消毒饮水余氯达 0.2~
0.4 mg/L 可迅速致死。

伤寒杆菌在菌体裂解时可释放强烈的内毒素，对本病的发生和发展起着较重要的作用。
伤寒杆菌的菌体（O 抗原）、鞭毛（H 抗原）和表面（Vi 抗原）均能产生相应的抗体，但
这些并非保护性抗体，伤寒病情轻重、复发、预后，均与这些抗体的效价消长变化无关，由
于 O 抗原及 H 抗原性较强，故常用于血清凝集试验（肥达反应）以辅助临床诊断。Vi 抗原
见于新分离（特别是从患者血液分离）的菌株，能干扰血清中的杀菌效能和吞噬功能，是
决定伤寒杆菌毒力的重要因素，但抗原性不强，所产生的 Vi 抗体的凝集效价一般较低，临
床诊断价值不大；当 Vi 抗体效价平稳下降，提示病原菌逐步清除，大多数带菌者 Vi 抗体阳
性，Vi 抗体的检测有助于发现慢性带菌者。

二、发病机制和病理变化

伤寒杆菌随污染的水或食物进入消化道后，一般可被胃酸杀灭，若入侵病菌数量较多，
发病的机会越大；具有 Vi 抗原的菌株毒力较大，同样的感染量，发病率较高，当胃酸缺乏、
机体免疫力低下时，致病菌可进入小肠，侵入肠黏膜，部分伤寒杆菌经淋巴管进入回肠集合
淋巴结，孤立淋巴滤泡及肠系膜淋巴结中生长繁殖，然后再由胸导管进入血流而引起短暂的
菌血症，此阶段患者并无症状，相当于临床上的潜伏期。

伤寒杆菌随血流进入肝、脾、胆囊、肾和骨髓后继续大量繁殖，再次进入血流，引起第
二次严重菌血症并释放强烈的内毒素，产生发热、全身不适等临床症状，经胆管进入肠道的
伤寒杆菌，部分穿过小肠黏膜再度侵入肠壁淋巴组织，在原已致敏的肠壁淋巴组织中产生严
重的炎症反应和单核细胞浸润，引起坏死，脱落而形成溃疡，若波及病变部位血管可引起出
血，若侵及肌层与浆膜层则可引起肠穿孔，病程第 4 周开始，人体产生的免疫力渐次加强，
伤寒杆菌从血流与脏器中逐渐消失，肠壁溃疡渐趋愈后，疾病最终获得痊愈。

伤寒的主要病理特点是全身单核-巨噬细胞系统的增生性反应，以肠道为最显著。病程
第 7~10 天，肠道淋巴组织增生肿胀呈纽扣样突起，尤以回肠末段的集合淋巴结和孤立淋巴
结最为显著，肠系膜淋巴结也显著增生与肿大；其他部位的淋巴结、脾脏、骨髓和肝窦星形
细胞亦呈增生；继而肠道淋巴组织的病变加剧，使局部发生营养障碍而出现坏死，形成黄色
结痂。因回肠末段的淋巴结较大且多，病变最严重，故穿孔多见于此部位。溃疡常呈椭圆形
或圆形，沿肠纵轴排列，周围黏膜充血。病程第 4~5 周，溃疡愈合不留瘢痕，也不引起肠
道狭窄。肠道病变不一定与临床症状的严重程度成正比，伴有严重毒血症者，尤其是婴儿，

其肠道病变可能不明显，反之毒血症状轻微或缺如的患者却可突然发生肠出血与肠穿孔。其他脏器中，脾和肝的病变最为显著。

三、流行病学

伤寒在世界各地均有发生和流行，以热带和亚热带地区多见，饮食饮水条件差的地区易引起流行，以夏秋季居多，8~10月份为高峰，南方较北方高峰期可提早1~2个月。在自然条件下伤寒杆菌只感染人类，患者或带菌者是唯一的传染源，病原体主要从粪便排出，尿液亦偶有排菌，但远不如粪便排菌重要，患者从潜伏期直到病愈恢复，疾病全过程都可排菌，具有传染性，感染后可获持久免疫力，第二次感染发病者极少。我国以散发为主，但有的地区时有暴发流行，其中以水型暴发为多，男女发病率无差别，儿童及青壮年居多，暴发疫情中也以青壮年居多。

四、临床表现

潜伏期10天左右，其长短与感染菌量有关，食物型暴发流行可短至48 h，而水源性暴发流行时间可长达30天。

（一）典型伤寒

典型的伤寒自然病程为时约4周，可分为4期。

1. **初期**　相当于病程第1周，起病大多缓慢（75%~90%），发热是最早出现的症状，常伴有全身不适，乏力，食欲减退，咽痛与咳嗽等。病情逐渐加重，体温呈阶梯形上升，于5~7天内达39~40 ℃，发热前可有畏寒而少寒战，退热时出汗不显著。

2. **极期**　相当于病程第2~3周，常有伤寒的典型表现，有助于诊断。

（1）高热：高热持续不退，多呈稽留热型，少数呈弛张热型或不规则热型，持续1~2周。

（2）消化系统症状：胃纳减退明显，舌尖与舌缘的舌质红，苔厚腻，腹部不适，腹胀，多有便秘，少数则以腹泻为主，右下腹可有轻度压痛。

（3）神经系统症状：患者精神恍惚，表情淡漠，呆滞，反应迟钝，听力减退，重者可有谵妄、昏迷，或出现脑膜刺激征（虚性脑膜炎）。神经系统症状多随体温下降至逐渐恢复。

（4）循环系统症状：常有相对缓脉或有时出现重脉，但并发中毒性心肌炎时，相对缓脉不明显。

（5）脾肿大：在左季肋下常可触及脾肿大，质软或伴压痛。部分患者肝脏亦可肿大，质软或伴压痛，如出现黄疸，肝功能有明显异常者，提示中毒性肝炎存在。

（6）皮疹：病程7~13天，部分患者的皮肤出现淡红色小斑丘疹（玫瑰疹），直径2~4 mm，压之褪色，多数在12个以下，主要分布于胸，腹，也可见于背部及四肢，多在2~4天内消失，可分批出现，出汗较多者偶可见水晶形汗疹（或称白痱）。

3. **缓解期**　相当于病程第3~4周，患者体温出现波动并开始下降，食欲逐渐好转，腹胀逐渐消失，脾肿开始回缩。但本期内有发生肠出血或肠穿孔的危险，需特别提高警惕。

4. **恢复期**　相当于病程第4周末开始。体温恢复正常，食欲好转，一般在1个月左右完全恢复健康。

（二）其他临床类型

除上述典型伤寒外，根据发病年龄，人体免疫状态，致病菌的毒力与数量，病程初期不规则应用抗菌药物以及有无加杂症等因素，伤寒又可分为下列各种类型。

1. **轻型** 全身毒血症状轻，病程短，1~2周内痊愈。多见于发病前曾接受伤寒菌苗注射或发病初期已应用过有效抗菌药物治疗者，在儿童病例中亦非少见。由于病情轻，症状不典型，常易漏诊或误诊。

2. **逍遥型** 伤寒毒血症状轻，患者不易察觉，亦不影响患者日常生活和工作。部分患者因肠出血或肠穿孔就医而获确诊。

3. **迁延型** 起病与典型伤寒相似，由于人体免疫功能低下，发热持续不退，可达45~60天之久。伴有慢性血吸虫病的伤寒患者常属此型。

4. **暴发型** 起病急，毒血症状严重，有畏寒、高热、腹痛、腹泻、中毒性脑病、心肌炎、肝炎、肠麻痹和休克等表现，常有显著皮疹，也可并发 DIC。

5. **小儿伤寒** 临床症状不典型，一般年龄越大，临床表现越似于成人。

多呈轻型非典型症状，年龄越大者就越接近成人的症状，学龄期儿童症状与成人相似，但多属轻型。患儿常急性起病，体温常骤然上升，在2~3天内即达高峰，稽留期的体温波动大而不规则，持续时间7~10天。患儿食欲不振，肝、脾肿大明显；出现腹痛、腹胀、腹泻，大便中含有黏液者，易被误诊为痢疾；由于肠道病变轻，故肠出血，肠穿孔等并发症也较少。患儿中毒症状明显，倦怠、精神萎靡不振、嗜睡，而缓脉及玫瑰疹少见，白细胞计数常不减少；呼吸道症状比较突出，并发支气管肺炎为多见。

总体而言小儿伤寒大部分症状轻、病程较短，有时仅2~3周即自然痊愈，病死率较低。

6. **老年伤寒** 体温多不高，症状多不典型，虚弱现象明显；易并发支气管肺炎与心功能不全，常有持续的肠功能紊乱和记忆力减退，病程迁延，恢复不易，病死率较高。

复发与再燃：症状消失后1~2周，临床表现类似于初次发作，症状较轻，病程较短，血培养阳转为复发，与胆囊或巨噬细胞中潜伏的病菌大量繁殖，再度侵入血循环有关，多与抗生素治疗不彻底、机体抵抗力低下有关。再燃是指病程中，体温逐渐下降但未恢复正常，又重新升高，血培养常阳性，常与抗生素使用不当，菌血症未能得到有效控制有关。

五、诊断

1. **流行病学资料** 注意当地是否是伤寒疫区、是否与伤寒患者有接触史以及是否有不洁饮食史。

2. **临床表现** 出现持续性高热（40~41 ℃）达1~2周以上，并出现腹痛、腹泻、表情淡漠，相对缓脉，皮肤玫瑰疹，肝、脾肿大。

3. **实验室检查**

（1）常规检查：血白细胞计数下降，大多为（3~4）×10^9/L，伴中性粒细胞和嗜酸性粒细胞减少或消失，嗜酸性粒细胞随病情的好转逐渐回升，这对伤寒的诊断有较大的意义，也是伤寒的特征性表现之一。极期嗜酸性粒细胞>2%，绝对计数>$4×10^8$/L者可基本除外伤寒。

（2）血清学检测

1）被动血凝试验（PHA）：用伤寒杆菌菌体抗原致敏红细胞，使之与被检血清反应，根据红细胞凝集状况判断有无伤寒特异性抗体存在，检测的是特异 IgM 抗体，故可用于早期诊断。

2）对流免疫电泳（CIE）：本方法可用于血清中可溶性伤寒抗原或抗体的检测，操作简便，便于基层推广，特异性较高，敏感性受采血时间影响，发病初期最易测出，故可用于伤寒的早期诊断。

3）协同凝集试验（COA）：利用金葡菌的葡萄球菌 A 蛋白（SPA）可与抗体 IgG 的 Fc 段结合的原理，先用伤寒抗体致敏带有 SPA 的金葡菌，然后与抗原发生反应，一般来说，其敏感性高于 CIE，而特异性较 CIE 差。

4）酶联免疫吸附试验（ELISA）：ELISA 的基本原理是用酶促反应的放大作用来显示初级免疫学反应，既可检测抗原，又可检测抗体，在伤寒的血清免疫学诊断方法中，ELISA 方法简便、快速、敏感，特异性高。

5）肥达试验：肥达反应 O 抗体凝集效价≥1∶80，H 抗体凝集效价≥1∶160，恢复期效价增高 4 倍以上者更有诊断意义。

（3）病原学检查

1）血培养是确诊的依据，病程早期即可阳性，第 7~10 病日阳性率可达 90%，第 3 周降为 30%~40%，第四周时常阴性。

2）骨髓培养：阳性率较血培养高，尤适合于已用抗生素药物治疗，血培养阴性者。

3）粪便培养：从潜伏期起便可获阳性，第 3~4 周可高达 80%，病后 6 周阳性率迅速下降，少数患者排菌可超过 1 年。

4）尿培养：病程后期阳性率可达 25%，但应避免粪便污染；玫瑰疹的刮取物或活检切片也可获阳性培养。

5）聚合酶链反应（PCR）：用 PCR 方法扩增伤寒的鞭毛抗原编码基因，具有特异性、敏感高的特点，可用于早期诊断。

六、治疗原则

伤寒病原学治疗是关键，氟喹诺酮类为首选，且适用于耐氯霉素菌株感染者。常用氧氟沙星和环丙沙星。但儿童、孕妇、哺乳期妇女忌用，可改用第 3 代头孢菌素。氯霉素退热快，仍然可作为敏感株感染选用的药物，但应注意其应用指征与不良反应，同时要积极处理好并发症。

七、常规治疗

（一）一般治疗与对症治疗

伤寒虽有特效抗菌药物治疗，但是对一般治疗与对症治疗，尤其是对护理及饮食重要性的认识不容忽视。

1. 隔离与休息　患者按消化道传染病隔离，临床症状消失后每隔 1 周送检粪便培养，连续 2 次阴性可解除隔离。发热期患者必须卧床休息，退热后方可活动。

2. 护理　保持皮肤清洁，定期改换体位，以防压疮及肺部感染。每天早晨及每次饮食后清洁口腔以防口腔感染及化脓性腮腺炎，注意观察体温、脉搏、血压、腹部表现、大便性状等变化。

3. **饮食**　应给予热量高、营养充分、易消化的饮食。供给必要的维生素，以补充发热期的消耗，促进恢复。发热期间宜用流质或细软少渣饮食，少量多餐。退热后，食欲增加时，可逐渐进稀饭、软饭，忌吃坚硬多渣食物，以免诱发肠出血和肠穿孔。一般退热后2周左右才恢复正常饮食。

4. **对症治疗**　高热宜用物理降温，如酒精擦浴，或头部、腋窝放置冰袋，不宜滥用退热药，以免脱水；如患者兴奋狂躁可适量应用镇静药物如地西泮5~10 mg肌内注射，而便秘可用开塞露塞肛或生理盐水低压灌肠，禁用泻药；腹泻可对症处理；不要用阿片制剂，以免减低肠蠕动而引起鼓肠，腹胀可用松节油腹部热敷及肛管排气，但禁用新斯的明。中毒症状明显者，可在足量有效抗菌治疗药物配合下使用激素，常用氢化可的松25~50 mg，1次/天静脉缓慢滴注或地塞米松2~4 mg，1次/天，疗程以不超过3天为宜，对显著鼓肠或腹泻宜慎重，以免诱发肠出血或肠穿孔。

（二）病原学治疗

1. **氟喹诺酮类药物**　为首选，因其影响骨骼发育，孕妇、儿童、哺乳期妇女禁用，18岁以下青少年慎用为宜。目前常用的有氧氟沙星，剂量：300 mg，2次/天口服，或200~400 mg/d静滴，环丙沙星，剂量：250~500 mg/d静滴，或500毫克/次，2次/天口服，亦可使用诺氟沙星400 mg，3~4次/天。一般5天后退热，退热后继续再用10~14天。

2. **头孢菌素类**　第2、3代头孢菌素在体外对伤寒杆菌有强大抗菌活性，不良反应低，尤其适用于孕妇，儿童、哺乳期妇女以及氯霉素耐药菌所致伤寒。可用头孢曲松，剂量：成人1 g，每12小时一次，儿童每天100 mg/kg。头孢噻肟，剂量：成人1~2 g，每8~12小时一次，儿童每天100~150 mg/kg，疗程2周。

3. **氯霉素**　剂量：每天25 mg/kg，分3~4次口服或静脉滴注。只要菌株对氯霉素敏感，选用后其退热快，体温正常后，剂量减半，疗程2~3周。新生儿，要注意不良反应，每3~5天宜复查血常规，白细胞<2 000×10^6/L时停药。

4. **氨苄（或阿莫）西林**　剂量：成人2~6 g/d，儿童每天100~150 mg/kg，分3~4次口服或静脉滴注。阿莫西林成人2~4 g/d，分3~4次口服，疗程14天。

5. **复方磺胺甲噁唑**　剂量：成人，2片2次/天，儿童每天磺胺甲噁唑（SMZ）40~50 mg/kg、甲氧苄啶（TMP）10 mg/kg，2次/天，疗程14天。

（三）慢性带菌者的治疗

慢性带菌者的治疗常较困难，一般认为有胆石症或胆囊疾患的慢性带菌者，须同时处理胆囊胆道疾患，才能获得较好的效果。

1. **氨苄西林**　4~6 g/d或阿莫西林6 g/d与丙磺舒2 g/d，分次口服，联合用药，疗程6周以上。

2. **喹诺酮类**　如氧氟沙星等用药后胆汁中的浓度高，可用于治疗慢性带菌者，氧氟沙星300毫克/次，2次/天，环丙沙星500 750毫克/次，2次/天口服，疗程6周。

八、并发症的治疗

1. **肠出血**　卧床休息，禁食或少量流食。严密观察生命体征变化，如体温、脉搏、血压情况；注重大便性质、颜色、次数，便血情况及估计出血量，注意水、电解质平衡。可使用一般止血剂维生素 K，卡络柳钠（安络血），氨甲苯酸（抗血纤溶芳酸）等止血药，根据出血量多少适当输入新鲜血液。大量出血经积极的内科治疗无效时，可考虑手术处理。

2. **肠穿孔** 禁食，胃肠减压，静脉输液维持水、电解质平衡与热量供应。选用有效抗菌药物，控制腹膜炎。除局限者外，肠穿孔伴发腹膜炎的患者应及早手术治疗。

3. **中毒性心肌炎** 严格卧床休息，在足量有效的抗菌药物治疗下加用肾上腺皮质激素，予维生素 C、维生素 B_1 肌苷、三磷酸腺苷、辅酶 A、细胞色素 C 等，能促进心肌细胞的代谢，如出现心力衰竭，可在严密观察下应用洋地黄制剂和地西泮（速尿）。

4. **中毒性肝炎** 可予常规护肝、降酶、退黄治疗，必要时可加用肾上腺皮质激素治疗。

5. **胆囊炎** 按一般内科治疗。

6. **溶血性尿毒综合征**

（1）加强抗感染治疗：控制伤寒杆菌的原发感染。

（2）充分补液：纠正水电解质代谢紊乱。

（3）控制临床症状：使用皮质激素如促肾上腺皮质激素、地塞米松、泼尼松龙等。

（4）抗凝治疗：可输入新鲜血浆、双嘧达莫、阿司匹林、低分子右旋糖酐等治疗，也可用小剂量肝素每日 $50 \sim 100$ U/kg 静滴，但不主张多用。

（5）必要时行腹膜或血液透析：以及时清除氮质血症、稳定内环境、改善肾功能。

7. **DIC 应个体化** 加强抗生素治疗积极控制伤寒杆菌；阻断血管内凝血及继发性纤溶亢进；补充血小板及凝血因子水平；纠正休克、控制出血。

九、不良反应处理

1. **氟喹诺酮类药物治疗常见不良反应**

（1）消化道反应：恶心、呕吐、胃部不适、腹泻、腹痛等。可与对症处理，必要时静滴维生素 C、维生素 B_6 可缓解症状。

（2）过敏反应：出现皮肤瘙痒、皮疹，应立即停药并给予抗过敏治疗，如予酮替芬、氯雷他定口服，静脉给予维生素 C、葡萄糖酸钙等，过敏严重的患者可给予糖皮质激素治疗。

（3）中枢神经系统：因能较好透过血-脑屏障，进入脑组织而引起，轻者失眠、头晕、头痛，重症者可诱发癫痫。一般情况下不用处理，出现癫痫可给予吸氧、镇静等治疗，予地西泮（安定）$5 \sim 10$ mg 肌内注射，也可适当补充液体。

（4）皮肤及光毒性：我国皮疹报道较多，均属可逆性。临床表现为皮疹、发热发红、瘙痒、脱屑，范围从中度的红斑到大疱疹，严重者可引起皮肤脱落糜烂。通过穿衣防晒，避免暴露在阳光或人工紫外光下，可避免或减轻症状。

除以上不良反应外，还应注意配伍用药，如与抗酸药合用可减少喹诺酮类药的吸收；与非类固醇消炎药合用可增加神经系统毒性；与咖啡及茶碱合用可减少后者代谢及消除而出现茶碱毒性反应等。

2. **头孢菌素主要不良反应**

（1）过敏反应：临床主要表现为皮疹、药物热、哮喘，严重者可致药物过敏性休克，甚至死亡。处理上可予氯雷他定 10 mg，1 次/天，口服；维生素 C 2.0+5%GS 250 mL 静脉点滴，1 次/天；疗效不好或皮疹较多时可给予糖皮质激素治疗，出现休克给予抗休克治疗。

（2）消化系统不良反应：胃肠道反应为第 3 代头孢菌素常见的不良反应，发生率为 3.6%~10.8%，主要表现为恶心、呕吐、腹部不适、腹泻、食欲不振、腹痛、消化不良。近年来，多有第 3 代头孢菌素引起消化道出血的报道，尤以分子结构中含四氮唑基团的头孢哌酮发生率居高。

（3）神经系统不良反应：绝大多数头孢菌素类药物，在常规剂量下不易透过血-脑屏障，当大剂量应用时可能出现中枢神经系统症状，主要表现为惊厥、癫痫样发作。因婴幼儿血-脑屏障发育尚不完善，故在应用时尤应注意。

3. 氯霉素 主要的不良反应是可引起的粒细胞缺乏症和不可逆的再生障碍性贫血，先天性葡萄糖-6-磷酸脱氢酶不足的患儿可出现溶血性，为预防不良反应发生，要定期给患者检查血常规，一旦发生立即停药，粒细胞水平可恢复正常，必要时可予集落细胞刺激因子或基因重组人粒系生长因子治疗，对于再障及溶贫可给予专科治疗。另外，大剂量使用新生儿与早产儿可发生循环衰竭（灰婴综合征），及早停药尚可完全恢复。此外，由于氯霉素可透过血-胎盘屏障，也可自乳汁分泌，有引致哺乳婴儿发生不良反应的可能，因此本品不宜用于妊娠期及哺乳期妇女，必须应用时应暂停哺乳。

十、出院后建议

注重休息和营养，加强锻炼以增强体质，牢记"病从口入"，养成良好的个人卫生习惯与饮食卫生习惯，坚持饭前便后洗手，不吃不洁的食物，不饮用生水；出院后 2~6 个月复查肥达反应及血培养，以防成为慢性带菌者。

十一、预后及预防

（一）预后

伤寒的预后与患者的情况，年龄，有无并发症，治疗早晚，治疗方法，过去曾否接受预防注射以及病原菌的毒力等有关。老年人，婴幼儿预后较差，明显贫血，营养不良者预后也较差。并发肠穿孔，肠出血，心肌炎，严重毒血症等病死率较高。曾接受预防接种者病情较轻，预后较好。

（二）预防

1. 控制传染源 及时发现患者和带菌者，给予肠道隔离。大小便等排泄物用等量 20% 含氯石灰（漂白粉）澄清液混合 2 h，便器用 3% 含氯石灰浸泡 1 h，食具可煮沸消毒。患者停用抗菌治疗后 1 周，每周粪培养，连续 2 次阴性者方可解除隔离。保育员、饮食业人员应定期作粪培养及 Vi 抗体检测。慢性带菌者不应从事上述工作。对密切接触者应行医学观察，从停止接触起算，至少 3 周。

2. 切断传播途径 加强饮食、饮水卫生，保护水源，做好粪便、污水、垃圾的管理和处理，注意饭前便后洗手，切断传播途径是本病预防措施的重点。

3. 保护易感人群 国内所用疫苗为伤寒、副伤寒甲、乙的三联混合死菌苗，皮下注射 3 次，间隔 7 日，接种后 2~3 周可产生免疫力，以后每年加强一次。口服减毒菌苗在试用中，其效果有待进一步验证。

（钟金柳）

第七章

职业病危害对健康的影响

第一节　刺激性气体中毒

一、概述

刺激性气体指对眼、呼吸道黏膜和皮肤具有刺激作用，引起机体以急性炎症、肺水肿为主要病理改变的一类气态物质，包括在常态下气体以及在常态下虽非气体，但可以通过蒸发、升华或挥发后形成蒸气或气体的液体或固体物质；此类气态物质多具有腐蚀性，生产中常因不遵守操作规程，容器或管道等设备被腐蚀，发生跑、冒、滴、漏等污染作业环境，在化学工业生产中最容易发生。

（一）种类

1. **刺激性气体种类较多，按其化学结构和理化特性，可分为以下几类。**

（1）酸：无机酸，如硫酸、盐酸、硝酸、铬酸；有机酸，如甲酸、丙酸、乙二酸、丙烯酸。

（2）成酸氧化物：二氧化硫、三氧化硫、二氧化氮、铬酐等。

（3）成酸氢化物：氯化氢、氟化氢、溴化氢。

（4）卤族元素：氟、溴、碘。

（5）无机氯化物：光气、氯化氢、二氧化氯、二氯化砜、四氯化硅、四氯化钛、三氯化锑、三氯化砷、三氯化磷、三氯化硼等。

（6）卤烃类：溴甲烷、碘甲烷、二氟一氯甲烷、四氟乙烯及其聚合物、聚全氟乙丙烯。

（7）酯类：硫酸二甲酯、二异氰酸甲苯酯、甲酸甲酯、氯甲酸甲酯、丙烯酸甲酯等。

（8）醚类：氯甲基甲醚。

（9）醛类：甲醛、乙醛、丙烯醛、三氯乙醛等。

（10）酮类：乙烯酮、甲基丙烯酮。

（11）氨胺类：氨、乙胺、乙二胺、丙胺、丙烯胺，环乙胺。

（12）强氧化剂：臭氧。

（13）金属化合物：氧化银、硒化氢、波基镍、五氧化二钒等。氧化镉、羰基镍、硒化氢。

2. **按 GBZ 73-2009，刺激性气体可分为以下几类。**

（1）酸：无机酸，如硫酸、盐酸、硝酸、铬酸、氯磺酸；有机酸，如甲酸、乙酸、丙酸、丁酸。

（2）氮的氧化物：一氧化氮、二氧化氮、五氧化二氮等。

（3）氯及其他化合物：氯、氯化氢、二氧化氯、光气、双光气、氯化苦、二氯化枫、四氯化硅、三氯氢硅、四氯化钛、三氯化锑、三氯化砷、三氯化磷、三氯氧磷、五氯化磷、三氯化硼等，二氯亚砜。

（4）硫的化合物：二氧化硫、三氧化硫、硫化氢等。

（5）成碱氢化物：氨。

（6）强氧化剂：臭氧。

（7）酯类：硫酸二甲酯、二异氰酸甲苯酯、甲酸甲酯、氯甲酸甲酯等，丙烯酸甲酯。

（8）金属化合物：氧化银、硒化氢、波基镍、五氧化二钒等，氧化镉、羰基镍、硒化氢。

（9）醛类：甲醛、己醛、丙烯醛、三氯乙醛等。

（10）氟代烃类：八氟异丁烯、氟光气、六氟丙烯、氟聚合物的裂解残液气和热解气等。

（11）其他：二硼氢、氯甲甲醚、四氯化碳、一甲胺、二甲胺、环氧氯丙烷等。

（12）军用毒气：氮芥气、亚当氏气、路易氏气等。

上述具有刺激作用的化学物质，常见的有氯、氨、氮氧化物、光气、氟化氢、二氧化硫和三氧化硫等。

（二）毒理

刺激性气体的毒性按其化学作用，主要是酸、碱和氧化剂，如成酸氧化物、卤素、卤化物、酯类遇水可形成酸或分解为酸，酸可从组织中吸出水分，凝固其蛋白质，使细胞坏死；氨胺类遇水形成碱，可由细胞中吸出水分并皂化脂肪，使细胞发生溶解性坏死；氧化剂如氧、臭氧、二氧化氮可直接或通过自由基氧化，导致细胞膜氧化损伤。刺激性气体通常以局部损害为主，其损害作用的共同特点是引起眼、呼吸道黏膜及皮肤不同程度的炎性病理反应，刺激作用过强时可引起喉头水肿、肺水肿以及全身反应。病变程度主要取决于吸入刺激性气体的浓度和持续接触时间，病变的部位与其水溶性有关，水溶性高的毒物易溶解附着在湿润的眼和上呼吸道黏膜局部，立即产生刺激作用，出现流泪、流涕、咽痒、呛咳等症状，如氯化氢、氨；中等水溶性的毒物，其作用部位与浓度有关，低浓度时只侵犯眼和上呼吸道，如氯、二氧化硫，而高浓度时则可侵犯全呼吸道；水溶性低的毒物，通过上呼吸道时溶解少，故对上呼吸道刺激性较小，如二氧化氮、光气，易进入呼吸道深部，对肺组织产生刺激和腐蚀，常引起化学性肺炎或肺水肿。液体刺激性气态物质直接接触皮肤黏膜或溅入眼内可引起皮肤灼伤及眼角膜损伤。

（三）毒作用表现

1. **急性刺激作用** 眼和上呼吸道刺激性炎症，如流泪、畏光、结膜充血、流涕、喷嚏、咽疼、咽部充血、呛咳、胸闷等；吸入较高浓度的刺激性气体可引起中毒性咽喉炎、气管炎、支气管炎和肺炎；吸入高浓度的刺激性气体可引起喉头痉挛或水肿，严重者可窒息死亡。

2. 中毒性肺水肿（toxic pulmonary edema）　吸入高浓度刺激性气体后所引起的肺泡内及肺间质过量的体液潴留为特征的病理过程，最终可导致急性呼吸功能衰竭，是刺激性气体所致的最严重的危害和职业病常见的急症之一。中毒性肺水肿的发生主要决定于刺激性气体的毒性、浓度、作用时间、水溶性及机体的应激能力，易引起肺水肿较常见的刺激性气体有光气、二氧化氮、氨、氯、臭氧、硫酸二甲酯、羰基镍、氧化镉、溴甲烷、氯化苦、甲醛、丙烯醛等。

肺水肿是肺微血管通透性增加和肺部水运行失衡的结果。其发病机制主要有。

（1）肺泡壁通透性增加：①高浓度刺激性气体直接损伤肺泡上皮细胞，导致肺泡壁通透性增加，形成肺泡型肺水肿。刺激性气体可致肺泡膜上皮Ⅰ型细胞水肿、变性、细胞间连接部分开放；Ⅱ型细胞受损，肺泡表面活性物（AS）合成减少，活性降低，使肺泡气液面表面张力增加，肺泡塌陷，体液渗出增加，液体迅速进入肺泡。②刺激性气体引起炎症反应时，参与炎症的肺泡巨噬细胞及多形核细胞等在肺内大量积聚，并释放大量的细胞因子和炎性介质，主要有氧自由基等，可达正常水平的 20 倍，造成肺泡氧化损伤，导致通透功能障碍。

（2）肺毛细血管壁通透性增加：一方面高浓度刺激性气体直接损伤毛细血管内皮细胞，导致间隔毛细血管通透性增加，形成间质性肺水肿，可直接破坏毛细血管内皮细胞，使内皮细胞胞浆突起回缩，裂隙增宽，液体渗出。另一方面，中毒使体内的血管活性物质如组织胺、5-羟色胺、缓激肽、前列腺素等大量释放，使肺毛细血管通透性增加。

（3）肺毛细血管渗出增加：上呼吸道炎症及肺水肿导致通气不足和弥散障碍，致使机体缺氧，通过神经体液反射，引起毛细血管痉挛，增加肺毛细血管压力和渗出，加重肺水肿。

（4）肺淋巴循环受阻：毛细血管渗出液的回收与淋巴循环有关。刺激性气体可使交感神经兴奋性增高，右淋巴总管痉挛；此外，肺内体液增多，使血管临近的淋巴管肿胀，阻力增加，淋巴回流障碍，促使肺水肿发生。

3. 刺激性气体引起的肺水肿，临床过程可分为四期。

（1）刺激期：吸入刺激性气体后表现为气管-支气管黏膜的急性炎症。主要在短时间内出现呛咳、流涕、咽干、咽痛、胸闷及全身症状，如头痛、头晕、恶心、呕吐等症状。吸入水溶性低的刺激性气体后，该期症状较轻或不明显。

（2）潜伏期：刺激期后，自觉症状减轻或消失，病情相对稳定，但肺部的潜在病理变化仍在继续发展，经过一段时间发生肺水肿，实属"假象期"。潜伏期长短，主要取决于刺激性气体的溶解度、浓度和个体差异，水溶性大，浓度高，潜伏期短。一般为 2~6 h，也有短至 0.5 h 者，水溶性小的刺激性气体可 36~48 h，甚至 72 h。在潜伏期症状不多，期末可出现轻度的胸闷、气短、肺部少许干性啰音，但胸部 X 线片可见肺纹理增多、模糊不清等。此期在防止或减轻肺水肿发生以及病情的转归上具有重要的作用。

（3）肺水肿期：潜伏期之后，突然出现加重的呼吸困难，烦躁不安、大汗淋漓、剧烈咳嗽、咳大量粉红色泡沫样痰。体检可见口唇明显发绀、两肺密布湿性啰音、严重时大中水泡音、血压下降、血液浓缩、白细胞可高达（20~30）×10⁹/L 以及部分中毒者血氧分析可见低氧血症。胸部 X 线检查，早期可见肺纹理增粗紊乱或肺门影增浓模糊。随着肺水肿的形成和加重，两肺可见散在的 1~10 mm 大小不等、密度均匀的点片状、斑片状阴影和边缘不清，有时出现由肺门向两侧肺野呈放射状的蝴蝶形阴影。此期病情在 24 h 内变化最剧烈，若控制不力，有可能进入急性呼吸窘迫综合征（acute respiratory distress syndrome，ARDS）期。

（4）恢复期：经正确治疗，如无严重并发症，肺水肿可在 2~3 天内得到控制，症状体征逐步消失一般 3~5 天，X 线变化约在 1 周内消失，7~15 天基本恢复，多无后遗症。二氟一氯甲烷引起的肺损害，可产生广泛的肺纤维化和支气管腺体肿瘤样增生，继而可引发呼吸功能衰竭。

4. 急性呼吸窘迫综合征（ARDS） 刺激性气体中毒、创伤、休克、烧伤、感染等心源性以外的各种肺内外致病因素所导致的急性、进行性呼吸窘迫、缺氧性呼吸衰竭。主要病理特征为肺毛细血管通透性增高而导致的肺泡渗出液中富含蛋白质的肺水肿及透明膜形成，并伴有肺间质纤维化。本病死亡率可高达 50%。刺激性气体所致中毒性肺水肿与 ARDS 之间的概念、致病机制、疾病严重程度以及治疗和预后存在着量变到质变的本质变化。

作用机制：发病机制错综复杂，至今仍未完全阐明。刺激性气体所致的 ARDS 可能是有毒物质的直接损伤或机体炎症反应过度表达的结果。目前认为主要是：①刺激性气体直接损伤毛细血管内皮细胞及肺泡上皮细胞，使毛细血管内皮及肺泡上皮的通透性增加；另一方面损伤肺泡 II 型细胞，肺泡表面活性物质减少。②肺部刺激性炎症可释放大量的细胞因子和炎性介质，引起炎症的放大和损伤。介质释放可致血管收缩、渗出，特别是血小板活化因子可引起肺泡毛细血管膜的通透性增加；前列腺素 F2α、血栓素所致肺内血小板凝聚、微血栓形成及内毒素性肺损伤。

急性呼吸窘迫综合征临床可分为四个阶段。①原发疾病症状。②潜伏期：大多数病人原发病后 24~48 h，出现呼吸急促发绀；极易误认为原发病病情加剧，常失去早期诊断时机。③呼吸困难、呼吸频数加快是最早、最客观的表现，发绀是重要的体征之一。出现呼吸窘迫，肺部水泡音，X 线胸片有散在浸润阴影。④呼吸窘迫加重，出现神志障碍，胸部 X 线有广泛毛玻璃样融合浸润阴影。ARDS 的病程与化学性肺水肿大体相似，仅在疾病程度上更为严重，在临床上呈现严重进行性呼吸困难，呼吸频率大于 28 次/分，严重的低氧血症，$PaO_2 \leqslant 8$ kPa（60 mmHg）和（或）氧合指数（PaO_2/FiO_2）$\leqslant 40$ kPa（300 mmHg）。用一般氧疗难以奏效，预后较差。而刺激性气体所致 ARDS 病因明确，其对肺部的直接损伤所致 ARDS 在发病过程中较其他原发病有更重要的意义，因此，在肺部体征、X 线表现、病理损害等方面更为明显。由于无其他原发病，所以在预后上较为良好。

5. 慢性影响 长期接触低浓度刺激性气体，可能成为引起慢性结膜炎、鼻炎、咽炎、慢性支气管炎、支气管哮喘、肺气肿的综合因素之一。急性氯气中毒后可遗留慢性喘息性支气管炎。有的刺激性气体还具有致敏作用，如氯、甲苯二异氰酸酯等。

（四）诊断

1. 诊断原则 依据《职业性急性化学物中毒性呼吸系统疾病诊断标准》（GBZ 73-2009），根据短期内接触较大量化学物的职业史，急性呼吸系统损伤的临床表现，结合血气分析和其他检查所见，参考现场劳动卫生学调查资料，综合分析，排除其他病因所致类似疾病后，方可诊断。

2. 刺激反应 出现一过性眼和上呼吸道刺激症状，胸部 X 线无异常表现者。

3. 诊断及分级标准

（1）轻度中毒：有眼及上呼吸道刺激症状，如畏光、流泪、咽痛、呛咳、胸闷等，也可有咳嗽加剧、咯黏液性痰，偶有痰中带血。体征有眼结膜、咽部充血及水肿；两肺呼吸音粗糙，或可有散在性干、湿啰音；胸部 X 线表现为肺纹理增多、增粗、延伸、或边缘模糊。符合急性气管-支气管炎或支气管周围炎。

（2）中度中毒：凡具有下列情况之一者，可诊断为中度中毒。

1）呛咳、咳痰、气急、胸闷等；可有痰中带血、两肺有干、湿性啰音、常伴有轻度发绀；胸部 X 线表现为两中、下肺野可见点状或小斑片状阴影；符合急性支气管肺炎。

2）咳嗽、咳痰、胸闷和气急较严重，肺部两侧呼吸音减低，可无明显啰音，胸部 X 线表现为肺纹理增多、肺门阴影增宽、境界不清、两肺散在小点状阴影和网状阴影，肺野透明度降低，常可见水平裂增厚，有时可见支气管袖口征和（或）克氏 B 线。符合急性间质性肺水肿。

3）咳嗽、咳痰、痰量少到中等、气急、轻度发绀、肺部散在性湿啰音、胸部 X 线显示单个或少数局限性轮廓清楚、密度增高的类圆形阴影。符合急性局限性肺泡性肺水肿。

（3）重度中毒：凡有下列情况之一者，可诊断为重度中毒。

1）剧烈咳嗽、咯大量白色或粉红色泡沫痰，呼吸困难，明显发绀，两肺密布湿性啰音，胸部 X 线表现两肺野有大小不一、边缘模糊的粟粒小片状或云絮状阴影，有时可融合成大片状阴影，或呈蝶状形分布。血气分析 $PaO_2/FiO_2 \leqslant 40$ kPa（300 mmHg）。符合弥漫性肺泡性肺水肿或中央性肺泡性肺水肿。

2）下列情况更为严重，呼吸频数大于 28 次/分，或（和）有呼吸窘迫。胸部 X 线显示两肺广泛多数呈融合的大片状阴影，血气分析氧分压/氧浓度（PaO_2/FiO_2）$\leqslant 26.7$ kPa（200 mmHg），符合急性呼吸窘迫综合征。

3）窒息。

4）并发严重气胸、纵隔气肿或严重心肌损害等。

5）猝死。

（五）治疗

1. 预防与控制措施　大部分刺激性气体中毒因意外事故所致。建立经常性的设备检查、维修制度和严格执行安全操作规程，防止生产过程中的跑、冒、滴、漏，杜绝意外事故发生。预防与控制原则主要包括两方面：操作控制和管理控制。

（1）操作预防与控制：通过采取适当的措施，消除或降低作业场所正常操作过程中的刺激性气体的危害。

1）技术措施：采用耐腐蚀材料制造的生产设备并经常维修，防止生产工艺流程的跑、冒、滴、漏；生产和使用刺激性气体的工艺流程应进行密闭抽风；物料输送、搅拌采用自动化。

2）个人防护措施：选用有针对性的耐腐蚀防护用品（工作服、手套、眼镜、胶鞋、口罩等）。穿着聚氯乙烯、橡胶等制品的工作服；佩戴橡胶手套和防护眼镜；接触二氧化硫、氯化氢、酸雾等应佩戴碳酸钠饱和溶液及 10% 甘油浸渍的纱布夹层口罩；接触氯气、光气时用碱石灰、活性炭作吸附剂的防毒口罩；接触氨时可佩戴硫酸铜或硫酸锌防毒口罩。接触氟化氢时使用碳酸钙或乳酸钙溶液浸过的纱布夹层口罩；防毒口罩应定期进行性能检查，以防失效。选用适宜的防护油膏防护皮肤和鼻黏膜污染，3%氧化锌油膏防酸性物质污染，5%硼酸油膏防碱性物质污染；防止牙齿酸蚀症可用1%小苏打或白陶土溶液漱口。

（2）管理预防和控制：按照国家法律、法规和标准建立管理制度、程序和措施，是预防和控制作业场所中刺激性气体危害的一个重要方面。

1）职业安全管理预防和控制：加强刺激性气体在生产、贮存、运输、使用中的严格安全管理，严格按照有关规章制度执行。安全贮存，所有盛装刺激性物质的容器应防腐蚀、防渗漏、密封同时加贴安全标签；贮运过程应符合防爆、防火、防漏气的要求；做好废气的回收利用等。

2）职业卫生管理预防和控制：①健康监护措施，执行工人就业前和定期体格检查制度，发现明显的呼吸系统疾病、明显的肝、肾疾病、明显的心血管疾病，应禁止从事刺激性气体作业以及早期不良影响，从而采取相应措施。②应急救援措施，设置报警装置，易发生事故的场所，应配备必要的现场急救设备，如防毒面具、冲洗器及冲洗液、应急撤离通道和必要的避险区等。③环境监测措施，对作业场所进行定期空气中刺激性气体浓度监测，及时发现问题，采取相应维修或改善措施，确保工人的作业场所安全。

3）职业安全与卫生培训教育：培训教育工人正确使用安全标签和安全技术说明书，了解所使用化学品的易爆危害、健康危害和环境危害，掌握相应个体防护用品的选择、使用、维护和保养等，掌握特定设备和材料如急救、消防、溅出和泄漏控制设备的使用，掌握必要的自救、互救措施和应急处理方法。应根据岗位的变动或生产工艺的变化，及时对工人进行重新培训。

2. 处理原则 积极防治肺水肿和 ARDS 是抢救刺激性气体中毒的关键。

（1）现场处理

1）现场急救：迅速疏散可能接触者脱离有毒作业场所并对病情做出初步估计和诊断。病人应迅速移至通风良好的地方，脱去被污染的衣裤，注意保暖。处理灼伤及预防肺水肿：用水彻底冲洗污染处及双眼，吸氧、静卧、保持安静。对于出现肺水肿、呼吸困难或呼吸停止的病人，应尽快给氧，进行人工呼吸，心脏停搏者可给予心脏按压，有条件的可给予支气管扩张剂与激素。凡中毒严重者采取了上述抢救措施后，应及时送往医院抢救。

2）保护和控制现场、消除中毒因素。

3）按规定进行事故报告，组织事故调查。

4）对健康工人进行预防健康筛检。

（2）治疗原则

1）刺激性气道或肺部炎症：主要给以止咳、化痰、解痉药物，适当给以抗菌治疗。急性酸或碱性气体吸入后，应及时吸入不同的中和剂，如酸吸入后，应给予4%碳酸氢钠气雾吸入；而碱吸入后，应给予2%硼酸或醋酸雾化吸入。

2）中毒性肺水肿与ARDS：迅速纠正缺氧，合理氧疗，早期轻症病人可用鼻导管或鼻塞给氧，氧浓度为50%。肺水肿或 ARDS 出现严重缺氧时，机械通气（mechanical ventilation）治疗是纠正缺氧的主要措施。常用的通气模式为呼气末正压（positive end expiratory pressure，PEEP），该种方法由于呼气时肺泡仍能维持正压，防止肺泡萎陷，改善肺内气体分布，增加氧弥散、促进 CO_2 排出、纠正通气/血流失调，改善换气功能，从而减少病死率。

3）降低肺毛细血管通透性，改善微循环：应尽早、足量、短期应用肾上腺皮质激素，常用大剂量地塞米松，以减轻肺部炎症反应，减少或阻止胶体、电解质及细胞液等向细胞外渗出，维持气道通畅；提高机体的应激能力。同时合理限制静脉补液量，ARDS 应严格控制输入液体量，保持体液负平衡。为减轻肺水肿，可酌情使用少量利尿剂等。

4）保持呼吸道通畅，改善和维持通气功能：可吸入去泡沫剂二甲硅酮，以降低肺内泡沫的表面张力，清除呼吸道中水泡，增加氧的吸入量和肺泡间隔的接触面积，改善弥散功能；还可适当加入支气管解痉药氢溴酸东莨菪碱，以松弛平滑肌，减少黏液分泌，改善微循环；可根据毒物的种类不同，尽早雾化吸入弱碱（4%碳酸氢钠）或弱酸（2%硼酸或醋酸），以中和毒物；必要时施行气管切开、吸痰。

5）积极预防与治疗并发症：根据病情可采取相应的治疗方法，并给予良好的护理及营养支持等，如继发性感染、酸中毒、气胸及内脏损伤等。

（3）其他处理：一般情况下，轻、中度中毒治愈后，可恢复原工作。重度中毒治愈后，原则上应调离刺激性气体作业。急性中毒后如有后遗症，结合实际情况，需妥善处理。

二、氯气

（一）理化特性

氯（chlorine，Cl_2）为黄绿色、具有异臭和强烈刺激性的气体。分子量 70.91，比重 2.488，沸点 −34.6 ℃。易溶于水和碱性溶液以及二硫化碳和四氯化碳等有机溶液。遇水可生成次氯酸和盐酸，次氯酸再分解为氯化氢和新生态氧；在高热条件下与一氧化碳作用，生产毒性更大的光气。在日光下与易燃气体混合时会发生燃烧爆炸。

（二）接触机会

电解食盐产生氯；使用氯气制造各种含氯化合物，如四氯化碳、漂白粉、聚氯乙烯、环氧树脂等；应用氯气作为强氧化剂和漂白剂，如制药业、皮革业、造纸业、印染业、油脂及兽骨加工过程中的漂白，医院、游泳池、自来水的消毒等。

（三）毒理

氯是一种强烈的刺激性气体，易溶于水。主要作用于气管、支气管、细支气管，也可作用于肺泡。氯气对人体的急性毒性与空气中氯气的浓度有关。氯的嗅阈和刺激阈在 0.06～5.80 mg/m³ 范围内。低浓度（如 1.5～90.0 mg/m³）时仅侵犯眼和上呼吸道，对局部黏膜有烧灼和刺激作用。高浓度或接触时间过长（如 120～180 mg/m³ 时，接触 30～60 min），可侵入呼吸道深部。氯气吸入后与呼吸道黏膜的水作用生成次氯酸和盐酸，从而产生损害作用。因为生物体内不具备将次氯酸再分解为氯化氢和新生态氧的能力。氯化氢可使上呼吸道黏膜水肿、充血和坏死；次氯酸可透过细胞膜，破坏膜的完整性、通透性以及肺泡壁的气、血、气-液屏障，引起眼、呼吸道黏膜充血、炎性水肿、坏死，高浓度接触时可致呼吸道深部病变形成肺水肿。次氯酸还可与半胱氨酸的巯基起反应，抑制多种酶活性。吸入高浓度氯气（如 3 000 mg/m³）还可引起迷走神经反射性心脏停搏或喉痉挛，出现电击样死亡。

（四）临床表现

1. **急性中毒** 常见于突发事故，急性中毒的表现如下。

（1）刺激反应：出现一过性眼和上呼吸道黏膜刺激症状，表现为畏光、流泪、咽痛、呛咳，肺部无阳性体征或偶有散在性干啰音，胸部 X 线无异常表现。

（2）轻度中毒：表现为急性气管-支气管炎或支气管周围炎。此时呛咳加重、出现呛咳、可有少量痰、胸闷，两肺有散在性干、湿啰音或哮鸣音，胸部 X 线表现可无异常或可见下肺野有肺纹理增多、增粗、延伸、边缘模糊。

（3）中度中毒：表现为支气管肺炎、间质性肺水肿或局限性肺泡性水肿或哮喘样发作。咳嗽加剧、气急、胸闷明显、胸骨后疼痛，有时咯粉红色泡沫痰或痰中带血，伴有头痛、头昏、烦躁、恶心、呕吐、上腹痛等神经系统症状和胃肠道反应；两肺可有干、湿性啰音或弥漫性哮鸣音。急性化学性支气管肺炎胸部 X 线可见两肺下部内带沿肺纹理分布呈不规则点状或小斑片状边界模糊、部分密集或相互融合的致密阴影。间质性肺水肿胸部 X 线表现肺纹理增多模糊，肺门阴影增宽境界不清，两肺散在点状阴影和网状阴影，肺野透亮度减低，常可见水平裂增厚，有时可见支气管袖口征及克氏 B 线。局限性肺泡性肺水肿胸部 X 线可见单个或多个局限性密度增高的阴影，哮喘样发作者胸部 X 线可无异常发现。

（4）重度中毒：出现弥漫性肺泡性肺水肿或中央性肺泡性肺水肿；严重者出现急性呼吸窘迫综合征（ARDS）；吸入极高浓度氯气还可引起声门痉挛或水肿、支气管或反射性呼吸中枢抑制而致迅速窒息死亡或心脏停搏所致猝死；严重者可合并气胸或纵隔气肿等。

皮肤以及眼睛接触液氯或高浓度氯气可发生急性皮炎或皮肤及眼的灼伤。并发症主要有肺部感染、心肌损伤、上消化道出血以及气胸、纵隔气肿等。

2. **慢性作用** 长期接触低浓度氯气可引起上呼吸道、眼结膜及皮肤刺激症状，慢性支气管炎、支气管哮喘、肺气肿等慢性非特异性呼吸系统疾病的发病率增高，对深部小气道功能可有一定影响。病人可有乏力、头晕等神经衰弱症状和胃肠功能紊乱，皮肤可发生痤疮样皮疹和疱疹，还可引起牙齿酸蚀症。

（五）诊断

诊断原则，诊断及分级标准依据《职业性氯气中毒诊断标准》（GBZ 65-2002）。根据短期内吸入较大量氯气后迅速发病，结合，临床症状、体征、胸部 X 线表现，参考现场劳动卫生学调查结果，综合分析，排除其他原因引起的呼吸系统疾病，方可诊断。

（六）治疗

1. **治疗原则**

（1）现场处理：立即脱离接触，置空气新鲜处，脱去被污染的衣服和鞋袜，静卧休息，保持安静及保暖。出现刺激反应者，严密观察至少 12 h，并予以对症处理。

（2）合理氧疗：应卧床休息，以免活动后病情加重。可选择适当方法给氧，使动脉血氧分压维持在 8~10 kPa，吸入氧浓度不应超过 60%。如发生严重肺水肿或急性呼吸窘迫综合征，给予鼻面罩持续正压通气（CPAP）或气管切开呼气末正压通气（PEEP）疗法，呼气末压力宜在 0.5 kPa 左右。也可用高频喷射通气疗法。

（3）应用糖皮质激素：应早期、足量、短程使用，以防治肺水肿。

（4）维持呼吸道通畅：可给予雾化吸入疗法、支气管解痉剂，去泡沫剂可用二甲基硅油，如有指征应及时施行气管切开术。

（5）控制液体入量：合理掌握输液量，避免输液量过多过快等诱发肺水肿等因素。慎用利尿剂，一般不用脱水剂。

（6）预防发生继发性感染：中、重度者应积极防治肺部感染，合理使用抗生素。此外，支持和对症治疗也相当重要，如维持血压稳定，纠正酸碱和电解质紊乱；给予高热量、高蛋白、多维生素、易消化的饮食，提高中毒者的抵抗力等。

（7）眼和皮肤损伤：眼有刺激症状时应彻底冲洗、可用弱碱性溶液如2%碳酸氢钠结膜下注射；皮肤灼伤，按酸灼伤常规处理。氯痤疮可用4%碳酸氢钠软膏或地塞米松软膏涂患处。

2. 其他处理

（1）治愈标准：由于急性中毒所引起的症状、体征、胸部X线异常等基本恢复，病人健康状况达到中毒前水平。

（2）中毒病人治愈后，可恢复原工作。

（3）中毒后如常有哮喘样发作，应调离刺激性气体作业工作。

（七）预防

严格遵守安全操作规程，防止设备跑、冒、滴、漏，保持管道负压；加强局部通风和密闭操作；易跑、冒氯气的岗位可设氨水储槽和喷雾器用于中和氯气；含氯废气需经石灰净化处理再排放，检修时或现场抢救时必须戴滤毒罐式或供气式防毒面具。其余预防和控制原则同概述。工作场所空气中氯最高容许浓度为 1 mg/m^3。

三、氮氧化物

（一）理化特性

氮氧化物（nitrogen oxide，NOx）俗称硝烟，是氮和氧化合物的总称：主要有氧化亚氮（N_2O）俗称笑气、氧化氮（NO）、二氧化氮（NO_2）、三氧化二氮（N_2O_4）、四氧化二氮（N_2O_5）、五氧化二氮（N_2O_5）等。除 NO_2 外，其他氮氧化物均不稳定，遇光、湿、热变成 NO_2 及 NO，NO 又转化为 NO_2。作业环境中接触到的是几种氮氧化物气体的混合物，主要是 NO_2 和 NO，其中以 NO_2 为主。NO_2 是在 21.1 ℃时为红棕色具有刺鼻气味气体，在 21.1 ℃以下时呈暗褐色液体；在-11 ℃以下为无色固体，加压液体为 N_2O_4。NO_2 分子量 46.01，沸点 21.2 ℃，溶于碱、二硫化碳和氯仿，较难溶于水。性质较稳定。

（二）接触机会

1. 化工工业 制造硝酸、用硝酸浸洗金属时可释放大量硝烟；制造硝基化合物如硝基炸药、硝化纤维、苦味酸等可产生氮氧化物；苯氨染料的重氮化过程接触浓硝酸。

2. 作为燃料和爆破 卫星发射、火箭推进、汽车、内燃机排放尾气中及矿井、隧道用硝铵炸药爆炸时均含有或产生氮氧化物。

3. 焊接行业 电焊、气焊、气割及电弧发光时产生的高温能使空气中的氧和氮结合形成氮氧化物。

4. 农业（谷仓气体） 存放谷仓中的青饲料或谷物，因植物中含有硝酸钾，经缺氧条件下发酵，生成亚硝酸钾，与植物中的有机酸作用成为亚硝酸，当仓内温度升高时，亚硝酸分解成氮氧化物和水，造成谷仓气体中毒（silo-gas poisoning）。

（三）毒理

氮氧化物的毒作用主要取决于作业环境中 NO 和 NO_2 的存在。NO 不是刺激性气体，但极易氧化为 NO_2，而具有刺激作用。当 NO 大量存在时可产生高铁血红蛋白症及中枢神经系统损害。NO_2 生物活性大，毒性为 NO 的 4~5 倍，主要损害肺部终末细支气管和肺泡上皮，急性毒性主要引起肺水肿。NO 和 NO_2 同时存在时，毒性增强。人对 NO_2 嗅阈为 0.23~0.25 mg/m^3；空气中 NO_2 浓度为 51.25~153.75 mg/m^3 时可引起急性支气管炎或支气管肺炎；307.50~410.00 mg/m^3 时可引起阻塞性毛细支气管炎；560.00~940.00 mg/m^3 时可引起中毒性肺水肿和窒息；≥1 460 mg/m^3，可很快引起死亡。氮氧化物较难溶于水，故对眼和上呼吸道黏膜刺激作用亦小，主要进入呼吸道深部，逐渐与细支气管及肺泡上皮的水发生反应，生成硝酸和亚硝酸对肺组织产生刺激和腐蚀作用，使肺泡及毛细血管通透性增加，导致肺水肿；氮氧化物被吸收入血后形成硝酸盐和亚硝酸盐。硝酸盐可引起血管扩张，血压下降；亚硝酸盐能使血红蛋白氧化为高铁血红蛋白，引起组织缺氧。

（四）临床表现

氮氧化物急性吸入可致化学性气管炎、化学性肺炎及化学性肺水肿。肺水肿恢复期还可出现迟发性阻塞性毛细血管支气管炎。依临床表现及 X 线改变可分为四级。

1. **观察对象** 与氮氧化物有密切接触史者应注意严密观察。如在 100 mg/m^3 以上氮氧化物染毒区停留 0.5~1 h 者，即使当时没有中毒症状，也要到医疗单位观察，如 72 h 内无肺水肿发生可结束观察。

2. **轻度中毒** 一般在吸入氮氧化物经 6~72 h 的潜伏期后，出现胸闷、咳嗽、咳痰等，可伴有轻度头晕、头痛、无力、心悸、恶心等症状。胸部有散在的干啰音。X 线表现肺纹理增强或肺纹理边缘模糊。血气分析结果显示动脉血氧分压降低，低于预计值 1.33~2.67 kPa（10~20 mmHg）。

3. **中度中毒** 除上述症状外，可有呼吸困难、胸部紧迫感，咳嗽加剧，咳痰或咳血丝痰，轻度发绀。两肺可闻干啰音或散在湿啰音。胸部 X 射线可见肺野透亮度减低，肺纹理增多、紊乱、模糊呈网状阴影或斑片状阴影，边缘模糊。血气分析常呈轻度至中度低氧血症：在吸入低浓度氧气（低于50%）时才能维持动脉血气分压大于 8 kPa（60 mmHg）。

4. **重度中毒** 具有下列临床表现之一者可诊断为重度中毒。

（1）肺水肿：表现为明显的呼吸困难，剧烈咳嗽，咯大量白色或粉红色泡沫痰，明显发绀，两肺密布湿性啰音。胸部 X 线征象，两肺野有大小不等、边缘模糊的斑片状或云絮状阴影，有的可融合成大片状阴影。血气分析常呈重度低氧血症，在吸入高浓度氧气（高于50%）时，动脉血气分压小于 8 kPa（60 mmHg）。

（2）并发昏迷、窒息、急性呼吸窘迫综合征（ARDS）。

5. **迟发性阻塞性毛细支气管炎** 迟发性阻塞性毛细支气管炎的临床特征是在肺水肿基本恢复后 2 周左右，少数病例在吸入氮氧化物气体后，可无明显急性中毒症状而在 2 周后，突然发生咳嗽、胸闷及进行性呼吸窘迫等症状，有明显发绀，两肺可闻干啰音或细湿啰音。X 线可见两肺满布粟粒状阴影。

（五）诊断

诊断原则：根据短期内吸入较大量的氮氧化物的职业史，呼吸系统损害的临床表现和胸部 X 射线征象，结合血气分析及现场劳动卫生学调查资料，综合分析，并排除其他原因所致的类似疾病，方可诊断。

（六）治疗

1. 治疗原则 治疗重点是防治肺水肿和迟发性阻塞性毛细支气管炎。

（1）现场处理：迅速、安全脱离中毒现场，保暖、静卧休息。

（2）注意病情变化：对密切接触氮氧化物者应观察 24~72 h，观察期内应严格限制活动，卧床休息，保持安静，并给予对症治疗。

（3）积极防治肺水肿和迟发性阻塞性毛细支气管炎：保持呼吸道通畅，可给予雾化吸入、支气管解痉剂、去泡沫剂（如二甲基硅油），必要时给予气管切开；早期、足量、短程应用糖皮质激素，为防止迟发性阻塞性毛细支气管炎发生可酌情延长糖皮质激素的使用时间；限制液体输入量和输液速度等。

（4）合理氧疗。

（5）预防控制感染：防治并发症，注意维持水电解质及酸碱平衡。如出现高铁血红蛋白症，可给予亚甲蓝、维生素 C、葡萄糖液等治疗。

2. 其他处理 急性轻、中度中毒，治愈后可恢复原工作；重度中毒病人视疾病恢复情况；应调离刺激性气体作业。如需劳动能力鉴定，按《劳动能力鉴定职工工伤与职业病致残等级》（GB/T 16180-2014）处理。

（七）预防

工作场所空气中二氧化氮时间加权平均容许浓度为 5 mg/m³，短时间接触容许浓度100 mg/m³。患有明显的呼吸系统疾病，如慢性支气管炎、肺气肿、支气管炎、哮喘、支气管扩张、肺心病及明显的心血管系统疾病等，不宜从事接触氮氧化物作业。

四、氨

（一）理化特性

氨（ammonia，NH₃）常温常压下为无色、具有强烈辛辣刺激性臭味的气体。分子量为17.04，密度为 0.579 1 g/L，比空气轻，易逸出。沸点-33.5 ℃，常温下加压可液化。极易溶于水而形成氨水（氢氧化铵），浓氨水约含氨 28%~29%，呈强碱性。易燃，自燃点为651 ℃，能与空气混合形成爆炸性混合气体。

（二）接触机会

合成氨生产。氮肥工业：氨可用于制造硫胺、硝胺、氢氧化胺、尿素等多种化肥。液氨作制冷剂：人造冰、冷藏等。以氨为原料的各种化学工业：制造碱、炸药、医药、氢氟酸、氰化物和有机腈以及合成纤维、塑料、树脂、鞣皮、油漆、染料等生产有机会接触氨。

（三）毒理

氨极易溶解于水，对眼及上呼吸道具有明显的刺激和腐蚀作用；氨能碱化脂肪，使组织蛋白溶解变性，且分子量小，扩散速度快，能迅速通过细胞渗透到组织内，使病变向深部发展。氨对人体的毒性反应与空气中氨气浓度和接触时间不同而差异极大；可由闻到气味，出现刺激症状，到危及生命。低浓度时可使眼结膜、鼻咽部、呼吸道黏膜充血、水肿等；浓度增高时可造成组织溶解性坏死，致严重的眼及呼吸道灼伤、化学性肺炎及中毒性肺水肿，造成呼吸功能障碍，出现低氧血症，乃至急性呼吸窘迫综合征（ARDS）、心脑缺氧。高浓度氨吸入后，血氨增高，三羧酸循环受到障碍。脑氨增高，可致中枢神经系统兴奋性增强，出现兴奋、惊厥等，继而转入抑制，以至昏迷、死亡。亦可通过神经反射作用引起心跳和呼吸骤停。

（四）临床表现

根据接触浓度和接触时间及个人易感性的不同，临床表现轻重不一。轻者表现为一过性眼和上呼吸道黏膜刺激症状。轻度中毒以气管、支气管损害为主，表现为支气管炎或支气管周围炎，也可引起轻度喉头水肿。中度中毒表现为支气管肺炎或间质性肺水肿。重度中毒以肺部严重损害为主，可出现肺泡性肺水肿或急性呼吸窘迫综合征（ARDS），伴有明显的气胸或纵隔气肿等并发症，可出现中毒性肝、肾损害；可致角膜及皮肤灼伤。

（五）诊断原则及分级标准

1. **诊断原则**　诊断及分级标准依据《职业性氯丁烯中毒的诊断》（GBZ 14-2015）。根据短时间内吸入高浓度氨气的职业史，以呼吸系统损害为主的临床表现，和胸部 X 射线影像，结合血气分析检查及现场劳动卫生学调查结果，综合分析，排除其他病因所致类似疾病，方可诊断。

2. **眼或皮肤灼伤**　轻、中、重度急性中毒均可伴有眼或皮肤灼伤，其诊断分级参照《职业性化学性眼灼伤诊断标准》（GBZ 54-2002）或《职业性化学性皮肤灼伤诊断标准》（GBZ 51-2009）。

（六）治疗

1. **治疗原则**　防治肺水肿和肺部感染是治疗关键，同时积极处理眼灼伤，防止失明。治疗中强调"早"字，及早吸氧、及早雾化吸入中和剂、早期应用糖皮质激素以及早期使用抗生素预防感染。

（1）现场处理：迅速、安全脱离中毒现场，保暖、静卧休息。彻底冲洗污染的眼和皮肤。氨气遇水形成"强氨水"可灼伤面部皮肤，故现场抢救时忌用湿毛巾捂面。

（2）保持呼吸道通畅：及时清除气道堵塞物，气道阻塞时应及时给予气管切开；可给予支气管解痉剂、去泡沫剂（如10%二甲基硅油）、雾化吸入疗法；如有呼吸抑制，可给予呼吸中枢兴奋剂等。

（3）早期防治肺水肿：早期、足量、短程应用糖皮质激素，莨菪碱类药物等，同时严格控制液体输入量，维持水、电解质及酸碱平衡。

（4）合理氧疗：采用鼻导管低流量吸氧法，或面罩给氧。

（5）积极预防控制感染：及时、足量、合理应用抗生素，早期给予广谱抗生素，也可联合用药，防治继发症。

（6）眼、皮肤灼伤治疗：参照 GBZ 54-2002 或 GBZ 51-2009。皮肤灼伤应迅速用3%硼酸液或清水冲洗，特别应注意腋窝、会阴等潮湿部位。眼灼伤时应及时彻底用3%硼酸液冲洗，12 h 内每15~30 min 冲洗一次，每天剥离结膜囊，防止睑球粘连。

2. **其他处理** 轻度中毒，治愈后可回原岗位工作。中、重度中毒，视疾病恢复情况，一般应调离接触刺激性气体的作业岗位。需劳动能力鉴定者，可参照《劳动能力鉴定职工工伤与职业病致残等级》（GB/T 16180-2014）处理。

（七）预防

工作场所空气中氨时间加权平均容许浓度为 20 mg/m³，短时间接触容许浓度 30 mg/m³。患有明显的呼吸系统疾病如慢性支气管炎、肺气肿、哮喘、肺心病、活动性肺结核及严重肝病等，不宜从事与氨有接触的作业。

五、光气

（一）理化特性

光气（phosgene，$COCl_2$）即碳酰氯，常温下为无色气体，具有霉变干草或腐烂水果气味。分子量98.91，比重3.41，熔点-118 ℃，沸点8.3 ℃。易溶于苯、氯仿等有机溶剂，微溶于水，遇水缓慢水解成二氧化碳和氯化氢。光气的化学性质较活泼，易与碱作用生产盐而被分解；与氨水作用生产氯化铵、二氧化碳和水；与醇类作用生产酯；与乌洛托品作用生成无毒的加成物。

（二）接触机会

光气制造。光气作为化工的基础原料用于多种有机合成：如合成橡胶、泡沫塑料、染料，制药和农药等。脂肪族氯代烃类燃烧：如氯仿、三氯乙烯、氯化钠以及聚氯乙烯塑料制品、含二氯甲烷的化学涂料以及在通风不良的场所使用四氯化碳灭火器灭火等可产生光气。曾用作军事毒剂。由于光气输送管道或容器爆炸、设备故障等意外事故时有大量光气泄漏，污染车间及周围环境，引起群体发生急性光气中毒。

（三）毒理

光气水溶性较小，对眼及上呼吸道的刺激性较弱，吸入后可到达呼吸道深部和肺泡，迅速与肺组织细胞成分发生酰化、氯化反应和水解反应。毒性比氯气大10倍，属高毒类。人的嗅觉阈为 0.4~4 mg/m³；生产环境中浓度达 5 mg/m³ 可嗅出烂苹果味；8~20 mg/m³ 可引起人眼和上呼吸道刺激反应；20~50 mg/m³ 时，可引起急性中毒；100~300 m/m³ 时，接触15~30 s可引起重度中毒，甚至死亡。

光气发生肺水肿的毒理作用可能是光气分子中的羰基（C=O）与肺组织的蛋白质、酶及类脂中的功能基团等结合发生酰化反应，干扰细胞的正常代谢，破坏细胞膜以及肺泡上皮细胞，肺泡表面活性物质减少，肺泡萎陷，同时毛细血管内皮受损，通透性增加，从而导致化学性肺炎和肺水肿。近来研究表明，组织细胞损伤使细胞膜磷脂被分解生成花生四烯酸类化合物及自由基的产生，与光气所致肺水肿有密切关系。

光气除了引起急性肺损害外，还可直接刺激血管引起应激反应，使肺循环阻力升高，加重右心负荷致严重缺氧等因素而损害心肌。光气急性吸入可明显改变机体抗氧化酶系的活力，并且存在着一定程度的急性肝损害，而这种肝损伤与活性氧密切相关。

（李 将）

第二节　窒息性气体中毒

一、概述

窒息性气体（asphyxiating gases）是指被机体吸入后，可使氧（oxygen，O_2）的供给、摄取、运输和利用发生障碍，使全身组织细胞得不到或不能利用氧，而导致组织细胞缺氧窒息的一类有害气体的总称。窒息性气体中毒常发生于局限空间作业场所。中毒后机体可表现为多个系统受损，但首先是神经系统受损且最为突出。

常见的窒息性气体有：一氧化碳（carbon monoxide，CO）、硫化氢（hydrogen sulfide，H_2S）、氰化氢（hydrogen cyanide，HCN）和甲烷（methane，CH_4）。

（一）分类

窒息性气体按其作用机制不同分为两大类。

1. 单纯窒息性气体　单纯窒息性气体本身无毒，或毒性很低，或为惰性气体，但由于它们的存在使空气中氧的比例和含量明显降低，相应地进入呼吸道、血液和组织细胞的氧含量也降低，导致机体缺氧、窒息的气体。如氮（nitrogen，N_2）、氢（hydrogen，H_2）、甲烷、乙烷（ethane，C_2H_6）、丙烷（propane，C_3H_8）、丁烷（butane，C_4H_{10}）、乙烯（ethene，C_2H_4）、乙炔（ethyne，C_2H_2）、二氧化碳（carbondioxide，CO_2）、水蒸气以及氦（helium，He）、氖（neon，Ne）、氩（argon，Ar）等惰性气体。

单纯窒息性气体所致危害与氧分压降低程度成正比，仅在高浓度时，尤其在局限空间内，才有危险性。在 101.3 kPa（760 mmHg）大气压下，空气中氧含量为 20.96%。若空气中氧含量低于 16%，即可致机体缺氧、呼吸困难；若低于 6% 可迅速导致惊厥、昏迷甚至死亡。

二氧化碳主要起单纯窒息性气体作用，但当其浓度超过正常浓度的 5~7 倍时，可引起中毒性知觉丧失。

2. 化学窒息性气体　化学窒息性气体是指进入机体后可对血液或组织产生特殊化学作用，使血液对氧的运送、释放或组织利用氧的能力发生障碍，引起组织细胞缺氧窒息的气体。如一氧化碳、硫化氢、氰化氢、苯胺（aniline，$C_2H_5NH_2$）等。

根据毒作用环节不同，化学窒息性气体又分为以下两类。

（1）血液窒息性气体：阻止血红蛋白（Hb）与氧结合或妨碍 Hb 向组织释放氧，影响血液运输氧气的能力，造成组织供氧障碍而窒息的气体。如一氧化碳、一氧化氮，以及苯胺、硝基苯等苯的氨基、硝基化合物蒸气等。

（2）细胞窒息性气体：主要是抑制细胞内呼吸酶（respiratory enzymes）活性，阻碍细胞对氧的摄取和利用，发生细胞"内窒息"的气体，如硫化氢、氰化氢等。

窒息作用也可由麻醉剂和麻醉性化合物（如乙醚、氯仿、氧化亚氮、二硫化碳）引起，它们对神经组织包括呼吸中枢均有影响，过量吸入可引起呼吸抑制、最终导致呼吸衰竭。

（二）接触机会

窒息性气体不仅在生产环境中常见，也是家庭生活中常见有毒气体之一。

一氧化碳通常在含碳物质氧化不全，以及以一氧化碳为原料的作业和环境中遇到，如炼焦、金属冶炼、窑炉、火灾现场、光气和合成氨制造、煤气发生炉，以及家庭生活用煤的不完全燃烧、煤气灶漏气等。

硫化氢多见于含硫矿物或硫化物的还原及动植物蛋白质腐败等有关的环境中，如石油提炼、化纤纺丝、皮革脱毛、合成橡胶及硫化染料等生产；皮革、造纸工业；制糖、酿酒、酱菜等食品加工；污物、垃圾清理和下水道疏通等作业。

氰化氢主要来源于氰化物，包括无机氰酸盐类和有机氰类化合物。在化学反应过程中，尤其在高温或与酸性物质作用时，能释放出氰化氢气体。常见于电镀、采矿、冶金和染料工业等；农业如熏蒸灭虫剂、灭鼠剂等；在军事上曾用作战争毒剂。

甲烷见于腐殖化环境和矿井。在化学工业生产过程中常被用作制造三氯甲烷等多种有机化合物的原料；在日常生活中，天然气、煤气、油田气和沼气中也存在大量的甲烷。

二氧化碳广泛应用于工业生产中，可以用作生产纯碱、化肥、无机盐及甲醇的原料，食品添加剂和防腐剂，也可以用于制造灭火剂；在酒池、地窖、矿井尾部和深井中含有大量的二氧化碳。

（三）毒理

不同种类窒息性气体的致病机制不同，但其主要致病环节都是引起机体组织细胞缺氧。

正常情况下，空气中的氧经呼吸道吸入到达肺泡，经过血气交换进入血液，与红细胞中的 Hb 结合形成氧合血红蛋白（HbO_2），再经血液循环输送至全身各组织器官，与组织中的气体交换进入细胞。在细胞内各种呼吸酶的作用下，参与糖、蛋白质、脂肪等营养物质的代谢转化，产生能量，并生成二氧化碳和水，以维持机体的生理活动。上述过程中的任何一个环节被窒息性气体阻断，都会引起机体缺氧窒息。

一氧化碳可以与氧气竞争血红蛋白上的结合位点，形成碳氧血红蛋白（HbCO），使血液运输氧气的能力下降，导致组织细胞缺氧。

硫化氢进入机体后的作用是多方面的。主要是硫化氢与细胞色素氧化酶中的 Fe^{3+} 结合，抑制细胞呼吸酶的活性，导致组织细胞缺氧；硫化氢还可与谷胱甘肽（glutathione，GSH）的巯基（-SH）结合，使 CSH 失活，加重组织细胞缺氧；另外，高浓度硫化氢可通过对嗅神经、呼吸道黏膜神经及颈动脉窦和主动脉体的化学感受器的强烈刺激，导致呼吸麻痹，甚至猝死。

氰化氢进入机体后，氰离子（CN^-）直接作用于细胞色素氧化酶，使其失去传递电子能力，导致细胞不能摄取和利用氧，引起细胞内窒息。

甲烷本身对机体无明显毒性，其造成的组织细胞缺氧，是由于吸入气中氧的比例和浓度降低所致的缺氧性窒息。

（四）毒作用特点

1. **脑对缺氧极为敏感** 轻度缺氧即可引起智力下降、注意力不集中、定向能力障碍等；缺氧较重时出现头痛、耳鸣、恶心、呕吐、乏力、嗜睡甚至昏迷；进一步发展可出现脑水肿。

2. **不同窒息性气体中毒的机制不同** 对其治疗须按中毒机制和条件选用相应的特效解毒剂。

3. **慢性中毒尚无定论**　有学者认为慢性中毒只是反复急性轻度中毒的结果。长期反复接触低浓度 CO，可有明显的神经功能和循环系统影响，但缺乏客观体征，且可对 CO 产生耐受性；长期接触氰化氢，可出现慢性刺激症状、类神经症、自主神经功能紊乱、肌肉酸痛及甲状腺肥大等，但无特异指标，诊断尚有困难；硫化氢的慢性影响也类似。

（五）毒作用表现

1. **缺氧症状**　缺氧是窒息性气体的共同致病环节，是窒息性气体中毒的共同表现。但不同种类的窒息性气体，因其独特毒性的干扰或掩盖，缺氧的临床表现并非完全相同。

2. **脑水肿**　主要是颅压增高的表现，但早期颅内压增高往往不明显。

3. **其他**　窒息性气体会损伤呼吸道，引起中毒性肺水肿，发生急性反应性喉痉挛和反应性延髓呼吸中枢麻痹。急性一氧化碳中毒时面颊部呈樱桃红色，色泽鲜艳而无明显青紫。急性氰化物中毒表现为无发绀性缺氧及末梢性呼吸困难，缺氧性心肌损害和肺水肿。

4. **实验室检查**　急性一氧化碳中毒，可定性、定量测定血中 HbCO 水平；急性氰化物中毒，可测定尿中硫氰酸盐含量（正常参考值上限：不吸烟者 5 mg/L，吸烟者 10 mg/L）；急性硫化氢中毒，可测定尿硫酸盐含量或检查血液中硫化血红蛋白。

（六）治疗

1. **治疗原则**　窒息性气体中毒病情危急，应分秒必争进行抢救。有效的解毒剂治疗，及时纠正脑缺氧和积极防治脑水肿，是治疗窒息性气体中毒的关键。

2. **现场急救**　窒息性气体中毒有明显剂量-效应关系，故特别强调尽快阻止毒物继续吸收，解除体内毒物毒性。抢救要重在现场，关键是及时。具体包括：①尽快脱离中毒现场，立即吸入新鲜空气。入院病人虽已脱离现场，仍应彻底清洗被污染的皮肤。②严密观察生命体征。危重者易发生中枢性呼吸循环衰竭；一旦发生，应立即进行心肺复苏，呼吸停止者，立即人工呼吸，给予呼吸兴奋剂。③并发肺水肿者，给予足量、短程糖皮质激素。

3. **氧疗法**　是急性窒息性气体中毒急救的主要常规措施之一。采用各种方法给予较高浓度（40%~60%）的氧，以提高动脉血氧分压，增加组织细胞对氧的摄取能力，激活受抑制的细胞呼吸酶，改善脑组织缺氧，阻断脑水肿恶性循环，加速窒息性气体排出。

4. **尽快给予解毒剂**

（1）单纯窒息性气体中毒：无特殊解毒剂，但二氧化碳中毒可给予呼吸兴奋剂，严重者用机械过度通气以促进二氧化碳排出，也可视作"解毒"措施。

（2）一氧化碳中毒：无特殊解毒药物，但高浓度氧吸入可加速 HbCO 解离，可视为"解毒"措施。

（3）硫化氢中毒：可应用小剂量亚甲蓝（20~120 mg）。理论上也可给予 MtHb 形成剂，但硫化氢在体内转化速率甚快，且 MtHb 可降低血液携氧能力而加重缺氧，故除非在中毒后立即使用，否则可能弊大于利，必须慎用。

（4）急性氰化物中毒：可采用注射硫代硫酸钠或使用亚硝酸钠-硫代硫酸钠联合解毒疗法进行驱排。近年来有人采用高铁血红蛋白（MtHb）形成剂 10% 的 4-二甲氨基苯酚（4-DMAP），效果良好，作用快，血压下降等不良反应小；重症者可同时静注 15% 硫代硫酸钠50 mL，以加强解毒效果。也可用亚甲蓝-硫代硫酸钠疗法，即采用亚甲蓝代替亚硝酸钠，但剂量应大；或用对氨基苯丙酮（PAPP）治疗。

（5）苯的氨基或硝基化合物中毒：可致高铁血红蛋白血症，应用小剂量亚甲蓝还原目前仍不失为最佳解毒治疗。

5. 积极防治脑水肿

（1）脑水肿是缺氧引起的最严重后果，也是窒息性气体中毒死亡的最主要原因。因此，防治脑水肿是急性窒息性气体中毒抢救成败的关键，应早期防治、力求脑水肿不发生或程度较轻。因此限水利尿一直是缺氧性脑水肿的经典治疗原则。

（2）除了防治缺氧性脑水肿的基础措施外，还应采取如下措施。①给予脑代谢复活剂：如 ATP、细胞色素 C、辅酶 A 及能量合剂、肌苷、谷氨酸钠、γ-氨酪酸、乙酰谷氨酰胺、胞二磷胆碱、二磷酸果糖及施普善（脑活素）等。②利尿脱水：常用药物为 20% 甘露醇或 25% 山梨醇，也可与利尿药交替使用。③糖皮质激素的应用：对急性中毒性脑水肿有一定效果，常用地塞米松，宜尽早使用，首日应用较大的冲击剂量。

6. 对症支持疗法

（1）谷胱甘肽：作为辅助解毒剂，加强细胞抗氧化作用，加速解毒。

（2）低温与冬眠疗法：可减少脑氧耗量，降低神经细胞膜通透性，并有降温作用，以保护脑细胞，减轻缺氧所致脑损害。

（3）二联抗生素：预防感染。

（4）抗氧化剂：对活性氧包括氧自由基及其损伤作用具有明显抵御清除效果。用维生素 E、大剂量维生素 C、β-胡萝卜素及小剂量微量元素硒等拮抗氧自由基。

（5）纳洛酮：特异性阿片受体拮抗剂、神经元保护剂，对一氧化碳中毒病人起到有效的治疗作用，并有可能抑制一氧化碳中毒后的大脑后脱髓鞘和细胞变性，减少一氧化碳中毒后迟发性脑病的发生率。

（6）苏醒药：常用的有乙胺硫脲（克脑迷、抗利痛）、甲氯芬酯（氯酯醒、遗尿丁）、胞二磷胆碱、吡拉西坦（脑复康）等，配合其他脑代谢复活药物，常可收到较好效果。

（7）钙通道阻滞剂：可阻止 Ca^{2+} 向细胞内转移，并可直接阻断血栓素的损伤作用，广泛用于各种缺血缺氧性疾患，可早期用药。常用药物有心可定（prenylamine）、维拉帕米（verapamil，异搏定）、硝苯地平（nifedipine）等。

（8）缺氧性损伤的细胞干预措施：缺氧性损伤的分子机制主要涉及活性氧生成及细胞内钙超载，目前的细胞干预措施主要针对这两点，目的在于将损伤阻遏于亚细胞层面，不使其进展为细胞及组织损伤。缺氧可以诱发大量自由基生成；而治疗过程中的给氧措施，可使机体出现"缺血-再灌注样效应"也会产生大量的自由基。大量的自由基可导致细胞脂质过氧化损伤，故以清除氧自由基为主的抗氧化治疗，已成为近年窒息性气体中毒治疗进展的重要标志。常用的自由基清除剂如巴比妥类、维生素 E 和 C，辅酶 Q、超氧化物歧化酶（SOD）、谷胱甘肽、糖皮质激素等。

（9）改善脑组织灌流：主要措施包括以下几点，①维持充足的脑灌注压：要点是使血压维持于正常或稍高水平，故任何原因的低血压均应及时纠正，但也应防止血压突然升高过多，以免颅内压骤增。紧急情况下可用 4~10 ℃生理盐水或低分子右旋糖酐（300~500 mL/0.5 h）经颈动脉直接快速灌注，以达降温、再通微循环的目的。②纠正颅内"盗血"：可采用中度机械过度换气法。因动脉血二氧化碳分压（$PaCO_2$）降低后，可使受缺氧影响较小的区域血管反射性收缩，血液得以重新向严重缺氧区灌注，达到改善脑内分流、纠正"盗血"的目的。一般将 $PaCO_2$ 维持在 4 kPa（30 mmHg）即可，$PaCO_2$ 过低可能导致脑血管过度收缩、加重脑缺氧。③改善微循环状况：低分子（MW 2 万~4 万）右旋糖酐有助于提高血浆胶体渗透压、回收细胞外水分、降低血液黏稠度、预防和消除微血栓，且可以很快经肾小球排出而具有利尿作用；一般 24 h 内可投用 1 000~1 500 mL。

（10）控制并发症：①早期、足量、短程应用激素，预防硫化氢中毒性肺水肿的发生发展。②高压氧治疗或面罩加压给氧，预防一氧化碳中毒迟发性神经精神并发症。

（11）其他对症处理：如对角膜溃疡等进行处理。

（七）预防措施

窒息性气体中毒事故的主要原因是：设备缺陷和使用中发生跑、冒、滴、漏；缺乏安全作业规程或违章操作；家庭室内采用煤炉取暖且通风不良。

中毒死亡多发生在现场或送院途中。现场死亡除窒息性气体浓度高外，主要由于不明发生窒息事故的原因，不作通风，缺乏急救的安全措施而致救者也窒息死亡；缺乏有效的防护面具；劳动组合不善，在窒息性气体环境单独操作而得不到及时发现与抢救，或窒息昏倒于水中溺死。据此，预防窒息性气体中毒的重点在于以下几点。

（1）严格管理制度：制定并严格执行安全操作规程。

（2）定期检修设备：防止跑、冒、滴、漏。

（3）窒息性气体环境设置警示标识：装置自动报警设备，如一氧化碳报警器等。

（4）加强卫生宣教：做好上岗前安全与健康教育，普及急救互救知识和技能训练。

（5）添置有效防护面具：并定期维修与检测效果。

（6）高浓度或通风不良的窒息性气体环境作业或抢救：应先进行有效的通风换气，通风量不少于环境容量的三倍，佩戴防护面具，并设置专人接应保护。高浓度硫化氢、氰化氢环境短期作业，可口服 4-DMAP 180 mg 和 PAPP 90 mg 进行预防，20 min 即显效。4-DMAP 作用快、药效短；PAPP 作用慢，药效持久。

二、一氧化碳

（一）理化特性

一氧化碳（carbon monoxide，CO），俗称"煤气"，是一种无色、无味、无臭、无刺激性的气体，分子量 28.01，密度 0.967 g/L，熔点 -205 ℃，沸点 -190 ℃，微溶于水，易溶于氨水。易燃、易爆，在空气中含量达 12.5% 时可发生爆炸。

（二）接触机会

CO 为分布广泛的窒息性气体，生产性和生活性原因引起的急性 CO 中毒均较常见。含碳物质不完全燃烧均可产生 CO，接触 CO 的作业存在于 70 余种工业中，如冶金工业的炼焦、金属冶炼等；机械工业的铸造、锻造；采矿爆破作业；CO 用作化工原料制造光气、甲醇、甲酸、甲醛、合成氨、丙酮等；耐火材料、玻璃、陶瓷、建筑材料等工业使用的窑炉、煤气发生炉等。此外，家庭用煤炉、煤气灶、燃气热水器和汽车发动机尾气产生的 CO 也可在通风不良的情况下引起急性 CO 中毒。

（三）毒理

1. **吸收与排泄**　CO 主要经呼吸道吸收，透过肺泡迅速弥散入血。入血后 80%~90% 与血红蛋白（Hb）可逆性结合，形成碳氧血红蛋白（HbCO），失去携氧功能。空气中 CO 浓度越高，肺泡气中 CO 分压越大，血液中 HbCO 的饱和度也越高。吸入 CO 的约 10%～15% 与血管外血红素蛋白如肌红蛋白、细胞色素氧化酶等结合。CO 还可透过胎盘屏障进入胎儿体内。

进入机体的 CO 绝大部分以原形随呼气排出，约 1% 转化为 CO_2 呼出。正常大气压下（氧分压为 0.21 绝对大气压），CO 的生物半排期平均为 320 min（128～409 min），吸入高浓度 CO 需 7～10 天方可完全排出，但提高空气中氧分压可显著缩短 CO 生物半排期。如吸入 1 个大气压纯氧，CO 生物半排期可缩短至 80 min；而吸入 3 个大气压纯氧则缩短至 23.5 min。

2. 毒作用机制

（1）与 Hb 结合形成 HbCO：这是急性 CO 中毒引起机体缺氧窒息最主要的机制，经呼吸道吸入的 CO 绝大部分与 Hb 分子中原卟啉Ⅸ的亚铁复合物发生紧密而可逆性结合，形成 HbCO 使 Hb 失去携氧能力，导致组织缺氧。

CO 与 Hb 的亲和力比 O_2 与 Hb 的亲和力大 300 倍，少量 CO 即可与 O_2 竞争，生成大量 HbCO；而且 HbCO 的解离速度比 HbO_2 慢 3 600 倍；HbCO 不仅无携氧功能，还影响 HbO_2 的解离，阻碍氧的释放，故导致低氧血症和组织缺氧；CO 与 Hb 的结合具有可逆性。及时测定血中 HbCO 含量可作为反映 CO 中毒严重程度的参考指标。停止接触后，O_2 可缓慢地取代 CO，重新形成 HbO_2。高压氧疗可加速 HbCO 解离。

血液 HbCO 含量主要与空气 CO 浓度、接触时间及每分钟肺通气量有关，后者取决于接触者劳动强度，CO 的分压越高，则血液中 HbCO 饱和度越大，达到饱和的时间也越短。

（2）与肌红蛋白结合形成碳氧肌红蛋白：影响氧从毛细血管向细胞线粒体弥散，损害线粒体功能。

（3）其他：CO 与线粒体细胞色素氧化酶可逆性结合，阻断电子传递链，抑制组织呼吸，导致细胞内窒息。CO 还可与一氧化氮合酶（NOS）、鸟苷酸环化酶等结合，干扰有关酶的活性。

机体缺氧可影响多个脏器系统，中枢神经系统（CNS）的组织细胞对缺氧最敏感。CO 的毒作用影响了 O_2 和能量供应，引起脑水肿，脑血液循环障碍，使大脑和基底神经节，尤其是苍白球和黑质，因血管吻合支较少、血管水肿和结构不健全，而发生变性、软化、坏死，或白质广泛性脱髓鞘病变，由此出现以中枢神经系统损害为主伴有不同并发症的症状与体征，如颅压增高、帕金森综合征和一系列神经精神症状等。此外，因 HbCO 为鲜红色，故急性 CO 中毒病人的皮肤黏膜呈樱桃红色；还可引起心肌损害等。

（四）临床表现

1. **急性一氧化碳中毒** 是吸入较高浓度 CO 后引起的急性脑缺氧性疾病，起病急骤、潜伏期短，主要表现为急性脑缺氧引起的中枢神经损害。少数病人可有迟发性神经精神症状，部分病人也可有其他脏器的缺氧性改变。中毒程度与血中 HbCO 浓度有关。

（1）轻度中毒：以脑缺氧反应为主要表现。病人出现剧烈头痛、头昏、耳鸣、眼花、视物模糊、颞部血管压迫和搏动感，并有恶心、呕吐、心悸、胸闷、四肢无力和步态不稳等症状，可有意识模糊、嗜睡、短暂昏厥甚至谵妄状态等轻度至中度意识障碍，但无昏迷。血液 HbCO 浓度可高于 10%。经治疗，症状可迅速消失。

（2）中度中毒：除有上述症状外，皮肤、黏膜呈樱桃红色，意识障碍加重，表现为浅至中度昏迷，对疼痛刺激有反应，瞳孔对光反射和角膜反射迟钝，血液 HbCO 浓度可高于 30%。经抢救可较快清醒，恢复后一般无并发症和后遗症。

因 HbCO 为鲜红色，故病人皮肤黏膜在中毒之初呈樱桃红色，与其他缺氧不同，是其临床特点之一；再者全身乏力显著，即使病人尚清醒，却已难以行动，不能自救。

（3）重度中毒：上述症状进一步加重，因脑水肿而迅速进入深昏迷或去大脑皮层状态，昏迷可持续十几个小时，甚至几天；肤色因末梢循环不良而呈灰白或青紫色；呼吸、脉搏由弱、快变为慢而不规则，甚至停止，心音弱而低钝，血压下降；瞳孔缩小，瞳孔对光反射等各种反射迟钝或消失，可出现病理反射；初期肌张力增高、牙关紧闭、可出现阵发性抽搐或强直性全身痉挛，晚期肌张力显著降低，瞳孔散大，大小便失禁，可因呼吸麻痹而死亡。经抢救存活者可并发脑水肿、休克或严重的心肌损害、肺水肿、呼吸衰竭上消化道出血、锥体系或锥体外系损害等脑局灶损害症状。血液 HbCO 浓度可高于 50%。

2. **急性 CO 中毒迟发脑病（神经精神后发症）** 是指少数急性 CO 中毒意识障碍恢复后，经过 2~60 天的"假愈期"，又出现严重的神经精神和意识障碍症状。包括：痴呆、谵妄或去大脑皮层状态；锥体外系神经障碍，出现帕金森综合征表现；锥体系损害，出现偏瘫、病理反射阳性或大小便失禁等；大脑皮层局灶性功能障碍如失语、失明等或出现继发性癫痫。重者生活不能自理甚至死亡。头颅 CT 检查可见脑部病理性密度减低区；脑电图可见中、高度异常。约 10% 的病人可发生此病，部分病人经治疗后恢复，有些则留下严重后遗症。

迟发脑病的发生可能与 CO 中毒急性期病情重、昏迷时间长、苏醒后休息不够充分或治疗处理不当、高龄、有高血压病史、脑力劳动者、精神刺激等有关。

3. **慢性影响** 长期接触低浓度 CO 是否可引起慢性中毒尚有争论。有研究表明长期反复接触低浓度 CO 可出现神经和心血管系统损害，如头痛、头晕、耳鸣、无力、记忆力减退及睡眠障碍，以及心律失常、心肌损害和动脉粥样硬化等。

（五）实验室检查

1. **血液 HbCO 测定** 血中 HbCO 含量与接触 CO 浓度和时间有密切的关系，因此，选用血中 HbCO 作为接触 CO 的生物监测指标，是诊断 CO 中毒的重要依据和特异性诊断指标之一。

血中 HbCO 生物半减期平均为 5 h 左右，脱离接触环境后可较快降低，并与临床表现程度有时可不平行，故超过 8 h 测定结果无临床意义。为使监测结果有可比性，职业接触 CO 的生物限值 WS/T 114-1999 规定采样时间为工作班末，即下班前 1 h 以内。方法：取病人和健康者血液各 20 μl，分别滴入试管，各加 5% 氢氧化钠 2 mL 混匀后观察，若病人样品为樱桃红色，则 HbCO 定性阳性。用双波长分光光度法有较高的灵敏度及准确度，快速简便 [参见《职业性急性一氧化碳中毒诊断标准》（GBZ 23-2002）]。

血中 HbCO>10% 即提示有较高浓度 CO 接触史，对本病诊断及鉴别诊断有参考意义。该生物限值主要用于健康工人群体接触 CO 水平的评价，也可用于个体评价。不适用于有心血管疾患工人、怀孕女工、接触二氯甲烷工人和高原作业工人接触 CO 的评价。吸烟能使 HbCO 的本低值升高，因此，采样前 8 h 不宜吸烟，以尽可能排除吸烟对监测结果的影响。

2. **脑电图及诱发电位检查** 多数急性 CO 中毒病人可出现异常脑电图；迟发脑病病人脑电图及诱发电位改变较临床表现出现更早。

3. **脑 CT 与磁共振（MRI）检查** 有助于早期发现脑水肿；急性中毒症状消失后 CT 或 MRI 出现新的异常则提示有迟发脑病的可能。

4. **心肌酶学检查**

5. **心电图检查** 通过中毒后不同阶段的电生理学和脑 CT，尤其是 MRI 对比，可早期预测急性 CO 中毒迟发脑病的发生。早期进行心肌酶学及心电图检查动态观察，则有助于早期诊断和及时治疗急性 CO 中毒引起的心肌损害。

（六）诊断

1. **诊断依据** 《职业性急性一氧化碳中毒诊断标准》（GBZ 23-2002）。

2. **诊断原则** 根据吸入较高浓度 CO 的接触史和急性发生的中枢神经损害的症状和体征，结合血中碳氧血红蛋白（HbCO）及时测定的结果，现场卫生学调查及空气中 CO 浓度测定资料，并排除其他病因后，可诊断为急性一氧化碳中毒。

3. **接触时出现的反应** 头痛、头昏、心悸、恶心等症状，吸入新鲜空气后症状可消失。

4. **诊断及分级标准** 急性一氧化碳中毒以急性脑缺氧引起的中枢神经损害为主要临床表现，故不同程度的意识障碍是临床诊断和分级的重要依据。

（1）轻度中毒：具有以下任何一项表现者。

1）出现剧烈的头痛、头昏、四肢无力、恶心、呕吐。

2）轻度至中度意识障碍，但无昏迷者，血液碳氧血红蛋白浓度可高于 10%。

（2）中度中毒：除有上述症状外，意识障碍表现为浅至中度昏迷，经抢救后恢复且无明显并发症者。血液碳氧血红蛋白浓度可高于 30%。

（3）重度中毒：具备以下任何一项者。

1）意识障碍程度达深昏迷或去大脑皮层状态。

2）病人有意识障碍且并发有下列任何一项表现者：①脑水肿。②休克或严重的心肌损害。③肺水肿。④呼吸衰竭。⑤上消化道出血。⑥脑局灶损害如锥体系或锥体外系损害体征。

3）血液碳氧血红蛋白浓度可高于 50%。

（4）急性一氧化碳中毒迟发脑病（神经精神后发症）：急性一氧化碳中毒意识障碍恢复后，经约 2~60 天的"假愈期"，又出现下列临床表现之一者。

1）精神及意识障碍呈痴呆状态，谵妄状态或去大脑皮层状态。

2）锥体外系神经障碍出现帕金森综合征的表现。

3）锥体系神经损害（如偏瘫、病理反射阳性或小便失禁等）。

4）大脑皮层局灶性功能障碍如失语、失明等，或出现继发性癫痫。

5）头部 CT 检查可发现脑部有病理性密度减低区；脑电图检查可发现中度及高度异常。

5. **鉴别诊断** 轻度急性 CO 中毒需与感冒、高血压、食物中毒等鉴别，中度及重度中毒者应注意与其他病因如脑外伤、脑膜炎、糖尿病酮症酸中毒昏迷、脑血管意外、氰化物或硫化氢中毒所致昏迷、安眠药中毒等引起的昏迷鉴别，对迟发脑病需与其他有类似症状的疾患进行鉴别。急性一氧化碳中毒迟发脑病应注意与精神病、脑血管性痴呆、帕金森病进行鉴别。根据毒物接触史、既往疾病史及中枢神经系统阳性体征，尤其是及时检测血 HbCO 及头颅 CT 检查有助于临床鉴别诊断。

（七）治疗

1. 治疗原则

（1）迅速将病人移离中毒现场至通风处：松开衣领，注意保暖，保持安静，必要时吸氧，密切观察意识状态。

（2）及时进行急救与治疗

1）轻度中毒者，可给予氧气吸入及对症治疗。

2）中度及重度中毒者应积极给予常压口罩吸氧治疗，有条件时应给予高压氧治疗；重度中毒者视病情应给予消除脑水肿、促进脑血液循环，维持呼吸循环功能及镇痉等对症及支持治疗。加强护理、积极防治并发症及预防迟发脑病。

（3）对迟发脑病者：可给予高压氧、糖皮质激素、血管扩张剂或抗帕金森病药物与其他对症与支持治疗。

中度及重度急性一氧化碳中毒病人昏迷清醒后，应观察2个月，观察期间宜暂时脱离一氧化碳作业。

2. 治疗措施

（1）急性一氧化碳中毒的治疗

1）迅速脱离中毒现场：移至空气新鲜处，保持呼吸道通畅，静卧保暖，密切观察意识状态。

2）立即给予氧疗：以纠正缺氧并促进CO排出。有条件者尽早给予高压氧治疗；呼吸停止者及时人工呼吸或采用机械通气。

3）积极防治脑水肿：急性重度中毒病人，中毒后2~4 h即可出现脑水肿，2~48 h达到高峰，并可持续5~7天；应及早应用脱水剂，目前最常用的是20%甘露醇溶液快速静脉滴注，2~3天后颅内压增高情况好转可酌情减量；也可注射50%葡萄糖、呋塞米脱水，ATP、肾上腺皮质激素有助于缓解脑水肿，肾上腺皮质激素常用地塞米松，应早期、足量。

4）促进脑细胞代谢：应用能量合剂，如ATP、辅酶A、细胞色素C、胞磷胆碱、施普善（脑活素）、吡拉西坦（脑复康）、大量维生素C等。

5）对症支持治疗：频繁抽搐惊厥、脑性高热者，可用地西泮（安定）10~20 mg静注，或应用苯巴比妥镇静，或施行冬眠疗法，控制肛温在33~35 ℃左右；震颤性麻痹服苯海索（安坦）2~4 mg，3次/天；瘫痪者肌注氢溴酸加兰他敏2.5~5 mg，口服维生素B族和地巴唑，配合针灸、按摩疗法；纠正水、电解质平衡紊乱；给予足够营养；给予抗生素治疗，预防并发感染；加强护理；积极防治并发症和后遗症。

6）苏醒后处理：应尽可能卧床休息，密切观察2周，一旦发生迟发脑病，应给予积极治疗。

（2）迟发脑病的治疗：目前尚无特效药物，现有治疗方法包括高压氧、糖皮质激素、血管扩张剂、改善脑微循环、促进神经细胞营养和代谢、抗帕金森病药物及其他对症与支持治疗。

近几年新的治疗方法有：大剂量烟酸；金纳多联合高压氧；施普善（脑活素）联合高压氧；阿米三嗪–萝巴新联合高压氧；纳洛酮联合高压氧；降纤酶联合高压氧；脑多肽联合高压氧；东莨菪碱联合高压氧；奥扎格雷钠与低分子肝素联合；氟桂利嗪（西比灵）与复方丹参注射液联合；针刺与高压氧联合；推拿按摩与高压氧联合；运动再学习方案等。

3. **其他处理**

（1）轻度中毒者：经治愈后仍可从事原工作。

（2）中度中毒者：经治疗恢复后，应暂时脱离一氧化碳作业并定期复查，观察 2 个月如无迟发脑病出现，仍可从事原工作。

（3）重度中毒及出现迟发脑病者：虽经治疗恢复，皆应调离一氧化碳作业。

（4）出现器质性神经损害：因重度中毒或迟发脑病治疗半年仍遗留恢复不全的器质性神经损害时，应永远调离接触一氧化碳及其他神经毒物的作业。视病情安排治疗和休息。

（八）预防

加强预防一氧化碳中毒的卫生宣教，普及自救、互救知识。对可能产生 CO 的场所，应加强自然通风和局部通风。经常检修煤气发生炉和管道等设备，以防漏气。加强对空气中 CO 的监测，设立 CO 报警器。认真执行安全生产制度和操作规程。加强个人防护，进入高浓度 CO 的环境工作时，要佩戴特制的 CO 防毒面具，两人同时工作，以便监护和互助。

我国职业卫生标准规定一般地区工作场所空气中 CO 的时间加权平均容许浓度（PC-TWA）为 20 mg/m³，短时间接触容许浓度（PC-STEL）为 30 mg/m³；高原海拔 2 000～3 000 m工作场所空气中 CO 的最高容许浓度（MAC）为 20 mg/m³，海拔>3 000 m 的 MAC 为 15 mg/m³。车间空气卫生标准规定的 MAC 为 30 mg/m³。

三、硫化氢

（一）理化特性

硫化氢（hydrogen sulfide，H_2S）是一种易燃、无色并具有强烈腐败臭鸡蛋气味的气体，分子量 34.08，熔点-82.9 ℃，沸点-60.7 ℃。气体的相对密度为 1.19，易积聚在低洼处。H_2S 易溶于水生成氢硫酸，也易溶于乙醇、汽油、煤油和原油等。呈酸性反应，能与大部分金属反应形成黑色硫酸盐。

（二）接触机会

工业生产中很少使用 H_2S，接触的 H_2S 一般是工业生产或生活中产生的废气，或是某些化学反应产物，或以杂质形式存在，或由蛋白质自然分解或其他有机物腐败产生。H_2S 中毒多由于含有 H_2S 介质的设备损坏，输送含有 H_2S 介质的管道和阀门漏气，违反操作规程、生产故障以及各种原因引起的 H_2S 大量生成或逸出，含 H_2S 的废气、废液排放不当，无适当个人防护情况下疏通下水道、粪池、污水池等密闭空间作业，H_2S 中毒事故时盲目施救等所致。接触 H_2S 较多的行业有石油天然气开采业、石油加工业、煤化工业、造纸及纸制品业、煤矿采选业、化学肥料制造业、有色金属采选业、有机化工原料制造业、皮革、皮毛及其制品业、污水处理（化粪池）、食品制造业（腌制业、酿酒业）、渔业、城建环卫等。

（三）毒理

1. **吸收与排泄**　H_2S 主要经呼吸道吸收，皮肤也可吸收很少一部分。入血后可与血红蛋白结合为硫血红蛋白，体内的 H_2S 代谢迅速，大部分被氧化为无毒的硫酸盐和硫代硫酸盐，随尿排出，小部分以原形态随呼气排出，无蓄积作用。

2. **毒作用机理**　H_2S 易溶于水，接触到湿润的眼结膜和呼吸道黏膜以及潮湿的皮肤时迅速溶解，形成氢硫酸，并与黏膜表面的钠离子结合生成碱性的硫化钠，氢硫酸和硫化钠具有刺激和腐蚀作用，可引起眼和上呼吸道炎症，严重者可导致角膜溃疡、化学性肺炎和化学性肺水肿，或皮肤充血、糜烂、湿疹。

由于 H_2S 与金属离子具有很强的亲和力，进入体内未及时被氧化分解的 H_2S，可与氧化型细胞色素氧化酶的 Fe^{3+} 结合，使其失去传递电子的能力，造成组织缺氧，导致细胞"内窒息"。H_2S 还可与体内的二硫键结合，从而抑制三磷酸腺苷酶、过氧化氢酶、谷胱甘肽等的活性，干扰细胞内的生物氧化还原过程和能量供应，加重细胞内窒息。对神经系统尤为敏感。

H_2S 的强烈刺激，可作用于嗅神经、呼吸道黏膜末梢神经以及颈动脉窦和主动脉体的化学感受器，反射性引起中枢兴奋。但 H_2S 浓度过高则很快由兴奋转入超限抑制，还可直接作用于延髓的呼吸及血管运动中枢，使呼吸抑制、麻痹、昏迷，导致电击样死亡。

H_2S 刺激阈低，人接触 H_2S 浓度为 $4\sim7$ m/m^3 的空气时即可闻到中等强度难闻臭味。但高浓度的 H_2S 可致嗅神经麻痹，故不能依靠其气味强烈与否来判断环境中 H_2S 的危险程度。

(四) 临床表现

1. 急性中毒 H_2S 具有刺激作用、窒息作用和神经毒作用，按病情发展程度可分级如下。

(1) 轻度中毒：眼胀痛、异物感、畏光、流泪，鼻咽部干燥、灼热感，咳嗽、咳痰、胸闷，头痛、头晕、乏力、恶心、呕吐等症状，可有轻至中度意识障碍。检查可见眼结膜充血、水肿，肺部呼吸音粗糙，可闻及散在干、湿啰音。X 线胸片显示肺纹理增强。

(2) 中度中毒：立即出现明显的头痛、头晕、乏力、恶心、呕吐、共济失调等症状，意识障碍明显，表现为浅至中度昏迷。同时有明显的眼和呼吸道黏膜刺激症状，出现咳嗽、胸闷、痰中带血、轻度发绀和视物模糊、结膜充血、水肿、角膜糜烂、溃疡等。肺部可闻及较多干、湿啰音，X 线胸片显示两肺纹理模糊，肺野透亮度降低或有片状密度增高阴影。心电图显示心肌损害。经抢救多数短时间内意识可恢复正常。

(3) 重度中毒：见于吸入高浓度 H_2S 后，迅速出现头晕、心悸、呼吸困难、行动迟钝等明显的中枢神经系统症状，继而呕吐、腹泻、腹痛、烦躁和抽搐，意识障碍达深昏迷或呈植物状态，可并发化学性肺水肿、休克等心、肝、肾多脏器衰竭，最后可因呼吸麻痹而死亡。接触极高浓度 H_2S，可在数秒内突然倒下，呼吸停止，发生所谓的"电击样"死亡。

2. 慢性危害 长期接触低浓度 H_2S 可引起眼及呼吸道慢性炎症，如慢性结膜炎、角膜炎、鼻炎、咽炎、气管炎和嗅觉减退，甚至角膜糜烂或点状角膜炎等。全身症状可有类神经征、自主神经功能紊乱，如头痛、头晕、乏力、睡眠障碍、记忆力减退和多汗、皮肤划痕症阳性等表现，也可损害周围神经。

(五) 诊断

1. 诊断依据 《职业性急性硫化氢中毒诊断标准》（GBZ 31-2002）。

2. 诊断原则 根据短期内吸入较大量 H_2S 的职业接触史，出现中枢神经系统和呼吸系统损害为主的临床表现，参考现场职业卫生学调查，综合分析，并排除其他类似表现的疾病，方可诊断。

3. 接触反应 接触 H_2S 后出现眼刺痛、畏光、流泪、结膜充血、咽部灼热感、咳嗽等眼和上呼吸道刺激表现，或有头痛、头晕、乏力、恶心等神经系统症状，脱离接触后在短时间内消失者。

4. **诊断及分级标准**

（1）轻度中毒：具有下列情况之一者。①明显的头痛、头晕、乏力等症状并出现轻度至中度意识障碍。②急性气管—支气管炎或支气管周围炎。

（2）中度中毒：具有下列情况之一者。①意识障碍表现为浅至中度昏迷。②急性支气管肺炎。

（3）重度中毒：具有下列情况之一者。①意识障碍程度达深昏迷或呈植物状态。②肺水肿。③猝死。④多脏器衰竭。

（六）治疗

1. **急救和治疗**

（1）现场急救：迅速脱离中毒现场，移至空气新鲜处，保持呼吸道通畅，对症抢救，有条件者吸氧，严密观察，注意病情变化。

（2）氧疗：及时给氧，对中、重度中毒病人，特别是昏迷者，应尽早给予高压氧疗，纠正脑及重要器官缺氧。

（3）积极防治脑水肿和肺水肿：宜早期、足量、短程应用肾上腺皮质激素，如地塞米松。也可给予脱水剂、利尿剂合剂等治疗。

（4）复苏治疗：对呼吸、心脏停搏者，立即进行心、肺复苏，做人工呼吸，吸氧，注射强心剂和兴奋剂，待呼吸、心跳恢复后，尽快高压氧疗。

（5）眼部刺激处理：眼部受损害者，用自来水或生理盐水彻底冲洗至少 15 min，应用抗生素眼膏，可起到预防感染、润滑、隔离睑球结膜和角膜防止粘连。

（6）其他对症及支持疗法：严密监护，抗生素预防感染，维持水、电解质平衡，给予营养支持药物，防治休克，保护脑、心、肺、肝、肾等重要脏器，防治多器官功能衰竭。

2. **其他处理** 轻、中度中毒病人经治愈后可恢复原工作，重度中毒者经治疗恢复后应调离原工作岗位。对神经系统损害恢复不全的病人，则应安排治疗和休息。需要进行劳动能力鉴定者按《劳动能力鉴定职工工伤与职业病致残等级》（GB/T 16180-2014）处理。

（七）预防

1. **加强安全管理** 制订并严格遵守安全操作规程和各项安全生产制度，杜绝意外事故发生。

2. **定期检修生产设备** 防止跑、冒、滴、漏。

3. **做好作业环境监测** 设置毒物超标自动报警器和警示标识。凡进入存在 H_2S 的工作场所，应事先充分通风排毒，携带个人防护用品及便携式 H_2S 检测报警仪。在事故抢险或故障抢修时，应佩戴好防毒面具。

4. **增强自我保护意识** 加强 H_2S 中毒预防、自救、互救相关知识的教育和技能培训。

5. **做好职业健康监护工作** 排除职业禁忌证。

6. **认真执行职业卫生标准规定** 工作场所空气中 H_2S 的最高容许浓度（MAC）为10 mg/m³。

具体指导意见、实施方法可参见《硫化氢职业危害防护导则》（GBZ/T 259-2014）。

（朱占兰）

第三节 有机溶剂中毒

有机溶剂在工农业生产中应用广泛，自19世纪40年代开始应用于工业生产以来，已有30 000余种，常用的近500种。近年来，随着我国工农业生产的迅速发展，有机溶剂中毒事件占职业性化学中毒的比例明显增长，已成为引发职业中毒的重要因素。

一、概述

（一）理化特性与毒作用特点

有机溶剂常用于工业生产中清洗、去污、稀释、萃取等过程，也是化学合成的常用中间体。常温常压下呈液态。有机溶剂具有的理化特性和毒作用特点，概述如下。

1. **挥发性、可溶性和易燃性** 有机溶剂多易挥发，故接触途径以吸入为主。脂溶性是有机溶剂的重要特性，进入体内易与神经组织亲和而具麻醉作用；又兼具水溶性，故易经皮肤吸收进入体内。大多具有可燃性，如汽油、乙醇等，可用作燃料；但有些则属非可燃物而用作灭火剂，如卤代烃类化合物。

2. **化学结构** 按其化学结构特征可分为芳香烃类、脂肪烃类、脂环烃类、卤代烃类、醇类、醚类、酯类、酮类和其他类别。同类者毒性相似，例如氯代烃类多具有肝脏毒性，醛类具有刺激性等。

3. **吸收与分布** 有机溶剂经呼吸道吸入后经肺泡-毛细血管膜（alveolar-capilary membrane）吸收，有40%~80%在肺内滞留；体力劳动时，经肺摄入量增加2~3倍。摄入后分布于富含脂肪的组织，包括神经系统、肝脏等；由于血组织膜屏障富含脂肪，有机溶剂可分布于血流充足的骨骼和肌肉组织；肥胖者接触有机溶剂后，机体吸收、蓄积增多，排出慢。大多数有机溶剂可通过胎盘，亦可经母乳排出，从而影响胎儿和乳儿健康。

4. **生物转化与排出** 不同个体的生物转化能力有差异，因此对不同溶剂的代谢速率各异，且代谢转化与有机溶剂的毒作用密切相关，例如，正己烷的毒性与其主要代谢物2,5-己二酮有关；三氯乙烯的代谢与乙醇相似，可由于有限的醇和醛脱氢酶的竞争，而产生毒性的协同作用。有机溶剂主要以原形物经呼出气排出，少量以代谢物形式经尿排出。多数有机溶剂的生物半减期较短，一般从数分钟至数天，故对大多数有机溶剂来说，生物蓄积不是影响毒作用的主要因素。

（二）有机溶剂对健康的影响

1. **皮肤** 由有机溶剂所致的职业性皮炎，约占总例数的20%。通常对皮肤有脱脂、溶脂作用和刺激性。典型溶剂皮炎具有急性刺激性皮炎的特征，如红斑和水肿，亦可见慢性裂纹性湿疹。有些工业溶剂能引起过敏性接触性皮炎；三氯乙烯等少数有机溶剂甚至可诱发严重的剥脱性皮炎。

2. **中枢神经系统** 几乎全部易挥发的脂溶性有机溶剂都能引起中枢神经系统的抑制，多属非特异性的抑制或全身麻醉。有机溶剂的麻醉效能与脂溶性密切相关，麻醉效能还与化学物结构有关，如碳链长短，有无卤基或乙醇基取代，是否具有不饱和（双）碳键等。

急性有机溶剂中毒时出现的中枢神经系统抑制症状可表现为头痛、恶心、呕吐、眩晕、

— 133 —

倦怠、言语不清、步态不稳、兴奋不安、抑郁等，严重时可引起狂躁、抽搐、惊厥昏迷，甚至因心律失常、呼吸抑制而死亡。这些影响与神经系统内化学物浓度有关。虽然大多数工业溶剂的生物半减期较短，24 h 内症状大都缓解，但因常同时接触多种有机溶剂，它们可呈相加作用甚至增强作用。接触半减期长、代谢率低的化学物时，则易产生对急性作用的耐受性；严重过量接触后中枢神经系统出现持续脑功能不全，并伴发昏迷，以至脑水肿。

慢性接触有机溶剂可导致慢性神经行为障碍，如性格或情感改变（抑郁、焦虑）、智力功能失调（短期记忆丧失、注意力不集中）等；还可因小脑受累导致前庭-动眼失调。此外，有时接触低浓度溶剂蒸气后，虽前庭试验正常，但仍出现眩晕、恶心和衰弱，称为获得性有机溶剂超耐量综合征。

3. **周围神经和脑神经**　有机溶剂可引起周围神经损害，甚至有少数溶剂对周围神经系统呈特异性毒性。如二硫化碳、正己烷和甲基正-丁酮能使远端轴突受累，引起感觉运动神经的对称性混合损害，主要表现为：手套、袜子样分布的肢端末梢神经炎，感觉异常及衰弱感；有时疼痛和肌肉抽搐，而远端反射则多表现为抑制。三氯乙烯能引起三叉神经麻痹，因而三叉神经支配区域的感觉功能丧失。

4. **呼吸系统**　有机溶剂对呼吸道均有一定程度的刺激作用；高浓度的醇、酮和醛类还会使蛋白变性而致呼吸道损伤。溶剂引起呼吸道刺激的部位通常在上呼吸道，接触溶解度高、刺激性强的溶剂如甲醛类，尤为明显。过量接触溶解度低、对上呼吸道刺激性较弱的溶剂，可在抵达呼吸道深部时，引起急性肺水肿如光气。长期接触刺激性较强的溶剂还可致慢性支气管炎。

5. **心脏**　有机溶剂对心脏的主要影响是心肌对内源性肾上腺素的敏感性增强。曾报道健康工人过量接触工业溶剂后发生心律不齐，如发生心室颤动，可致猝死。

6. **肝脏**　在接触剂量大、时间长的情况下，任何有机溶剂均可导致肝细胞损害。某些具有卤素或硝基功能团的有机溶剂，其肝毒性尤为明显。芳香烃（如苯及其同系物），对肝毒性较弱。丙酮本身无直接肝脏毒性，但能加重乙醇对肝脏的作用。作业工人短期内过量接触四氯化碳可产生急性肝损害；而长期较低浓度接触可出现慢性肝病。

7. **肾脏**　四氯化碳急性中毒时，常出现肾小管坏死性急性肾衰竭。多种溶剂或混合溶剂慢性接触可致肾小管性功能不全，出现蛋白尿、尿酶尿（溶菌酶、p-葡萄糖苷酸酶、氨基葡萄糖苷酶的排出增高）。溶剂接触还可能与原发性肾小球性肾炎有关。

8. **血液**　苯可损害造血系统，导致白细胞减少甚至全血细胞减少症，以至再生障碍性贫血和白血病。某些乙二醇醚类能引起溶血性贫血（渗透脆性增加）或骨髓抑制性再生障碍性贫血。

9. **致癌**　在常用溶剂中，苯是经确定的人类致癌物质，可引起急性或慢性白血病，应采取措施进行原始级预防，如控制将苯作为溶剂和稀释剂的用量。

10. **生殖系统**　大多数溶剂容易通过胎盘屏障，还可进入睾丸；某些溶剂如二硫化碳对女性生殖功能和胎儿的神经系统发育均有不良影响。

二、苯及其苯系物

（一）苯（C_6H_6）

1. **理化特性**　苯（benzene）是最简单的芳香族有机化合物，常温下为带特殊芳香味的无色液体，分子量78，沸点80.1℃，极易挥发，蒸气比重为2.77。燃点为562.22℃，爆炸极限为1.4%~8%，易燃。微溶于水，易与乙醇、氯仿、乙醚、丙酮、二硫化碳等有机溶剂互溶。

2. **接触机会** 苯广泛应用于工农业生产中：①作为有机化学合成中常用的原料，如制造苯乙烯、苯酚、药物、农药、合成橡胶、塑料、染料、合成纤维等。②作为溶剂、萃取剂和稀释剂，用于制药、印刷、树脂、人造革、粘胶和油漆等制造。③煤焦油的分馏或石油裂解生产苯。④用作燃料，如工业汽油中苯的含量可高达10%以上。我国苯作业工作绝大多数接触苯及其同系物甲苯和二甲苯，属混苯作业。

3. **毒理**

（1）吸收、分布和代谢：苯在生产环境中以蒸气形式主要由呼吸道进入人体，经皮肤吸收量很少，虽经消化道完全吸收，但实际意义不大。苯进入体内后，主要分布在含类脂质较多的组织和器官中，骨髓中含量最多，约为血液中的20倍。一次大量吸入高浓度的苯，大脑、肾上腺与血液中的含量最高；中等量或少量长期吸入时，骨髓、脂肪和脑组织中含量较多。吸收入体内的苯，40%~60%以原形经呼气排出，经肾排出极少。主要在肝内代谢，约30%的苯氧化成酚，并与硫酸、葡萄糖酸结合随尿排出，极少量以酚或酮等形式经肾排出。肝微粒体上的细胞色素P450（CYP）至少有6种同工酶，其中2E1和2E2与苯代谢有关。在CYP的作用下苯被氧化成环氧化苯，环氧化苯与它的重排产物氧杂环庚三烯存在平衡，是苯代谢过程中产生的有毒中间体。通过非酶性重排，环氧化苯可生成苯酚，再经羟化形成氢醌（hydroquinone，HQ）或儿茶酚（catechol，CAT）；环氧化苯在环氧化物水解酶（mEH）作用下也可生成CAT。氢醌与儿茶酚进一步羟化则形成1, 2, 4-三羟基苯（1, 2, 4-BT）。在谷胱甘肽S-转移酶的催化下，环氧化苯还可与谷胱甘肽结合形成苯巯基尿酸(S-phenylmercapturic acid，S-PMA)，而通过羟化作用形成二氢二醇苯则进一步转化成反-反式黏糠酸（t, t-MA）。苯的代谢产物HQ被输送到骨髓后，经骨髓过氧化物酶（myeloperoxidase，MPO）氧化生成苯醌（p-benzoquinone，p-BQ）。酚类代谢产物可与硫酸盐或葡萄糖醛酸结合后自肾脏排出，故接触苯后，尿酚排出量增加：有时候中间产物可快速氧化生成反-反式粘糠酸，最后氧化成二氧化碳而被呼出。环境中空气苯浓度为0.1~10 ppm时，苯接触者尿中苯代谢产物70%~85%为苯酚，HQ、t, t-MA与CAT分别占5%~10%，S-PMA含量最低，不超过1%。尿中苯的代谢产物水平与空气中苯浓度存在相关性。因此，尿酚、HQ、t, t-MA及S-PMA等均可作为苯的接触标志，其中S-PMA在体内的本底值很低，且具有较好的特异性和半衰期，被认为是低浓度苯接触时的最佳生物标志，但吸烟可影响其测定值。

（2）毒作用机制：苯属于中等毒性。急性毒作用主要表现为抑制中枢神经系统，慢性毒作用主要是影响骨髓造血功能。小鼠吸入苯蒸气的LC_{50}为31.7 g/（m^3·8h），经皮LD_{50}为26.5 g/kg，腹腔注射LD_{50}为10.1 g/kg；大鼠吸入苯蒸气LC_{50}为51 g/m^3/4h，经口LD_{50}为3.8 g/kg。急性中毒动物，初期表现为中枢神经系统刺激兴奋症状，随后进入麻醉状态，最后因呼吸中枢麻痹或者心肌衰竭而死亡。高浓度苯蒸气对眼和呼吸道黏膜和皮肤有刺激作用，空气中苯浓度达2%时，人吸入后在5~10 min内致死。此外，成人摄入约15 mL苯可引起虚脱、支气管炎及肺炎。

目前认为苯的血液毒性和遗传毒性主要是由其代谢产物引起，氢醌和苯醌在其中发挥较为重要的作用。苯的毒作用机制仍未完全阐明，目前认为主要涉及：①干扰细胞因子对骨髓造血干细胞的生长和分化的调节作用。苯代谢物以骨髓为靶部位，降低造血正调控因子白介素 IL-1 和 IL-2 的水平；活化骨髓成熟白细胞，产生高水平的造血负调控因子肿瘤坏死因子（TNF-α）。②氢醌与纺锤体纤维蛋白共价结合，抑制细胞增殖。③苯的活性代谢物与 DNA 共价结合形成加合物或代谢产物氧化产生的活性氧对 DNA 造成氧化性损伤，诱发突变或染色体的损伤，引起再生障碍性贫血或因骨髓增生不良，最终导致急性髓性白血病。④癌基因的激活。苯致急性髓性白血病可能与 ras、c-fos、c-myc 等癌基因的激活有关。

此外，慢性接触苯的健康危害程度还与个体的遗传易感性如毒物代谢酶基因多态、DNA 修复基因多态等有关。

4. 临床表现

（1）急性中毒：急性苯中毒是由于短时间吸入大量苯蒸气引起。主要表现为中枢神经系统症状。轻者出现兴奋、欣快感、步态不稳，以及头晕、头痛、恶心、呕吐等。重者出现剧烈头痛、复视、嗜睡、幻觉、肌肉痉挛、强直性抽搐、昏迷、心律失常、呼吸和循环衰竭。实验室检查可发现尿酚和血苯增高。常有肝、肾损害表现和心电图异常。

（2）慢性中毒：长期接触低浓度苯可引起慢性中毒，其主要临床表现如下。

1）神经系统：常为非特异性神经衰弱综合征表现，多有头痛、头昏、失眠、记忆力减退等，有的伴有自主神经系统功能紊乱，如心动过速或过缓，皮肤划痕反应阳性，个别病例有肢体痛、触觉减退或麻木表现。

2）造血系统：慢性苯中毒主要损害造血系统。有近 5% 的轻度中毒者无自觉症状，但血常规检查发现异常。重度中毒者常因感染而发热，齿龈、鼻腔、黏膜与皮下常见出血，眼底检查可见视网膜出血。最早和最常见的血常规异常表现是持续性白细胞计数减少，主要是中性粒细胞减少，白细胞分类中淋巴细胞相对值可增加到 40% 左右。血液涂片可见白细胞有较多的毒性颗粒、空泡、破碎细胞等，电镜检查可见血小板形态异常。中度中毒者可见红细胞计数偏低或减少；重度中毒者红细胞计数、血红蛋白、白细胞（主要是中性粒细胞）、血小板、网织细胞都明显减少，淋巴细胞百分比相对增高。严重中毒者骨髓造血系统明显受损，甚至出现再生障碍性贫血、骨髓增生异常综合征（MDS），少数可转化为白血病。

慢性苯中毒的骨髓象主要表现为：①不同程度的生成降低，前期细胞明显减少；轻者限于粒细胞系列，较重者涉及巨核细胞，重者三个系列都减低，骨髓有核细胞计数明显减少，呈再生障碍性贫血表现。②形态异常，粒细胞见到毒性颗粒、空泡、核质疏松、核浆发育不平衡，中性粒细胞分叶过多、破碎细胞较多等；红细胞有嗜碱性颗粒、嗜碱性红细胞、核浆疏松、核浆发育不平衡等；巨核细胞减少或消失，成堆血小板稀少。③分叶中性粒细胞由正常的 10% 增加到 20%~30%，结合外周血液中性粒细胞减少，表明骨的释放功能障碍。此外，约有 15% 的中毒病人，一次骨髓检查呈不同程度的局灶性增生活跃。

苯可引起各种类型的白血病，以急性粒细胞白血病（急性髓性白血病）为多，其次为红白血病、急性淋巴细胞白血病和单核细胞性白血病，慢性粒细胞白血病则很少见。国际癌症研究中心（IARC）已确认苯为人类致癌物。

3）其他：经常接触苯，皮肤可脱脂，变干燥、脱屑以至皲裂，有的出现过敏性湿疹、脱脂性皮炎。苯还可损害生殖系统，对青春期妇女影响明显，可引起女工月经血量增多、经期延长，自然流产胎儿畸形率增高；苯对免疫系统也有影响，接触苯工人血 IgG、IgA 明显降低，而 IgM 增高。此外，职业性苯接触工人染色体畸变率可明显增高。

5. 诊断 参见《职业性苯中毒的诊断》（GBZ 68-2013）

（1）急性中毒：根据短期内吸入大量苯蒸气职业史，以意识障碍为主的临床表现，结合现场职业卫生学调查，参考实验室检测指标，进行综合分析，并排除其他疾病引起的中枢神经系统损害，方可诊断。

1）轻度中毒：短期内吸入大量苯蒸气后出现头晕、头痛、恶心、呕吐、黏膜刺激症状，伴有轻度意识障碍。

2）重度中毒：吸入大量苯蒸气后出现下列临床表现之一者，①中、重度意识障碍。②呼吸循环衰竭。③猝死。

（2）慢性中毒：根据较长时期密切接触苯的职业史，以造血系统损害为主的临床表现，结合现场职业卫生学调查，参考实验室检测指标，进行综合分析，并排除其他原因引起的血常规、骨髓象改变，方可诊断。

1）轻度中毒：有较长时间密切接触苯的职业史，可伴有头晕、头痛、乏力、失眠、记忆力减退、易感染等症状。在 3 个月内每 2 周复查一次血常规，具备下列条件之一者：①白细胞计数大多低于 4×10^9/L 或中性粒细胞低于 2×10^9/L。②血小板计数大多低于 80×10^9/L。

2）中度中毒：多有慢性轻度中毒症状，并有易感染和（或）出血倾向。具备下列条件之一者：①白细胞计数低于 4×10^9/L 或中性粒细胞低于 $2/10^9$/L，伴血小板计数低于 80×10^9/L。②白细胞计数低于 3×10^9/L 或中性粒细胞低于 1.5×10^9/L。③血小板计数低于 60×10^9/L。

3）重度中毒：在慢性中毒基础上，具备下列表现之一者：①全血细胞减少症。②再生障碍性贫血。③骨髓增生异常综合征。④白血病。

其中，在诊断慢性重度苯中毒（白血病）时执行《职业性肿瘤的诊断》（GBZ 94-2014）。

6. 处理原则

（1）急性中毒：应迅速将中毒病人移至空气新鲜处，立即脱去受污染的衣服，用肥皂水清洗被污染的皮肤，注意保暖。急性期应卧床休息；急救原则与内科相同，可用葡萄糖醛酸，忌用肾上腺素；病情恢复后，轻度中毒一般休息 3~7 天即可工作。重度中毒的休息时间，应按病情恢复程度而定。

（2）慢性中毒：无特效解毒药。可用有助于造血功能恢复的药物，并给予对症治疗。经确诊患病的员工，即应调离接触苯及其他有毒物质作业，接受临床规范治疗。

7. 预防 由于苯是肯定的人类致癌物，应予以严格管理，以做到原始级预防。制造苯和苯用作化学合成原料应控制在大型企业，避免苯外流到中小企业，以限制作为溶剂和稀释剂的使用。此外，还应加强。

（1）生产工艺改革和通风排毒：生产过程密闭化、自动化和程序化；安装有充分效果的局部抽风排毒设备，定期维修，使空气中苯的浓度保持低于国家卫生标准（6 mg/m³，TWA，10 mg/m³，PC STEL）。

（2）以无毒或低毒的物质取代苯：如在油漆及制鞋工业中，以汽油、二乙醇缩甲醛、环己烷等作为稀薄剂或粘胶剂；以乙醇等作为有机溶剂或萃取剂。

（3）卫生保健措施：对苯作业现场进行定期劳动卫生学调查，监测空气中苯的浓度。作业工人应加强个人防护，进行就业前和定期体检。女工怀孕期及哺乳期必须调离苯作业，以免对胎儿产生不良影响。

(4) 职业禁忌证：血常规指标低于或接近正常值下限者；各种血液病；严重的全身性皮肤病；月经过多或功能性子宫出血。

(二) 甲苯（$C_6H_5CH_3$）、二甲苯 [$C_6H_4(CH_3)_2$]

1. **理化特性**　甲苯（toluene）、二甲苯（xylene）均为无色透明，带芳香气味、易挥发的液体。甲苯分子量 92.1，沸点 110.4 ℃，蒸气比重 3.90。二甲苯分子量 106.2，有邻位、间位和对位三种异构体，其理化特性相近；沸点 138.4~144.4 ℃，蒸气比重 3.66。两者均不溶于水，可溶于乙醇、丙酮和氯仿等有机溶剂。

2. **接触机会**　用作化工生产的中间体，作为溶剂或稀释剂用于油漆、橡胶、皮革等工业，也可作为汽车和航空汽油中的掺加成分。

3. **毒理**　甲苯、二甲苯可经呼吸道、皮肤和消化道吸收。主要分布在含脂丰富的组织，以脂肪组织、肾上腺最多，其次为骨髓、脑和肝脏。

甲苯 80%~90%氧化成苯甲酸，并与甘氨酸结合生成马尿酸，少量（10%~20%）为苯甲酸，可与葡萄糖醛酸结合，均易随尿排出。二甲苯 60%~80%在肝内氧化，主要产物为甲基苯甲酸、二甲基苯酚和羟基苯甲酸等；其中，甲基苯甲酸与甘氨酸结合为甲基马尿酸，随尿排出。甲苯以原形经呼吸道呼出，一般占吸入量的 3.8%~24.8%，而二甲苯经呼吸道呼出的比例较甲苯小。

高浓度甲苯、二甲苯主要对中枢神经系统产生麻醉作用；对皮肤黏膜的刺激作用较苯为强，皮肤接触可引起皮肤红斑、干燥、脱脂及皲裂等，甚或出现结膜炎和角膜炎症状；纯甲苯、二甲苯对血液系统无明显影响。

4. **临床表现**

(1) 急性中毒：短时间吸入高浓度甲苯和二甲苯可出现中枢神经系统功能障碍和皮肤黏膜刺激症状。轻者表现头痛、头晕、步态蹒跚、兴奋，轻度呼吸道和眼结膜的刺激症状。严重者出现恶心、呕吐、意识模糊、躁动、抽搐，以至昏迷，呼吸道和眼结膜出现明显刺激症状。

(2) 慢性中毒：长期接触中低浓度甲苯和二甲苯可出现不同程度的头晕、头痛、乏力、睡眠障碍和记忆力减退等症状。末梢血常规可出现轻度、暂时性改变，脱离接触后可恢复正常。皮肤接触可致慢性皮炎、皮肤皲裂等。

5. **诊断**　根据甲苯或二甲苯职业接触史，结合以神经系统损害为主的临床表现及劳动卫生学调查，综合分析，排除其他类似疾病，方可诊断。我国甲苯中毒诊断标准为（GBZ 16-2014）。

(1) 接触反应：短期内接触甲苯后出现头晕、头痛、恶心、呕吐、胸闷、心悸、颜面潮红、结膜充血等，脱离接触后 72 h 内明显减轻或消失。

(2) 轻度中毒：短期内接触大量甲苯后出现明显头晕、头痛、恶心，呕吐、胸闷、心悸、乏力、步态不稳，并具有下列表现之一者。

1) 轻度意识障碍。

2) 哭笑无常等精神症状。

(3) 中度中毒：在轻度中毒的基础上，具有下列表现之一者。

1) 中度意识障碍。

2）妄想、精神运动性兴奋、幻听、幻视等精神症状。

（4）重度中毒：在中度中毒的基础上，具有下列表现之一者。

1）重度意识障碍。

2）猝死。

6. 处理原则

（1）急性中毒：迅速将中毒者移至空气新鲜处，急救同内科处理原则；可给葡萄糖醛酸或硫代硫酸钠以促进甲苯的排泄；一般痊愈后可恢复原工作。

（2）慢性中毒：主要是对症治疗。轻度中毒病人治愈后可恢复原工作；重度中毒病人应调离原工作岗位，并根据病情恢复情况安排休息或工作。

7. 预防

（1）降低空气中的浓度：通过工艺改革和密闭通风措施，将空气中甲苯、二甲苯浓度控制在国家卫生标准以下（二者均为 50 mg/m³，TWA；100 mg/m³，PC-STEL）。

（2）加强对作业工人的健康监护：做好就业前和定期健康检查工作。

（3）卫生保健措施：与苯相同。

（4）职业禁忌证：神经系统器质性疾病，明显的神经衰弱综合征，肝脏疾病。

三、二氯乙烷

（一）理化特性

二氯乙烷（dichloroethane），化学式 $C_2H_4Cl_2$，分子量 98.97。

室温下为无色液体，易挥发，有氯仿样气味。有两种同分异构体：1，2-氯乙烷（对称异构体）和 1，1-二氯乙烷（不对称异构体）。1，2-二氯乙烷的沸点 83.5 ℃，在空气中的爆炸极限为 6.2% ~ 15.9%，1，1-二氯乙烷的沸点 57.3 ℃；蒸气比重均为 3.40。难溶于水，可溶于乙醇和乙醚等有机溶剂，是脂肪、橡胶、树脂等的良好溶剂。遇热、明火、氧化剂易燃、易爆，加热分解可产生光气和氯化氢。

（二）接触机会

二氯乙烷在工农业上的应用历史悠久，目前主要用于制造氯乙烯单体、乙二胺等化学合成的原料、工业溶剂和黏合剂，还用作纺织、石油、电子工业的脱脂剂，金属部件的清洁剂等。二氯乙烷主要的职业暴露人群是生产氯乙烯的工人，其次是从事化工、服装、纺织、石油及煤制品行业的工人。

（三）毒理

二氯乙烷两种异构体常以不同比例共存，1，2-二氯乙烷属高毒类；1，1-二氯乙烷属微毒类。1，2-二氯乙烷易经呼吸道、消化道和皮肤吸收，职业接触主要经呼吸道吸入，进入机体后主要分布在肝脏、肾脏、心脏、脊髓、延髓、小脑等靶器官。其代谢主要有两条途径：①通过细胞色素 P450 介导的微粒体氧化，产物为 2 氯乙醇和 2 氯乙醛，随后与谷胱甘肽结合。②直接与谷胱甘肽结合形成 S-（2-氯乙基）-谷胱甘肽，随后被转化成谷胱甘肽环硫化离子可与蛋白质、DNA 或 RNA 形成加合物。1，2-二氯乙烷在血液中的生物半减期为 88 min。尿中主要代谢物为硫二乙酸和硫二乙酸亚砜。1，1-二氯乙烷在体内的生物转运和转化目前尚不清楚。

二氯乙烷对中枢神经系统的麻醉和抑制作用突出，可引起中毒性脑病，甚至导致死亡。初步研究结果显示，中毒性脑病的病理基础是脑水肿，与兴奋性氨基酸的神经毒性作用以及脑细胞能量代谢障碍有关。1，2-二氯乙烷还具有心脏、免疫和遗传毒性。1，1-二氯乙烷的毒性仅是对称体的1/10，吸入一定浓度可引起肾损害，反复吸入也可致肝损害。1，1-二氯乙烷的毒作用机制尚不清楚。

（四）临床表现

二氯乙烷中毒事故的发生多数由于吸入1，2-二氯乙烷所致，单独由1，1-二氯乙烷引起的中毒还未见报道。

1. **急性中毒**　急性二氯乙烷中毒是由于短期接触较高浓度的二氯乙烷后引起的以中枢神经系统损害为主的全身性疾病。潜伏期短，一般为数分钟至数十分钟。病人出现头晕、头痛、烦躁不安、乏力、步态蹒跚、颜面潮红、意识模糊，有时伴有恶心、呕吐、腹痛、腹泻等胃肠症状。重者可突发脑水肿，出现剧烈头痛、频繁呕吐、谵妄、抽搐、浅反射消失、病理反射出现阳性体征、昏迷等。临床死因多为脑水肿并发脑疝。临床上病人病情会出现反复，病人昏迷后清醒，可再度出现昏迷、抽搐甚至死亡，应引起重视。病人数天后会出现肝、肾损伤。

2. **亚急性中毒**　见于较长时间、接触较高浓度二氯乙烷的中毒病人，是我国近年来主要的发病形式，其临床特点是潜伏期较长，多为数天甚至十余天。临床表现为中毒性脑病，肝、肾损害少见；多呈散发性；起病隐匿，病情可突然恶化。

3. **慢性中毒**　长期吸入低浓度的二氯乙烷可出现乏力、头晕、失眠等神经衰弱综合征表现，也有恶心、腹泻、呼吸道刺激及肝、肾损害表现。皮肤接触可引起干燥、脱屑和皮炎。

4. **致癌、致畸、致突变作用**　国际化学品安全规划署（IPCS）公布的资料显示，1，2-二氯乙烷摄入可增加大鼠及小鼠血管肉瘤、胃癌、乳腺癌、肝癌、肺癌以及子宫肌瘤的发生率。原核生物、真菌和哺乳类（包括人类）细胞体外实验证实，1，2-二氯乙烷具有遗传毒性，能诱导基因突变、非程序DNA合成，以及生成DNA加合物，致畸作用不明显。

（五）诊断

根据短期接触较高浓度二氯乙烷的职业史和以中枢神经系统损害为主的临床表现，结合现场劳动卫生学调查，综合分析，排除其他病因所引起的类似疾病，方可诊断。诊断标准为《职业性急性1，2-二氯乙烷中毒诊断标准》（GBZ 39-2002）。

（六）治疗

（1）现场处理应迅速将中毒者脱离现场，移至新鲜空气处，更换被污染的衣物，冲洗污染皮肤，注意保暖，并严密观察，防止病情反复。

（2）接触反应者应密切观察，并给予对症处理。

（3）急性中毒以防治中毒性脑病为重点，治疗成功的关键在于早期明确诊断，积极治疗脑水肿，降低颅内压。目前尚无特效解毒剂，治疗原则和护理原则与神经科、内科相同。轻度中毒者痊愈后可恢复原工作；重度中毒者恢复后应调离二氯乙烷作业。

（4）慢性中毒病人主要是补充多种维生素、葡萄糖醛酸、三磷酸腺苷、肌苷等药物以及适当的对症治疗。

（七）预防措施

1. **降低空气中1，2-二氯乙烷的浓度**　加强密闭、通风，严格控制作业场所空气中浓度低于国家卫生标准（7 mg/m³，PC-TWA；15 mg/m³，PC-STEL），加强生产环境中毒物浓度的日常监测。

2. **加强作业人员的健康监护和健康教育**　重视接触工人的健康监护并对作业工人进行职业健康促进教育。

3. **职业禁忌证**　神经系统器质性疾病；精神病；肝、肾器质性疾病；全身性皮肤疾病。

（张　莉）

第四节　苯的氨基和硝基化合物中毒

一、概述

（一）概念

苯或其同系物（如甲苯、二甲苯、酚）苯环上的氢原子被一个或几个氨基（-NH₂）或硝基(-NO₂)取代后，即形成芳香族氨基或硝基化合物，又称为苯的氨基和硝基化合物。因苯环不同位置上的氢可由不同数量的氨基或硝基、卤素或烷基取代，故可形成种类繁多的衍生物，比较常见的有苯胺、苯二胺、联苯胺、二硝基苯、三硝基甲苯、硝基氯苯等，其主要代表为苯胺（aniline，$C_6H_5NH_2$）和硝基苯（nitrobenzene，$C_6H_5NO_2$）等。

（二）理化特性

此类化合物多具有沸点高、挥发性低，常温下呈固体或液体状态，多难溶或不溶于水，而易溶于脂肪、醇、醚、氯仿及其他有机溶剂等理化性质。如苯胺的沸点为184.4 ℃，硝基苯为210.9 ℃，联苯胺高达410.3 ℃。

（三）接触机会

此类化合物广泛应用于制药、染料、油漆、印刷、橡胶、炸药、农药、香料、油墨及塑料等生产工艺过程中。如苯胺常用于制造染料和作为橡胶促进剂、抗氧化剂，光学白涂剂，照相显影剂等；联苯胺是染料工业的重要中间体，主要用于制造偶氮染料和橡胶硬化剂，也用来制造塑料薄膜等；对苯二胺作为一种化工原料，在合成染料、合成树脂、橡胶防老化剂、环氧树脂固化剂、石油产品添加剂、阻燃剂、染发剂，炭黑处理剂等方面有着极广泛的用途；三硝基甲苯主要在国防工业、采矿、筑路等工业生产中使用较多；硝基氯苯是生产染料、颜料、医药、农药和橡胶助剂中间体等重要的有机化工原料。

（四）毒理

在生产条件下，主要以粉尘或蒸气或液体的形态存在，可经呼吸道和完整皮肤吸收，也可经消化道吸收，但职业卫生意义不大。液态化合物，经皮肤吸收途径更为重要。在生产过程中劳动者常因热料喷洒到身上，或在搬运及装卸过程中，外溢的液体经浸湿的衣服、鞋袜沾染皮肤而吸收中毒。

该类化合物吸收进入体内后，在肝脏代谢，经氧化还原代谢后，大部分最终代谢产物从肾脏随尿排出体外。但是，苯胺的转化快，而硝基苯转化慢。

（五）毒作用特点

该类化合物主要引起血液及肝、肾等损害，由于各类衍生物结构不同，其毒性也不尽相同。如在芳香族苯环上，不同异构体的毒性也有差异，一般认为 3 种异构体的毒性次序为：对位>间位>邻位。在基团取代上，一般取代的氨基或硝基的数目越多，其毒性越大。烷基、羧基、磺基取代或乙酰化可使毒性大大减弱。氨基的毒性大于硝基，带卤族元素基团的毒性大。虽然如此，该类化合物的主要毒作用仍有不少共同或相似之处。

1. 血液损害

（1）高铁血红蛋白（MetHb）形成：在正常生理情况下，红细胞内血红蛋白（Hb）中的铁离子呈亚铁（Fe^{2+}）状态，能与氧结合或分离。当 Hb 中的 Fe^{2+} 被氧化成高价铁（Fe^{3+}）时，即形成高铁血红蛋白（MetHb），这种 Hb 不能与氧结合。Hb 中 4 个 Fe^{2+} 只要有一个被氧化成 Fe^{3+}，则不仅其本身，而且还可影响其他的 Fe^{2+} 与 O_2 的结合或分离。

正常生理条件下，体内只有少量血红蛋白被氧化成 MetHb，约占血红蛋白总量的 0.5%~2%。红细胞内有可以使高铁血红蛋白还原的酶还原系统和非酶还原系统。酶还原系统包括：①还原型辅酶Ⅰ（NADH）-高铁血红蛋白还原酶系统，该系统是生理情况下使少量高铁血红蛋白还原的主要途径。②还原型辅酶Ⅱ（NADPH）-高铁血红蛋白还原酶系统，该系统仅在中毒解毒过程中，在外来电子传递物如亚甲蓝存在时才发挥作用，在解毒时具有重要意义。非酶还原系统包括还原型谷胱甘肽（GSH）和维生素 C。由于体内有酶和非酶高铁血红蛋白还原系统，正常情况下保持体内血红蛋白与高铁血红蛋白的平衡。若大量生成高铁血红蛋白，超过了生理还原能力，即发生高铁血红蛋白血症。

高铁血红蛋白的形成剂可分为直接和间接作用两类。前者有亚硝酸盐、苯肼、硝化甘油、苯醌等；而大多数苯的氨基硝基化合物属间接作用类，该类化合物经体内代谢后产生的苯胺和苯醌亚胺，这两种物质为强氧化剂，具有很强的形成高铁血红蛋白的能力；也有些苯的氨基硝基化合物不形成高铁血红蛋白，如二硝基酚、联苯胺等。

苯的氨基硝基类化合物致高铁血红蛋白的能力也强弱不等。下述化合物高铁血红蛋白的形成能力强弱依序为：对硝基苯>间位二硝基苯>苯胺>邻位二硝基苯>硝基苯。

（2）硫血红蛋白形成：若每个血红蛋白中含一个或以上的硫原子，即为硫血红蛋白。正常情况下，硫血红蛋白约占<2%。苯的氨基硝基类化合物大量吸收也可致血中硫血红蛋白升高。通常，硫血红蛋白含量>0.5 g/dL 时即可出现发绀。一般认为，可致高铁血红蛋白形成者，多可致硫血红蛋白形成，但形成能力低得多，故较少见。硫血红蛋白的形成不可逆，故因其引起的发绀症状可持续数月之久（红细胞寿命多为 120 天）。

（3）溶血作用：GSH 具有维持红细胞膜的正常功能，与还原型辅酶Ⅱ一起，防止红细胞内血红蛋白氧化，或促使高铁血红蛋白还原，并可使红细胞内产生的过氧化物分解，从而起到解毒作用。红细胞的存活需要不断供给 GSH。苯的氨基硝基化合物经生物转化产生的中间产物，如苯基羟胺可使红细胞内的还原型谷胱甘肽减少，这样红细胞膜失去保护，发生破裂，产生溶血作用；特别是有先天性葡萄糖 6-磷酸脱氢酶（G-6-PD）缺陷者，更容易引起溶血。此类化合物形成的红细胞珠蛋白变性，致使红细胞膜脆性增加和功能变化等，也可能是其引起溶血的机制之一。

（4）形成变性珠蛋白小体：又名赫恩滋小体（Heinz body）。苯的氨基硝基化合物在体内经代谢转化产生的中间代谢物,除作用于血红蛋白的铁原子和红细胞的 GSH 外,还可直接作用于珠蛋白分子中的巯基(-SH),使球蛋白变性。初期仅 2 个巯基被结合变性,其变性是可逆的;到后期,4 个巯基均与毒物结合,变性的珠蛋白在红细胞内形成沉着物,即形成赫恩滋小体。

赫恩滋小体呈圆形或椭圆形,直径 0.3~2 μm,具有折光性,多为 1~2 个,位于细胞边缘或附着于红细胞膜上,有赫恩滋小体的红细胞极易破裂,引起溶血。赫恩滋小体的形成略迟于高铁血红蛋白,中毒后约 2~4 天可达高峰,1~2 周左右才消失。

溶血作用和高铁血红蛋白形成虽然两者关系密切,但程度上不呈平行关系,溶血的轻重程度与产生的赫恩滋小体的量也不平行。另外,高铁血红蛋白形成和消失的速度,与赫恩滋小体的形成和消失也不相平行。

(5)引起贫血:长期较高浓度的接触(如 2,4,6-三硝基甲苯等)可能致贫血,出现点彩红细胞、网织红细胞增多,骨髓象显示增生不良,呈进行性发展,甚至出现再生障碍性贫血。

2. 肝肾损害 某些苯的氨基硝基化合物可直接损害肝细胞,引起中毒性肝炎及肝脂肪变性。以硝基化合物所致肝脏损害较为常见,如三硝基甲苯、硝基苯、二硝基苯及 2-甲基苯胺、4-硝基苯胺等。肝脏病理改变主要为肝实质改变,早期出现脂肪变性,晚期可发展为肝硬化。严重的可发生急性、亚急性黄色肝萎缩。某些苯的氨基和硝基化合物本身及其代谢产物直接作用于肾脏,引起肾实质性损害,出现肾小球及肾小管上皮细胞发生变性、坏死。中毒性肝损害或肾损害亦可由于大量红细胞破坏,血红蛋白及其分解产物沉积于肝脏或肾脏,而引起继发性肝细胞损害或肾脏损害,此种损害一般恢复较快。

3. 神经系统损害 该类化合物难溶于水,易溶于脂肪,进入人体后易与含大量类脂质的神经细胞发生作用,引起神经系统的损害。重度中毒病人可有神经细胞脂肪变性,视神经区可受损害,发生视神经炎、视神经周围炎等。

4. 皮肤损害及致敏作用 有些化合物对皮肤有强烈的刺激作用和致敏作用,一般在接触后数日至数周后发病,脱离接触并进行适当治疗后皮损可痊愈。个别过敏体质者,还可发生支气管哮喘,临床表现与一般哮喘相似。

5. 晶体损害 有些化合物,如三硝基甲苯、二硝基酚、二硝基邻甲酚可引起眼晶状体浑浊,最后发展为白内障。中毒性白内障多发生于慢性职业接触者,一旦发生,即使脱离接触,多数病人病变仍可继续发展。中毒性白内障的发病机制仍然不清楚,曾有以下几种看法:氨基(-NH$_2$)或硝基(-NO$_2$)与晶状体组织或细胞成分结合和反应的结果;高铁血红蛋白血症形成后,因缺氧促使眼局部糖酵解增多、晶状体乳糖堆积而致;自由基的形成或机体还原性物质的耗竭导致眼晶状体细胞氧化损伤。

6. 致癌作用 目前公认能引起职业性膀胱癌的主要毒物为 4-氨基联苯、联苯胺和 β-萘胺等。

(六)诊断

我国现行职业性苯的氨基和硝基化合物急性中毒诊断标准:《职业性急性苯的氨基、硝基化合物中毒诊断标准》(GBZ 30-2015),通过该标准进行诊断及分级。目前尚无统一的职业性苯的氨基和硝基化合物慢性中毒诊断标准。

（七）治疗

根据国家《职业性急性苯的氨基、硝基化合物中毒诊断标准》（GBZ 30-2015）进行治疗。

1. 急性中毒处理

（1）迅速脱离现场，脱去污染的衣服、鞋、袜。皮肤污染者可用5%醋酸溶液清洗皮肤，再用大量肥皂水或清水冲洗；眼部受污染，可用大量生理盐水冲洗。

（2）注意维持呼吸、循环功能；给予吸氧，必要时可辅以人工呼吸，给予呼吸中枢兴奋药及强心、升压药物等。

（3）高铁血红蛋白血症的处理

1）5%~10%葡萄糖溶液500 mL加维生素 C 5.0 g 静脉滴注，或50%葡萄糖溶液80~100 mL加维生素 C 2.0 g 静脉注射。适用于轻度中毒病人。

2）亚甲蓝（methylene blue，美蓝）的应用：常用1%亚甲蓝溶液5~10 mL（1~2 mg/kg）加入10%~25%葡萄糖液20 mL中静注，1~2 h可重复使用，一般用1~2次。亚甲蓝作为还原剂可促进 MetHb 还原，其作用机制是亚甲蓝能作为中间电子传递体加快正常红细胞 MetHb 的酶还原系统的作用速度，促进 NADPH 还原 MetHb。亚甲蓝的不良反应是注射过快或一次应用剂量过大易出现恶心、呕吐、腹痛，甚至抽搐、惊厥等。

3）甲苯胺蓝和硫堇：甲苯胺蓝（toluidine blue）和硫堇（thionine）也可使 MetHb 还原，加快还原速度。常用4%甲苯胺蓝溶液10 mg/kg，缓慢静脉注射，每3~4 h一次。0.2%硫堇溶液10 mL，静脉注射或肌内注射，每30 min一次。

4）10%~25%硫代硫酸钠10~30 mL静脉注射。

（4）溶血性贫血的治疗：可根据病情严重程度采取综合治疗措施。糖皮质激素治疗为首选方法，一般应大剂量静脉快速给药。严重者可采用置换血浆疗法和血液净化疗法。

（5）中毒性肝损害的处理：除给予高糖、高蛋白、低脂肪、富维生素饮食外，应积极采取"护肝"治疗。

（6）化学性膀胱炎：主要碱化尿液，应用适量肾上腺糖皮质激素，防治继发感染。并可给予解痉剂及支持治疗。

（7）其他：对症和支持治疗，如有高热，可用物理降温法或用人工冬眠药物并加强护理工作，包括心理护理等。

其他处理：轻、中度中毒治愈后，可恢复原工作。重度中毒视疾病恢复情况可考虑调离原工作岗位。

2. 慢性中毒处理 慢性中毒病人应调离岗位，避免进一步的接触，并积极治疗。治疗主要是对症处理，如有类神经症可给予谷维素、安神补脑液、地西泮（安定）等。慢性肝病的治疗根据病情可选用葡萄糖醛酸内酯0.1 g，每日3次；联苯双酯25 mg，每日3次，口服。维生素 C 2.5 g 加10%葡萄糖液500 mL，静脉滴注，每日1次。白内障的治疗目前无特效药物，可用氨肽碘、砒诺辛钠等眼药水滴眼。

（八）预防和控制

1. 改善生产设备，改革工艺流程 加强生产操作过程中的密闭化、连续化，采用计算机等自动化控制设备。如苯胺生产，用抽气泵加料代替手工操作，以免工人直接接触。以无毒或低毒物质代替剧毒物，如染化行业中用固相反应法代替使用硝基苯作热载体的液相反应；用硝基苯加氢法代替还原法生产苯胺等工艺。

2. 重视检修制度，遵守操作规程 工厂应定期进行设备检修，防止跑、冒、滴、漏现象发生。在检修过程中应严格遵守各项安全操作规程，同时要做好个人防护，检修时要戴防毒面具、穿紧袖工作服、长筒胶鞋、戴胶手套等。

3. 改善车间生产环境 加强通风、排毒设施的检查和维修，保证这些设备有效地工作；对车间的建筑及地面可用清水冲洗。定期进行车间毒物浓度监测，保证车间毒物浓度在国家最高容许浓度以下。

4. 增强个人防护意识 开展多种形式的安全健康教育，在车间内不吸烟，不进食，工作前后不饮酒，及时更换工作服、手套，污染毒物的物品不能随意丢弃，应妥善处理。接触TNT的工人，工作后应用温水彻底淋浴，可用10%亚硫酸钾肥皂洗浴、洗手，该品遇TNT变为红色，将红色全部洗净，表示皮肤污染已去除；也可用浸过9:1的酒精氢氧化钠溶液的棉球擦手，如不出现黄色，则表示TNT污染已清除。

5. 做好就业前体检和定期体检工作 就业前发现血液病、肝病、内分泌紊乱、心血管疾病、严重皮肤病、红细胞葡萄糖-6-磷酸脱氢酶缺乏症、眼晶状体浑浊或白内障病人，不能从事接触此类化合物的工作。每年定期体检一次，体检时，特别注意肝（包括肝功能）、血液系统及眼晶状体的检查。

二、苯胺

（一）理化特性

苯胺（aminobenzene）又称阿尼林（aniline）、氨基苯（aminobenzene）等。化学式 $C_6H_5NH_2$，分子量93.1。纯品为无色油状液体，易挥发，具有特殊气味，久置颜色可变为棕色。熔点-6.2 ℃，沸点184.3 ℃，蒸汽密度3.22 g/L，苯胺微溶于水，能溶于苯、乙醇、乙醚、氯仿等有机溶剂。

（二）接触机会

工业生产中以下途径可接触到苯胺。

1. 苯胺合成 工业所用的苯胺均由人工合成，硝酸作用于苯合成硝基苯，再还原成苯胺。

2. 苯胺的应用 广泛用于印染、染料制造、橡胶（硫化时的硫化剂及促进剂）、照相显影剂，塑料、离子交换树脂、香水、药物合成等化工产业。

3. 在自然界少量存在于煤焦油中。

（三）毒理

1. 毒理 苯胺可经呼吸道、皮肤和消化道进入人体，经皮吸收是引起中毒的主要原因。其液态及其蒸气都可经皮吸收，吸收率随空温和相对湿度的升高而增加。经呼吸道吸入的苯胺，少量（<5%）以原形由呼吸道排出，约有1%以原形经尿液直接排出，90%滞留在体内。苯胺人血后经氧化先形成毒性更大的中间代谢产物-苯基羟胺（苯胲），然后再氧化生成对氨基酚，与硫酸、葡萄糖醛酸结合后，经尿排出。吸收量的13%~56%可经此途径排出体外。随苯胺吸收量的增加，其代谢物对氨基酚也相应增加，故暴露苯胺者，尿液中对氨基

酚含量常与血液中高铁血红蛋白的含量呈平行关系。

2. **毒性与毒作用** 苯胺的主要毒性作用是其中间代谢产物苯胲，它有很强的形成高铁血红蛋白的能力，使血红蛋白失去携氧功能，造成机体组织缺氧，引起中枢神经系统、心血管系统及其他脏器的一系列损伤。另外红细胞内的珠蛋白变性形成赫恩滋小体，红细胞脆性增加，容易产生溶血性贫血，继发肝、肾损伤。还可引起皮肤损伤。

苯胺的急性毒性：大鼠吸入 4 h LC_{50} 为 774.2 mg/m^3，小鼠 LC_{50} 为 1 120 mg/m^3，人经口 MLD 估计为 4 g。苯胺具有一定的致癌作用。

（四）临床表现

1. **急性中毒** 短时间内吸收大量苯胺，可引起急性中毒，在夏季为多见，主要引起高铁血红蛋白血症。早期表现为发绀，最先见于口唇、指端及耳垂等部位，其色调与一般缺氧所见的发绀不同，呈蓝灰色，称为化学性发绀。当血液中高铁血红蛋白含量大于血红蛋白总量的 15% 时，即可出现明显发绀，但此时可无自觉症状。当高铁血红蛋白含量增高至 30% 以上时，出现头昏、头痛、乏力、恶心、手指麻木及视力模糊等症状。高铁血红蛋白含量增加至 50% 时，出现心悸、胸闷、呼吸困难、精神恍惚、恶心、呕吐、抽搐等症状；严重者可发生心律失常、休克，甚至昏迷、瞳孔散大、反应消失。

较严重的中毒者，在中毒 3~4 天后可出现不同程度的溶血性贫血，并继发黄疸、中毒性肝病和膀胱刺激症状等。肾脏受损时，出现少尿、蛋白尿、血尿等，严重者可发生急性肾衰竭。少数见心肌损害。眼部接触可引起结膜炎、角膜炎。

2. **慢性中毒** 长期慢性接触苯胺可出现类神经症，如头晕、头痛、倦乏无力、失眠、记忆力减退和食欲缺乏等症状，并出现轻度发绀、贫血和肝脾肿大等体征，红细胞中可出现赫恩小体。皮肤经常接触苯胺蒸气后，可引起湿疹、皮炎等。

（五）诊断

1. **诊断原则** 有明确的苯胺职业暴露史，出现相应的以高铁血红蛋白血症为主的临床表现，并结合现场劳动卫生学调查，参考实验室检查结果（高铁血红蛋白增高、红细胞内赫恩滋小体、尿中对氨基酚增高），排除其他因素引起的类似疾病（如亚硝酸盐中毒），方可诊断。

2. **诊断分级标准** 急性中毒根据国家《职业性急性苯的氨基、硝基化合物中毒诊断标准》（GBZ30-2015）进行诊断及分级。慢性中毒目前尚无诊断标准，主要依据血液、肝脏及神经系统的改变进行诊断。

（六）预防与控制措施

参见本节概述。

三、三硝基甲苯

（一）理化特性

三硝基甲苯（trinitrotoluene），化学式 $C_6H_2CH_3(NO_2)$，分子量 227.13，有 6 种同分异构体，通常所指的是 α-异构体，即 2，4，6-三硝基甲苯，简称 TNT。其为灰黄色结晶，又称黄色炸药。熔点 80.65 ℃，比重 1.65，沸点 240 ℃（爆炸）。本品极难溶于水，易溶于丙酮、苯、醋酸甲酯、甲苯、氯仿、乙醚等。受热容易引起爆炸。

（二）接触机会

工业生产中以下途径可接触到三硝基甲苯。

1. **制造** 甲苯被硝化剂（硝酸和硫酸的混合酸）逐级硝化成一硝基甲苯、二硝基甲苯、TNT。在化学合成、粉碎、过筛、配料、包装生产过程可产生 TNT 粉尘及蒸气；

2. **使用** TNT 作为炸药，广泛应用于国防、采矿、开凿隧道等方面。TNT 还用作照相药品和染料的中间体。

（三）毒理

1. **毒理** 三硝基甲苯可经皮肤、呼吸道及消化道进入人体。在生产过程中，主要经皮肤和呼吸道吸收。TNT 有较强的亲脂性，很容易从皮肤吸收，尤其气温高时，经皮吸收的可能性更大。在生产硝胺炸药时，由于硝酸胺具有吸湿性，一旦污染皮肤，就能使皮肤保持湿润，更易加速皮肤的吸收。进入机体内的三硝基甲苯（TNT）一部分以原形经尿排出体外，主要转化途径是在肝微粒体和线粒体的参与下，通过氧化、还原、结合等途径进行代谢，其多种代谢产物与葡萄糖醛酸结合后经尿液排出体外。接触 TNT 工人的尿液中可以检出 10 余种 TNT 的代谢产物，如 4-氨基-2，6-二硝基甲苯（4-A）、2-氨基-4，6-二硝基甲苯（2-A）、原形 TNT 以及 2，4 和 2，6-二氨基硝基苯（2，4-DA 和 2，6-DA）以及其他代谢物。工人尿液中 4-A 含量最多，也存在一定量的原型 TNT。因此，尿 4-A 和原形 TNT 含量可作为职业接触的生物监测指标。

2. **毒性与毒作用**

（1）晶体：晶体损害以中毒性白内障为主要表现。TNT 白内障的发病特点为，①发病缓慢，一般需接触 TNT 2~3 年后发病。②病变范围从周边到中央，初期主要表现为晶状体周边部出现散在点状浑浊，逐渐形成尖向中心底向外的楔形浑浊体，进而多数楔形浑浊体融合而聚集成环形暗影。随病情进展，除晶状体周边浑浊外，其中央部也出现环形或盘状浑浊，裂隙灯下可见浑浊为多数浅棕色小点聚积而成，多位于前皮质和成人核之间。整个皮质部透明度降低。环的大小近于瞳孔直径，此时视力可减退，若再发展则周边浑浊与中央浑浊融合，视力明显减退。③低浓度可发病，在低 TNT 浓度下可发生晶状体损伤，甚至空气浓度相当低或低于最高容许浓度时仍可发病，发病随接触工龄增长而增多，且损害加重。④病变的持续进展性，一般认为晶状体损害一旦形成，虽脱离接触仍可继续发展（可能是晶状体对 TNT 及代谢物的排除极缓慢）。

有关白内障形成的机制尚不清楚，体外试验，TNT 与动物晶体匀浆一起孵育，可以检出 TNT 硝基阴离子自由基与活性氧。目前认为 TNT 在体内还原为 TNT 硝基阴离子自由基，并可形成大量活性氧，可能与白内障的形成有关。也有人认为白内障的形成可能与 TNT 所致的 MetHb 沉积于晶体或 TNT 代谢产物沉积于晶体有关。

（2）肝脏：肝脏是 TNT 毒作用的主要靶器官，接触 TNT 工人早期体征为肝大和（或）脾大。肝大程度与肝损伤严重性并不平行，约 25%TNT 中毒性肝硬化病人，肝大在 1.0 cm 以内。如果继续接触 TNT，则除肝大外，肝脏质地变硬，脾大一般在肝大之后，严重者可导致肝硬化、萎缩，平均工龄 10 年左右可诊断出。

1）对肝脏损害的病理特点是：急性改变主要是肝细胞坏死和脂肪变性；慢性改变主要

是肝细胞再生和纤维增生。

2）肝脏损害机制可能与 TNT 硝基阴离子自由基有关，它可形成大量活性氧，致使脂质过氧化与细胞内钙稳态失调；也可能是 TNT 与体内氨基酸结合，导致氨基酸缺乏，致使肝细胞营养不良所致：国内调查表明肝大检出率与 TNT 白内障的病变程度之间并无平行关系。

3）大量动物实验显示，TNT 具有明显致畸、致突变、致癌作用。另外接触人群中肝癌高发的报道日渐增多，近年我国流行病学调查证实，接触作业者肝癌发病与工龄、工种以及接触 TNT 程度关系明确，值得重视和进一步探讨。

（3）血液系统：TNT 可引起血红蛋白、中性粒细胞及血小板减少；也可出现赫恩滋小体。长期高浓度 TNT 接触可导致再生障碍性贫血，近年我国的调查显示，在目前 TNT 生产条件下，较少发生血液方面的改变。

（4）其他：调查发现接触 TNT 男工出现性功能异常、精液质量差、男工血清睾酮降低，女工出现月经异常等生殖系统损伤；TNT 暴露者出现尿蛋白含量增高等肾脏损害表现；长期暴露 TNT 的劳动者，类神经综合征发生率增高，并伴有自主神经功能紊乱；部分病人可出现心肌损害。

3. 毒作用机制　有关 TNT 毒作用机制还未完全明了，近年的研究表明，三硝基甲苯可在体内多种器官和组织内（肝、肾、脑、晶体、睾丸、红细胞等）接受来自还原型辅酶 II 的一个电子，被还原活化为 TNT 硝基阴离子自由基，并在组织内产生大量的活性氧，使体内还原性物质如还原型谷胱甘肽、还原型辅酶 II 明显降低，进一步可影响蛋白质巯基的含量。另外 TNT 硝基阴离子自由基、活性氧可诱发脂质过氧化，与生物大分子共价结合并引起细胞内钙稳态紊乱，导致细胞膜结构与功能破坏，细胞内代谢紊乱甚至死亡，从而对机体产生损伤作用。

（四）临床表现

1. 急性中毒　在生产环境中发生急性中毒的情况较少见。一般只有接触高浓度三硝基甲苯粉尘或蒸气，才可引起急性中毒。轻度急性中毒时，病人可有头晕、头痛、恶心、呕吐、食欲缺乏。上腹部及右季肋部痛，口唇呈蓝紫色，发绀可扩展到鼻尖、耳壳、指（趾）端等部位。重度者，除上述症状加重以外，尚有神志不清，呼吸浅表、频速，偶有惊厥，甚至大小便失禁，瞳孔散大，对光反应消失，角膜及腱反射消失。严重者可因呼吸麻痹死亡。

2. 慢性中毒　长期接触 TNT 引起慢性中毒，主要表现出肝、眼晶体、血液等损害。

（1）肝损害：病人出现乏力、食欲减退、恶心、肝区疼痛与传染性肝炎相似。体检时肝大大多在肋下 1.0~1.5 cm 左右，有压痛、叩痛，多数无黄疸。随着病情进展，肝质地由软变韧，可出现脾肿大，严重者可导致肝硬化。肝功能试验可出现异常，其中包括血清丙氨酸氨基转移酶（ALT）、天门冬氨酸氨基转移酶（AST）、血清肝胆酸（CC）、血清转铁蛋白（TF）和前白蛋白（PA）、色氨酸耐量试验（ITTT）、吲哚氰绿滞留试验（ICG）等。TNT 对肝和晶体的损害不完全一致，据全国普查，TNT 引起的肝损害早于晶体损害。

（2）白内障：慢性中毒病人出现白内障是常见而且具有特征性的体征，一般接触 2~3 年发病，工龄越长发病率越高，10 年以上工龄为 78.5%，15 年以上工龄为 83.65%。开始于双眼晶状体周边部呈环形浑浊，环为多数尖向内，底向外的棋形浑浊融合而成，进一步晶体中央部出现盘状浑浊。中毒性白内障病人可伴有肝大，但亦可在无肝损伤情况下单独存在。

（3）血液系统：TNT 可引起血红蛋白、中性粒细胞及血小板减少，出现贫血，也可出现赫恩滋小体，严重者可出现再生障碍性贫血，但在目前生产条件下，发生血液方面的改变较少。

（4）皮肤：有的接触 TNT 工人出现"TNT 面容"，表现为面色苍白，口唇耳廓青紫色。另外手、前臂、颈部等裸露部位皮肤产生过敏性皮炎，黄染，严重时呈鳞状脱屑。

（5）生殖功能：接触 TNT 男性可能引起性功能低下，如性欲低下、早泄与阳痿等。精液检查发现精液量显著减少，精子活动率<60%者显著增多，精子形态异常率增高。接触者血清单酮含量显著降低。女性则表现为月经周期异常，月经量过多或过少，痛经等。

（6）其他：长期接触 TNT 工人，神经衰弱综合征发生率较高，可伴有自主神经功能紊乱。部分可出现心肌及肾损害，尿蛋白含量及某些酶增高。

（五）诊断

1. **诊断原则**　根据长期三硝基甲苯职业接触史，出现肝脏、血液及神经等器官或者系统功能损害的临床表现，结合职业卫生学调查资料和实验室检查结果，综合分析，排除其他病因所致的类似疾病，方可诊断。

2. **诊断分级标准**　慢性 TNT 中毒根据国家《职业性慢性三硝基甲苯中毒的诊断》（GBZ 69-2011）诊断及分级标准。

（六）治疗

慢性 TNT 中毒的治疗原则为：

（1）宜食用清淡而富有营养的饮食，禁止饮酒和服用产生肝功能损害的药物。

（2）保肝降酶。

（3）重症病人出现肝功能衰时，建议进行专科对症治疗。

（4）其他治疗原则与内科相同。

（张　璇）

第八章

水质理化检验

第一节 水中氨氮、亚硝酸盐氮和硝酸盐氮的测定

一、纳氏试剂光度法测定水中氨氮

（一）实验原理

水中的氨与纳氏试剂在碱性条件下反应，生成黄至棕色的配合物，其色度与氨氮的含量成正比。

（二）仪器与试剂

1. **仪器与器皿** 50 mL 具塞比色管，分光光度计。

2. **试剂** 配制试剂用水应为无氨水。

（1）纳氏试剂：可选择下列方法之一进行制备。

1）称取 20 g 碘化钾溶于 100 mL 水中，边搅拌边添加，分次少量加入氯化汞结晶粉末（约 10 g），至出现朱红色沉淀不易溶解时，改为滴加饱和氯化汞溶液，并充分搅拌，当出现微量朱红色沉淀不再溶解时，停止滴加氯化汞溶液。另称取 60 g 氢氧化钾溶于水，并稀释至 250 mL，冷却至室温后，将上述溶液在搅拌下，徐徐注入氢氧化钾溶液中，用水稀释至 400 mL，混匀。静置过夜，将上清液移入聚乙烯瓶中，密闭保存。

2）称取 16 g 氢氧化钠，溶于 50 mL 水中，充分冷却至室温。

3）另称取 7 g 碘化钾和 10 g 碘化汞溶于水，然后将此溶液在搅拌下徐徐注入氢氧化钠溶液中，用水稀释至 100 mL 储于聚乙烯瓶中，密闭保存。

（2）酒石酸钾钠溶液：称取 50 g 酒石酸钾钠（$KNaC_4H_4O_6 \cdot 4H_2O$）溶于水中，加热煮沸以除去氨，置冷，定容至 100 mL。

（3）铵标准储备溶液：称取 3.819 g 经 100 ℃ 干燥过的优级纯氯化铵溶于水中，移入 1 000 mL 容量瓶中，稀释至标线。此溶液每毫升含 1.00 mg 氨氮。

（4）铵标准使用溶液：移取 5.00 mL 铵标准储备液于 500 mL 容量瓶中，用水稀释至标线。此溶液每毫升含 0.010 mg 氨氮。

（三）实验步骤

1. **绘制校准曲线** 吸取 0.00、0.50 mL、1.00 mL、3.00 mL、5.00 mL、7.00 mL 和

10.0 mL 铵标准使用液于 50 mL 比色管中，加水至标线，加 1.0 mL 酒石酸钾钠溶液，混匀。加 1.5 mL 纳氏试剂，混匀。放置 10 min 后，在波长 420 nm 处，用光程 20 mm 比色皿，以水为参比，测量吸光度。

由测得的吸光度，减去零浓度空白管的吸光度后，得到校正吸光度，绘制氨氮含量（mg）对校正吸光度的校准曲线。

2. 水样的测定　取 50 mL 澄清水样或经预处理的水样（如氨氮大于 0.1 mg，则取适量水样加纯水至 50 mL）于 50 mL 比色管中。向水样管中加入 1.0 mL 酒石酸钾钠溶液，混匀，加 1.5 mL 纳氏试剂，混匀。放置 10 min 后，同校准曲线步骤测量吸光度。同时以无氨水代替水样，做全程序空白测定。

3. 计算　由水样测得的吸光度减去空白试验的吸光度，从校准曲线上查得氨氮含量（mg）。

$$c = \frac{m}{V} \times 1\,000$$

式中：c 为水样中氨氮的含量，mg/L；m 为由校准曲线查得的氨氮含量，mg；V 为水样体积，mL。

（四）注意事项

（1）本法最低检出浓度为 0.02 mg/L，适用于生活饮用水及其水源水中氨氮含量。

（2）水样中加入酒石酸钾钠为掩蔽水样中常见钙、镁、铁等离子，否则在碱性条件下易生成碳酸盐及氢氧化物沉淀，干扰比色。

（3）水样中含有余氯能与氨结合生成氯氨，使结果偏低，如水样含有余氯应预先加入硫代硫酸钠用以脱氯。水样中的悬浮物可用硫酸锌和氢氧化钠混凝沉淀去除。

（4）纳氏试剂配制时应注意勿使碘化钾过量，否则碘离子将影响有色配合物的生成，使色度变浅。储存已久的纳氏试剂，使用前应先用已知含量的氨氮标准溶液显色，并核对应有的吸光度，加入试剂后 2 h 内不得出现浑浊，否则应重新配制。

（5）纳氏试剂中碘化汞与碘化钾的比例，对显色反应的灵敏度有较大影响。静置后生成的沉淀应除去。

（6）滤纸中常含痕量铵盐，使用时注意用无氨水洗涤，所用玻璃器皿应避免实验室空气中氨的沾污。

二、N-（1-萘基）-乙二胺光度法测定水中亚硝酸盐氮

（一）实验原理

在磷酸介质中，pH 为 1.8±0.3 时，亚硝酸盐与对氨基苯磺酰胺反应，生成重氮盐，再与 N-(1-萘基)-乙二胺耦联生成红色染料。在 540 nm 波长处有最大吸收。

亚硝酸盐在水中可受微生物等作用而很不稳定，在采集后应尽快进行分析，必要时以冷藏抑制微生物的影响。

（二）仪器与试剂

1. 仪器与器皿　50 mL 具塞比色管，分光光度计。

2. 试剂　实验用水均为不含亚硝酸盐的水。

（1）无亚硝酸盐的水：于蒸馏水中加入少许高锰酸钾晶体，使呈红色，再加氢氧化钡（或氢氧化钙）使其呈碱性。置全玻璃蒸馏器中蒸馏，弃去 50 mL 初馏液，收集中间约 70% 不含锰的馏出液。亦可于每升蒸馏水中加 1 mL 浓硫酸和 0.2 mL 硫酸锰溶液（每 100 mL 水中含 36.4 g $MnSO_4 \cdot H_2O$），加入 1~3 mL 0.04% 高锰酸钾溶液至呈红色，重蒸馏。

（2）磷酸：$\rho_{20} = 1.70$ g/mL。

（3）显色剂：于 500 mL 烧杯内，置入 250 mL 水和 50 mL 磷酸，加入 20.0 g 对氨基苯磺酰胺。再将 1.00 g N-（1-萘基）-乙二胺二盐酸盐溶于上述溶液中，转移至 500 mL 容量瓶中，用水稀释至标线，混匀。此溶液储于棕色瓶中，保存在 2~5 ℃，至少可稳定 1 个月。

（4）亚硝酸盐氮标准储备液：称取 1.232 g 亚硝酸钠溶于 150 mL 水中，转移至 1 000 mL 容量瓶中，用水稀释至标线。每毫升含约 0.25 mg 亚硝酸盐氮，标定后使用。本溶液储于棕色瓶中，加入 1 mL 三氯甲烷，保存在 2~5 ℃，至少稳定 1 个月。

（5）亚硝酸盐氮标准中间液：分取适量亚硝酸盐标准储备液（使含 12.5 mg 亚硝酸盐氮），置于 250 mL 容量瓶中，用水稀释至标线。此溶液每毫升含 50.0 μg 亚硝酸盐氮。中间液储于棕色瓶中，保存在 2~5 ℃，可稳定 1 周。

（6）亚硝酸盐氮标准使用液：取 10.00 mL 亚硝酸盐标准中间液，置于 500 mL 容量瓶中，用水稀释至标线。每毫升含 1.00 μg 亚硝酸盐氮。此溶液使用时，当天配制。

（7）氢氧化铝悬浮液：溶解 125 g 硫酸铝钾或硫酸铝铵于 1 000 mL 量筒内，加热至 60 ℃，在不断地搅拌下徐徐加入 55 mL 浓氨水，放置 1 h 后，移入 1 000 mL 量筒内，用水反复洗涤沉淀，最后至洗涤液中不含亚硝酸盐为止。澄清后，把上清液尽量全部倾出，只留稠的悬浮物，最后加入 100 mL 水，使用前应振荡均匀。

（8）高锰酸钾标准溶液（0.05 mol/L）：溶解 1.6 g 高锰酸钾于 1 200 mL 水中，煮沸 0.5~1 h，使体积减小到 1 000 mL 左右，放置过夜。用 G-3 号玻璃砂芯滤器过滤后，滤液储存于棕色试剂瓶中避光保存，按上述方法标定。

（9）草酸钠标准溶液（0.050 0 mol/L）：溶解经 105 ℃ 烘干 2 h 的优级纯无水草酸钠 3.350 g 于 750 mL 水中，移入 1 000 mL 容量瓶中，稀释至标线。

（三）实验步骤

1. 绘制标准曲线　在一组 6 支 50 mL 比色管中，分别加入 0.00、1.00 mL、3.00 mL、5.00 mL、7.00 mL 和 10.00 mL 亚硝酸盐氮标准使用液，用水稀释至标线。加入 1.0 mL 显色剂，密塞，混匀。静置 20 min 后，在 2 h 以内，于波长 540 nm 处，用光程长 10 mm 的比色皿，以水为参比，测量吸光度。以测得的吸光度，减去零浓度空白管的吸光度后，获得校正吸光度，绘制以氮含量（μg）对校正吸光度的校准曲线。

2. 水样的测定　当水样 pH ≥ 11 时，可加入 1 滴酚酞指示液，边搅拌边逐滴加入磷酸（1:9）溶液，至红色刚消失。

水样如有颜色和悬浮物，可向每 100 mL 水中加入 2 mL 氢氧化铝悬浮液，搅拌，静置，过滤，弃去 25 mL 初滤液。

分取经预处理的水样于 50 mL 比色管中（如含量较高，则分取适量，用水稀释至标线），加 1.0 mL 显色剂，然后按校准曲线绘制的相同步骤操作，测量吸光度。经空白校正后，从校准曲线上查得亚硝酸盐氮含量，同时用实验用水代替水样，按相同步骤进行全程测定做空白实验。

3. **计算**　$c = \dfrac{m}{V}$

式中：c 为亚硝酸盐氮含量，mg/L；m 为由水样测得的校正吸光度，从校准曲线查得亚硝酸盐氮的含量，μg；V 为水样的体积，mL。

(四) 注意事项

1. **水样经预处理后，还有颜色时**　则分取 2 份体积相同的经预处理的水样，一份加 1 mL 显色剂，另一份改加 1 mL 1∶9 的磷酸溶液。由加显色剂的水样测得的吸光度，减去空白试验测得的吸光度，再减去改加磷酸溶液的水样所测得的吸光度后，获得校准吸光度，以进行色度校准。

2. **显色试剂除以混合液加入外，亦可分别配制和依次加入，具体方法如下。**

（1）对氨基苯磺酰胺：称取 5 g 对氨基苯磺酰胺，溶于 50 mL 浓盐酸和约 350 mL 水的混合溶液中，稀释至 500 mL。此溶液稳定。本试剂有毒性，避免与皮肤接触或吸入体内。

（2）N-（1-萘基）-乙二胺二盐酸盐溶液：称取 500 mg N-（1-萘基）-乙二胺二盐酸盐溶于 500 mL 水中，储存于棕色瓶中，置冰箱中保存。当色泽明显加深时，应重新配置，如有沉淀，则过滤。

如按上法配置的显色剂，测定水样中亚硝酸盐氮的操作步骤为：于 50 mL 水样中加入 1 mL 对氨基苯磺酰胺溶液，混匀，放置 2~8 min，加 1 mL N-（1-萘基）-乙二胺二盐酸盐溶液，混匀。放置 10 min 后，在 543 nm 波长，测量吸光度。

三、酚二磺酸分光光度法测定水中硝酸盐氮

(一) 实验原理

硝酸盐在无水情况下与二磺酸酚反应，生成硝基二磺酸酚，在碱性溶液中生成黄色化合物，进行定量测定。

(二) 仪器与试剂

1. **仪器与器皿**　分光光度计，50 mL 具塞比色管，100 mL 蒸发皿，250 mL 三角瓶。

2. **试剂**　实验用水应为无硝酸盐水。

（1）二磺酸酚：称取 25 g 苯酚置于 500 mL 锥形瓶中，加 150 mL 浓硫酸使之溶解，再加 75 mL 发烟硫酸，充分混合，瓶口插一小漏斗，小心置瓶于沸水浴中加热 2 h，得淡棕色稠液，储于棕色瓶中，密闭保存。

（2）氨水

（3）硝酸盐氮标准储备液：称取 0.721 8 g 经 105~110 ℃ 干燥 2 h 的硝酸钾溶于水，移入 1 000 mL 容量瓶中，稀释至标线，混匀。加 2 mL 三氯甲烷作保存剂，至少可稳定 6 个月。每毫升该标准储备液含 0.100 mg 硝酸盐氮。

（4）硝酸氮标准使用液：吸取 50.0 mL 硝酸盐氮标准储备液，置蒸发皿内，加 0.1 mol/L 氢氧化钠溶液使调至 pH 为 8，在水浴上蒸发至干。加 2 mL 酚二磺酸，用玻璃棒研磨蒸发皿内壁，使残渣与试剂充分接触，放置片刻，重复研磨一次，放置 10 min，加入少量水，移入 500 mL 容量瓶中，稀释至标线，混匀。储于棕色瓶中，此溶液至少稳定 6 个月。每毫升该标准使用液含 0.010 mg 硝酸盐氮。

（5）硫酸银溶液：称取 4.397 g 硫酸银溶于水，移至 1 000 mL 容量瓶中，用水稀释至标线。1.00 mL 此溶液可去除 1.00 mg 氯离子。

（6）氢氧化铝悬浮液：参见亚硝酸盐氮试剂 7。

（7）高锰酸钾溶液：称取 3.16 g 高锰酸钾溶于水，稀释至 1 L。

（三）实验步骤

1. **绘制标准曲线**　于一组 50 mL 比色管中，用分度吸管加入硝酸盐氮标准使用液，加水至约 40 mL，加 3 mL 氨水使呈碱性，稀释至标线，混匀。在波长 410 nm 处，按表 8-1 选择合适的比色皿，以水为参比，测量吸光度。

由测得的吸光度值减去零管的吸光度值，分别绘制不同比色皿光程长的吸光度对硝酸盐氮含量（mg）的校准曲线。

表 8-1　标准溶液体积和硝酸盐氮含量对应的比色皿光程长

标准溶液体积（mL）	硝酸盐氮含量（mg）	比色皿光程长（mm）
0.00	0.000	10 或 30
0.10	0.001	30
0.30	0.003	30
0.50	0.005	30
0.70	0.007	30
1.00	0.010	10 或 30
3.00	0.030	10
5.00	0.050	10
7.00	0.070	10
10.00	0.100	10

2. **水样的测定**　水样浑浊带色时，可取 100 mL 水样于具塞量筒中，加入 2 mL 氢氧化铝悬浮液，密闭振摇，静置数分钟后，过滤，弃去 20 mL 初滤液。

取 50.0 mL 经预处理的水样于蒸发皿中，用 pH 试纸检查，必要时用 0.5 mol/L 硫酸或 0.1 mol/L 氢氧化钠溶液调节至微碱性（pH=8），置水浴上蒸发至干，加 1.0 mL 酚二磺酸，用玻璃棒研磨，使试剂与蒸发皿内残渣充分接触。放置片刻，再研磨一次，放置 10 min，加水约 10 mL。

在搅拌下加入 3~4 mL 氨水，使溶液呈现最深的颜色。如有沉淀，则过滤。将溶液移入 50 mL 比色管中，稀释至标线，混匀。于波长 410 nm 处，选用 10 mm 或 30 mm 比色皿，以水为参比，测量吸光度。同时以水代替水样，按相同步骤，进行全程序空白测定。

3. **计算**　$c=\dfrac{m}{V}\times1\ 000$

式中：c 为硝酸盐氮的含量，mg/L；m 为从校准曲线上查得的硝酸盐氮量，mg；V 为分取水样体积，mL。

经去除氯离子的水样，按下式计算：$c\ (mg/L)=\dfrac{m}{V}\times1\ 000\times\dfrac{V_1+V_2}{V_1}$

式中：c 为硝酸盐氮的含量，mg；m 为从标准曲线上查得的硝酸盐氮量，mg；V 为取水样体积，mL；V_1 为水样体积量，mL；V_2 为硫酸银溶液加入量，mL。

（四）注意事项

1. **配制二磺酸酚** 当苯酚色泽变深时，应进行蒸馏精制；如无发烟硫酸，亦可用浓硫酸代替，但应增加在沸水浴中加热的时间至 6 h。制得的试剂尤其要防止吸收空气中的水分，以免随着硫酸浓度的降低，影响硝基化反应的进行，使测定结果偏低。

2. **硝酸盐氮标准溶液** 应同时制备 2 份，用以检查硝化完全与否。如发现浓度存在差异时，应重新吸取标准储备液进行制备。

3. **去除干扰的方法**

（1）氯离子的去除：取 100 mL 水样移入具塞量筒中，根据已测定的氯离子含量，加入相当量的硫酸银溶液，充分混合。在暗处放置 0.5 h，使氯化银沉淀凝聚，然后用慢速滤纸过滤，弃去 20 mL 初滤液。注意：①如不能获得澄清滤液，可将已加硫酸银溶液的试样，在近 80 ℃ 的水浴中加热，并用力振摇，使沉淀充分凝聚，冷却后再进行过滤。②如同时需去除带色物质，则可再加入硫酸银溶液并混匀后，再加入 2 mL 氢氧化铝悬浮液，充分振摇，放置片刻待沉淀后，过滤。

（2）亚硝酸盐干扰的去除：当亚硝酸盐氮的含量超过 0.2 mg/L 时，可取 100 mL 水样，加 1 mL 0.5 mL/L 硫酸，混匀后，滴加高锰酸钾溶液至淡红色保持 15 min 不褪色为止，使亚硝酸盐氧化为硝酸盐，最后从硝酸盐氮测定结果中减去亚硝酸盐氮量。

4. **测定样品吸光度时** 如吸光度值超出校准曲线范围，可将显色溶液用水进行定量稀释，然后再测量吸光度，计算时乘以稀释倍数。

（王　韬）

第二节　水中溶解氧和化学需氧量的测定

一、碘量法测定水中溶解氧

（一）实验原理

于水中加入硫酸锰和碱性碘化钾溶液，即生成氢氧化锰黄棕色沉淀。氢氧化锰极不稳定，迅速被水中溶解氧（DO）氧化为锰酸和锰酸锰，然后加入浓硫酸后，使高价锰与碘化钾反应析出碘，最后，以淀粉作指示剂，用硫代硫酸钠溶液滴定析出的碘，根据硫代硫酸钠溶液的用量，计算 DO 的含量。

反应式：

$$MnSO_4 + 2NaOH \rightarrow Mn(OH)_2 \downarrow + Na_2SO_4$$
$$2Mn(OH)_2 + O_2 \rightarrow 2MnO(OH)_2 \downarrow (H_2MnO_3)$$
$$H_2MnO_3 + Mn(OH)_2 \rightarrow MnMnO_3 + 2H_2O$$
$$MnMnO_3 + 3H_2SO_4 + 2KI \rightarrow 2MnSO_4 + I_2 + 3H_2O + K_2SO_4$$
$$I_2 + 2Na_2S_2O_3 \rightarrow 2NaI + Na_2S_4O_6$$

（二）仪器与试剂

1. **仪器与器皿** 碘量瓶，100 mL 移液管，酸式滴定管。

2. **试剂** 所用试剂为分析纯。

（1）硫酸锰溶液：称取 480 g 分析纯 $MnSO_4 \cdot 4H_2O$（也可用 $MnSO_4 \cdot 2H_2O$ 或 $MnCl_2 \cdot 2H_2O$），溶于蒸馏水中，过滤后稀释至 1 000 mL。

（2）碱性碘化钾溶液：称取 500 g 分析纯氢氧化钠，溶于 300~400 mL 水中；称取 150 g 分析纯碘化钾（或 135 g 碘化钠）溶于 200 mL 蒸馏水中；将上述两种溶液合并，加蒸馏水稀释至 1 000 mL，搅匀，静止 24 h，使碳酸钠下沉；倾出上层澄清液，盛于带橡皮塞的棕色瓶中。此液在稀释和酸化后，遇淀粉不应呈蓝色。

（3）浓硫酸：$\rho_{20} = 1.84$ g/mL。

（4）淀粉溶液（5 g/L）：称取 0.5 g 可溶性淀粉，加 5 mL 水调成糊状后，再加入 100 mL 沸水和 0.02 g 碘化汞，并煮沸 2~3 min，至溶液透明，冷却。临用现配。

（5）硫代硫酸钠溶液（0.025 mol/L）：称取 25 g 硫代硫酸钠（$Na_2S_2O_3 \cdot 5H_2O$），溶于 1 000 mL 蒸馏水中，加入 0.4 g 氢氧化钠以防分解，储于棕色瓶中，放置 1 周后进行标定。将经标定过的 0.100 0 mol/L 硫代硫酸钠溶液用煮沸冷却后的蒸馏水稀释成 0.025 0 mol/L。

（三）实验步骤

1. **水样的采集** 采用排气法进行采样，以防止采水时外界气体进入水样中。水样采集完毕后迅速用玻璃盖盖紧，待测定。

2. **水样测定**

（1）打开水样瓶瓶塞，加入 2 mL 硫酸锰（加液时应将吸管插入水面下）。

（2）同上法，加入 2 mL 碱性碘化钾溶液，盖紧瓶塞，勿使瓶内有气泡。将瓶颠倒数次，瓶内出现棕黄色沉淀，放置 1 min，再将瓶颠倒数次，使其充分混匀。

（3）加入浓硫酸 2 mL，盖紧瓶塞颠倒混匀，放置 5 min，使沉淀完全溶解。

（4）用 100 mL 移液管吸取 100 mL 上述溶液，置于 250 mL 碘量瓶内，一式两份。

（5）立即用 0.025 mol/L 的硫代硫酸钠标准溶液滴定至溶液呈淡黄色，加入淀粉溶液 1 mL，继续滴定至溶液蓝色刚刚褪去为止，记录硫代硫酸钠用量（V_1）。同法再滴定另一份，记录用量（V_2）。

3. **计算** 式中，V_1、V_2 分别为 2 次滴定时所消耗的硫代硫酸钠的体积，mL。

$$溶解氧量（O_2, mg/L）= \frac{(\frac{V_1+V_2}{2}) \times 0.025\ 0 \times \frac{16}{2\ 000} \times 1\ 000 \times 1\ 000}{100} = V_1 + V_2$$

（四）注意事项

（1）用硫代硫酸钠标准溶液滴定析出的碘时，溶液必须呈中性或弱碱性，因为在碱性溶液中，碘与 $S_2O_3^{2-}$ 发生不良反应，产生滴定误差。

（2）硫代硫酸钠与碘反应迅速而且完全，必须在接近终点时，方可加入指示剂淀粉溶液，并且快速振摇，否则由于大量碘存在与淀粉结合，影响终点判断。

（3）滴定至终点，放置 3~5 min，溶液又会出现浅蓝色，这是空气中氧的氧化作用所致。

二、酸性高锰酸钾法测定水中化学需氧量

（一）实验原理

在酸性条件下，用高锰酸钾将水样中的某些有机物及还原性无机物质氧化，反应后剩余

的高锰酸钾用过量的草酸还原，再用高锰酸钾标准溶液回滴过量的草酸，根据高锰酸钾所消耗的量，计算出需氧量。发生的化学反应：

$$4KMnO_4+6H_2SO_4+5C\rightarrow2K_2SO_4+4MnSO_4+6H_2O+5CO_2$$

$$2KMnO_4+5H_2C_2O_4+3H_2SO_4\rightarrow K_2SO_4+2MnSO_4+8H_2O+10CO_2$$

（二）仪器与试剂

1. **仪器与器皿** 250 mL 三角瓶，25 mL 酸式滴定管，吸管，量筒，电炉。

2. **试剂** 实验所用水为不含还原物质的水，所用试剂为分析纯。

（1）不含还原性物质的水：将 1 L 蒸馏水置于全玻璃蒸馏器中，加入 10 mL 硫酸（1:3）溶液和少量高锰酸钾颗粒后进行蒸馏。弃去 100 mL 初馏液，余下馏出液储于具有玻璃塞的细口瓶中备用。

（2）硫酸溶液（$\rho_{20}=1.84$ g/mL）。

（3）硫酸溶液（1:3）：在不断搅拌下，将 100 mL 硫酸慢慢加到 300 mL 水中，趁热加入数滴高锰酸钾标准溶液直至溶液呈微红色。

（4）草酸标准储备液（0.100 0 mol/L）：称取 0.670 5 g 经 120 ℃烘干 2 h 并放冷的草酸钠溶解水中，移入 100 mL 容量瓶中，用水稀释至刻度，混匀，置 4 ℃冰箱中保存。

（5）草酸钠标准溶液（0.010 0 mol/L）：吸取 10.00 mL 草酸钠标准储备液于 100 mL 容量瓶中，用水稀释至刻度，混匀。

（6）高锰酸钾标准储备液（0.100 0 mol/L）：称取 3.2 g 高锰酸钾溶解于少量水中，并稀释至1 000 mL。于 90~95 ℃水浴中加热 2 h，冷却。存放 2 日后，倾出清液，储于棕色瓶内。

（7）高锰酸钾标准溶液（0.010 0 mol/L）：吸取 100 mL 高锰酸钾标准储备液，置于1 000 mL容量瓶中，用水稀释至刻度，混匀。此溶液在暗处可保持数月，使用当天标定其浓度。

（三）实验步骤

（1）测定前需先处理锥形瓶，向 250 mL 锥形瓶内加入 50 mL 水，再加入 1 mL 1:3 硫酸及少量高锰酸钾溶液，加热煮沸数分钟，溶液应保持微红色，将溶液倾出，并用少量蒸馏水将锥形瓶冲洗数次。

（2）用吸管吸取充分摇匀的水样 100 mL（或根据水样中有机物含量取适量水样，以蒸馏水稀释至 100 mL）置于处理过的 250 mL 锥形瓶中。

（3）加入 5 mL 1:3 硫酸溶液，摇匀。

（4）向滴定管加入 10 mL 0.01 mol/L 高锰酸钾溶液（V_1），摇匀。将锥形瓶置于沸水浴中 30 min，水浴沸腾时开始记录时间。

（5）取下锥形瓶，用滴定管立即准确加入 10 mL 0.01 mol/L 草酸溶液，摇匀，使红色褪尽。

（6）用 0.01 mol/L 的高锰酸钾溶液滴至溶液呈微红色，并记录所消耗的高锰酸钾溶液的毫升数（V_2）。

（7）高锰酸钾溶液校正系数的测定，取步骤（6）滴定完毕的水样，用滴定管加入 10 mL 0.01 mol/L 的草酸溶液，再用 0.01 mol/L 的高锰酸钾溶液回滴至溶液呈微红色，记录用量（V_0）。如高锰酸钾溶液的浓度是准确的，则滴定用量应等于 10 mL，否则应求得校正系数 K（$K=10/V_0$）。

（8）计算 I_{Mn}（O_2，mg/L）$= \dfrac{[（10+V_1）10/V_2-10]×C×8×1\,000}{100}$

式中：I_{Mn} 为高锰酸盐指数，mg/L；V_1 为步骤 4 滴定时消耗的高锰酸钾标准溶液体积，mL；V_2 为步骤 6 滴定时消耗的高锰酸钾标准溶液体积，mL；C 为高锰酸钾标准溶液的浓度，0.010 0 mol/L

如果样品经过稀释后测定，则采用下式计算：

$$I_{Mn}(O_2，mg/L)=\dfrac{\{[（10+V_1）10/V_2-10]-[（10+V_0）10/V_2-10]\,f\}×C×8×1\,000}{V_3}$$

式中：V_0 为步骤 7 滴定时消耗的高锰酸钾标准溶液的体积，mL；V_1 为步骤 4 滴定时，消耗的高锰酸钾标准溶液的体积，mL；V_2 为步骤 6 滴定时消耗的高锰酸钾标准溶液的体积，mL；V_3 为测定时所取水样的体积，mL；f 为稀释样品时，蒸馏水在 100 mL 被测定的体积内所占的比例。

（四）注意事项

（1）测定前须先处理锥形瓶。向 250 mL 锥形瓶内加入 50 mL 清水，再加入 1 mL 1:3 硫酸溶液及少量的高锰酸钾溶液，加热煮沸数分钟，溶液应保持微红色，将溶液倾出，并用少量蒸馏水将锥形瓶冲洗数次。

（2）滴定时温度如低于 60 ℃，反应速度缓慢。因此应加热至 80 ℃。

（3）沸水浴的水面要高于锥形瓶内的液面。

（4）样品量以加热氧化后残留的高锰酸钾为其加入量的 1/3~1/2 为宜。加热时如溶液红色褪去，说明高锰酸钾量不够，须重新取样，稀释后测定。

（5）沸水浴温度为 98 ℃，如在高原地区，报出数据时，需注明水的沸点。

（6）高锰酸盐指数不能作为理论需氧量或总有机物含量的指标，因为在规定的条件下，许多有机物只能部分地被氧化，易挥发的有机物也不包含在测定值之内。

（徐李兵）

第三节　饮用水氯化消毒法

一、漂白粉中有效氯含量的测定——碘量法

漂白粉在保存过程中，易受日光、潮湿、二氧化碳等因素的影响，使其中的有效成分减少。当其中有效氯成分低于 15%时，则不宜用饮水消毒，因此在使用漂白粉之前要先测定其中的有效氯的含量。

（一）实验原理

漂白粉中有效氯在酸性溶液中与碘化钾反应，释放出相当量的碘，再用硫代硫酸钠标准溶液滴定碘，根据硫代硫酸钠标准溶液的用量，计算出漂白粉中有效氯的含量。

反应式如下：

$$2KI+2CH_3COOH \rightarrow 2CH_3COOK+2HI$$
$$2HI+Ca(OCl)Cl \rightarrow CaCl_2+H_2O+I_2$$
$$I_2+2Na_2S_2O_3 \rightarrow 2NaI+Na_2S_4O_6$$

（二）仪器与试剂

1. **仪器与器皿** 研钵，250 mL 碘量瓶，滴定管，25 mL 移液管，量筒。

2. **试剂** 实验用水为蒸馏水，试剂为分析纯。

（1）漂白粉悬浮液（0.71%）：将具有代表性的漂白粉样品用研钵磨碎，称取 0.71 g，放入 150 mL 烧杯中，加 5 mL 左右蒸馏水，用玻璃棒搅拌成糊状，再加蒸馏水使成悬浊液，将其转入 100 mL 容量瓶，用蒸馏水洗烧杯 3 次，全部倾入容量瓶，加蒸馏水至刻度。振摇容量瓶，使溶液混合均匀，即得 0.71% 漂白粉溶液。

（2）碘化钾（10%）：10 g 碘化钾溶于 100 mL 蒸馏水中。

（3）冰乙酸。

（4）淀粉液（5 g/L）：0.5 g 淀粉溶于 100 mL 蒸馏水中。

（5）硫代硫酸钠溶液（0.1 mol/L）：称取 25 g 硫代硫酸钠，溶于 1 L 煮沸冷却的蒸馏水中，此溶液为 0.1 mol/L。加入 0.4 g 氢氧化钠或 0.2 g 无水碳酸钠，以防分解，储存于棕色瓶中，可存放数月。

（6）硫代硫酸钠溶液（0.05 mol/L）：将浓度为 0.1 mol/L 硫代硫酸钠稀释为 0.05 mol/L。

（三）实验步骤

（1）向 250 mL 三角瓶中加入 80 mL 蒸馏水，10% 碘化钾 7.5 mL，然后加入 2 mL 冰乙酸。

（2）用移液管吸取 0.71% 漂白粉悬浮液 25 mL，此时溶液立即变为棕色，振摇均匀后，静置 5 min。

（3）用 0.05 mol/L $Na_2S_2O_3$ 标准溶液滴定上述溶液，不断振荡碘量瓶，滴至溶液变为淡黄色，然后加入 1 mL 淀粉溶液，继续滴至蓝色刚刚褪去为止，记录 $Na_2S_2O_3$ 溶液的用量（V）。

（4）计算 $A=\dfrac{V \times 0.05 \times \dfrac{70.91}{2\,000} \times \dfrac{100}{25} \times 100}{0.71} \approx V$

式中：A 为有效氯（Cl%）；0.05 为 $Na_2S_2O_3$ 的摩尔浓度；70.91/2 000 为氯的克当量；100/25 为 100 mL 样液取样 25 mL；100 是换算成漂白粉的百分浓度；0.71 为漂白粉称取量（g）；V 为 0.05 mol/L $Na_2S_2O_3$ 标准溶液的用量（mL）。

因 1 mL 0.05 mol/L 的 $Na_2S_2O_3$ 标准溶液相当于 1 mg 的有效氯，所以滴定用去的 $Na_2S_2O_3$ 的毫升数，即直接代表该种漂白粉中所含有的有效氯的百分含量。

二、漂白粉加入量的确定

需氯量是指因杀死细菌、氧化有机物和还原性无机物所消耗的氯量。加氯量是指加入水中的氯量，加氯量等于需氯量加上余氯量。只有了解了水中的需氯量，根据《生活饮用水卫生标准》中对于出厂水中余氯含量的要求，才能测定出水样的加氯量，进而计算出漂白粉的加入量。

（一）实验原理

在 pH 小于 1.8 的酸性溶液中，余氯与邻联甲苯胺反应生成黄色的醌式化合物，余氯与其颜色成正比，根据颜色深浅进行目视比色测定水中余氯量。取几份相同的水样中，加入不同量的漂白粉溶液，0.5 h 后，测定余氯含量，以余氯含量在 0.3~0.5 mg/L 之间的水样为最适量，计算出漂白粉加入量。

（二）仪器与试剂

1. **仪器与器皿**　250 mL 碘量瓶，100 mL 量筒，50 mL 具塞比色管，0~1 mg/L 余氯标准色列。

2. **试剂**　实验用水为蒸馏水，试剂为分析纯。

（1）有效氯溶液（0.1%）：用实验一中已测得有效氯为 A 的漂白粉溶液配制，若需配 100 mL 0.1% 的有效氯溶液，设取 X mL 有效氯为 A 漂白粉溶液，公式如下：

$$100 \times 0.1\% = X \times A, \quad X = \frac{100 \times 0.1\%}{A}$$

（2）盐酸溶液（0.1 mol/L）：取 9 mL 浓盐酸浓度稀释至 1 000 mL。

（3）邻联甲苯胺溶液：称 0.03 g 邻联甲苯胺，加入 0.1 mol/L 盐酸 100 mL，混匀，储存于棕色瓶中。

（三）实验步骤

1. **标准溶液的制定**　取 5 只 250 mL 碘量瓶，编号，分别加入 100 mL 水样，然后用移液管分别加入有效氯标准溶液 0.25 mL、0.50 mL、0.75 mL、1.00 mL、1.50 mL，盖盖放置 30 min。

2. **余氯的测定**　接触 30 min 后，在 5 支 50 mL 具塞比色管中，分别加入 2.5 mL 邻联甲苯胺溶液，再用碘量瓶中相应的样液稀释至刻度，摇匀，立即与标准色列比色。

3. **加氯量的测定**　以余氯量为纵坐标，加氯量为横坐标绘制需氯量曲线，根据预期氯化结果所需的余氯量从曲线中查得加氯量。

4. **计算**　$M = \dfrac{m}{A}$

式中：M 为漂白粉的加入量；m 为加氯量；A 为漂白粉的有效氯。

三、邻联甲苯胺比色法测定水中余氯

用漂白粉消毒过的水需要测定水中的余氯量，以了解消毒的效果。我国《生活饮用水卫生标准》规定，氯与水接触 30 min 后应不低于 0.3 mg/L，管网末梢水不低于 0.05 mg/L。

（一）实验原理

在 pH 小于 1.8 的酸性溶液中，余氯与邻联甲苯胺反应，生成黄色的醌式化合物，根据颜色深浅用目视比色法测定水中的余氯量。

（二）仪器与试剂

1. **仪器与器皿**　50 mL 具塞比色管，0~1 mg/L 余氯标准色列。

2. **试剂** 邻联甲苯胺溶液。

（三）实验步骤

于 50 mL 具塞比色管中，先加入 2.5 mL 邻联苯胺溶液，加入水样至 50 mL 刻度，摇匀后立即与标准色列进行比色，测得游离性余氯。

（四）注意事项

（1）测定余氯的实验中，加入邻联甲苯胺溶液后，若比色管中溶液呈淡绿色或淡蓝色，说明水样碱度偏高或余氯浓度较低，应追加 1 mL 邻联甲苯胺溶液即可产生正常淡黄色。

（2）水样中含有悬浮性物质可影响测定结果，可用离心法除去。

（3）本法适用于生活饮用水及水源水中余氯的测定。

（孙　婷）

第四节　饮用水水质快速检验

一、实验原理

1. **氨氮（纳氏试剂法）**　在碱性条件下，氨或铵盐与纳氏试剂作用生成淡黄色至棕色的氨基汞配位化合物，按颜色深浅与标准色板比色。反应式如下：

$$NH_3 + 2K_2HgI_4 + 3KOH = Hg_2NH_2OI + 7KI + 2H_2O$$

2. **亚硝酸盐氮（格氏试剂法）**　在酸性溶液中，亚硝酸盐与对氨基苯磺酸作用生成重氮盐，再与盐酸 N-（1-萘）-乙二胺耦合生成红色偶氮染料，根据颜色深浅与标准色板比色。

3. **余氯（邻联甲苯胺法）**　在酸性条件下，余氯可与邻联甲苯胺反应生成黄色联苯醌式化合物，与标准比色板比色，可测出大致含量。

4. **氰化物（普鲁士蓝法）**　氰化物与亚铁反应生成亚铁氰根配合离子，酸性条件下再与三价铁作用生成亚铁氰化铁即普鲁士蓝。反应式如下：

$$Fe^{2+} + 6CN^- = [Fe(CN)_6]^{4-}$$
$$4Fe^{3+} + [Fe(CN)_6]^{4-} = Fe_4[Fe(CN)_6]_3$$

5. **砷化物（溴化汞试纸法）**　水中以 AsO_3^{3-} 或 AsO_4^{3-} 形式存在的砷，被酸性溶液中加锌所产生的新生态氢还原为挥发性的砷化氢。砷化氢与溴化汞试纸作用，产生黄色至褐色斑。

6. **汞（碘化亚铜法）**　水中汞化物可与氯化亚锡作用变成挥发性的汞，与碘化亚铜作用后形成红色的碘化亚铜汞沉淀。

$$2Hg^{2+} + Sn^{2+} = Hg_2^{2+} + Sn^{4+}$$
$$Hg_2^{2+} + Sn^{2+} = 2Hg\uparrow + Sn^{4+}$$
$$4CuI + Hg = Cu_2[HgI_4]\downarrow + 2Cu$$

7. **六价铬（二苯碳酰二肼法）**　在酸性溶液中，六价铬与二苯碳酰二肼作用生成紫红色的配位化合物，颜色深浅与六价铬含量成正比。

8. **铅钡（玫瑰红酸钠法）**　酸性溶液中，铅钡离子与玫瑰红酸钠反应，生成红色的玫瑰红酸铅钡沉淀。

9. **生物碱（碘化汞钾法）** 生物碱能与碘化汞钾作用产生沉淀或浑浊。

10. **有机磷农药（氯化钯法）** 1605、1059、4049、乐果、敌百虫、敌敌畏等有机磷农药，均与氯化钯反应得到黄色产物。

二、仪器与试剂

1. **仪器** pH 试纸，10 mL 试管，乳钵，硫氢酸钾。

2. **氨试剂** 1 g 碘化汞+0.5 g 碘化钾+0.5 g 酒石酸钠+30 g 氯化钠，混合研匀；620 g/L 氢氧化钾水溶液；0.5 mg/L 氨氮标准溶液。

3. **亚硝酸盐氮试剂** 对氨基苯磺酸 0.5 g，盐酸 N−（1-萘）−乙二胺 0.05 g，酒石酸 4.5 g，混合研匀，储于棕色瓶内。

4. **余氯试剂** 硫氢化钾 6.25 g，邻联甲苯胺 0.3 g，混合研匀。

5. **氰化物试剂** 硫酸亚铁与硫酸铁铵各 2 g，混合均匀。

6. **溴化汞试纸** 将滤纸浸泡在 50 g/L 溴化汞乙醇溶液内 1 h，取出晾干；砷化氢发生器；无锌砷粒。

7. **碘化亚铜**

8. **六价铬试剂** 二苯碳酰二肼 0.5 g+氯化钠 29.5 g 研匀。

9. **铅钡试剂** 酒石酸 0.75 g，酒石酸氢钠 1.0 g，玫瑰红酸钠 0.2 g，硝酸钠 3.05 g，研磨混匀。

10. **氯化钯溶液** 氯化钯 0.2 g，浓盐酸 1 mL，加少许水溶解后，加水至 100 mL。

三、实验步骤

1. **pH 检验** 一条 pH 试纸，用水样浸润后 30 s 与标准色板比色。

2. **氨氮检验** 取水样 4 mL 于 10 mL 试管中，加入 620 g/L 的氢氧化钾水溶液 1 滴，氨试剂约米粒大小，摇匀，10 min 后与标准管一起在光亮处由管口向下观察比色。如大于 0.5 mg/L 时，有严重污染。

3. **亚硝酸盐氮检验** 取水样 4 mL 于 10 mL 试管中，加亚硝酸盐氮试剂米粒大小，摇匀，10 min 后由管口向下看，与标准色板比色。

4. **余氯检验** 取加氯消毒 30 min 后的水样 4 mL，加余氯试剂米粒大小，5 min 后由管口向下看，与标准色板比色。

5. **氰化物检验** 取 4 mL 水样，加氰化物试剂米粒大小，10 min 后加硫氢化钾两颗米粒大，出现蓝色为阳性。

6. **砷检验** 取 4 mL 水样，加硫酸氢钾半匙，立即将溴化汞试纸紧密覆盖，10~30 min 后观察结果，试纸上出现黄褐色为阳性。

7. **汞检验** 取 4 mL 冰样，加碘化亚铜试剂米粒大，摇匀，如出现红色沉淀为阳性。

8. **六价铬检验** 取 4 mL 水样，加硫酸氢钾半匙，振摇，再加六价铬试剂米粒大，摇匀，放置 10 min，出现紫红色为阳性。

9. **铅、钡检验** 取 4 mL 水样，加铅、钡试剂半匙，摇匀后，如出现红色为阳性。

10. **生物碱检验** 取 4 mL 水样，加氨氮试剂米粒大小，混匀，出现浑浊或沉淀为阳性。

11. 有机磷农药检验 取 4 mL 水样，加氯化钯溶液 5 滴，同时用蒸馏水作空白，出现黄色为阳性。

四、注意事项

（1）氨氮浓度较大时，会出现红褐色沉淀，应稀释后再测定。

（2）亚硝酸盐氮浓度过高时，加入试剂后溶液呈现黄红色、黄色乃至不出现颜色，应将水样稀释后再测定，以防出现假阴性。

（3）氨氮试剂检验生物碱若呈阳性，则表示可能含有生物碱。

（张 云）

第九章

食品理化检验

第一节　可见分光光度法测定食品中亚硝酸盐含量

一、实验原理

食品样品经沉淀蛋白质和除去脂肪后，在弱酸性条件下，亚硝酸盐与对氨基苯磺酸发生重氮化反应生成重氮盐，然后再与盐酸萘乙二胺耦合生成紫红色偶氮化合物。在最大吸收波长 538 nm 处测定吸光度，用标准曲线法进行定量分析。

二、仪器与试剂

1. **仪器与器皿**　可见分光光度计，2.0 cm 比色皿，分析天平，组织捣碎机，超声波清洗器，水浴锅，电炉。100 mL、200 mL、500 mL 容量瓶，5 mL、10 mL、20 mL 刻度吸管，50 mL、250 mL、500 mL 烧杯，100 mL 量筒，25 mL 比色管等。

2. **试剂**　①亚硝酸钠标准储备液（500.0 μg/mL）：准确称取 0.250 0 g 于硅胶干燥器中干燥 24 h 的亚硝酸钠，用水溶解后移入 500 mL 容量瓶中，用水定容至刻度，置于棕色瓶中，4 ℃避光保存。②亚硝酸钠标准应用液（5.00 μg/mL）：临用前，吸取亚硝酸钠标准储备液 1.00 mL 于 100 mL 容量瓶中，用水定容至刻度。对氨基苯磺酸溶液（4.0 g/L）：称取 0.40 g 对氨基苯磺酸，用 20%盐酸溶解并稀释至 100 mL，置于棕色瓶中，避光保存。③盐酸萘乙二胺溶液（2.0 g/L）：称取 0.20 g 盐酸萘乙二胺，用 100 mL 水溶解，置于棕色瓶中，避光保存。④饱和硼砂溶液（50 g/L）：称取 5.0 g 硼砂，溶于 100 mL 热水中，冷却后备用。⑤乙酸锌溶液（220 g/L）：称取 220 g 乙酸锌，用 30 mL 冰乙酸溶解后，用水稀释至 1 000 mL。⑥亚铁氰化钾溶液（106 g/L）：称取 106 g 亚铁氰化钾，用水溶解并稀释至 1 000 mL。⑦实验所用试剂均为分析纯，实验用水为去离子水。

三、实验步骤

1. **样品预处理**

（1）新鲜蔬菜和水果：将样品用去离子水洗净，晾去表面水分，取可食部分切碎混匀，再用四分法取适量，用组织捣碎机制成匀浆备用。如需加水要记录加水量。

（2）肉类、蛋、水产及其制品：用四分法取适量样品或取全部样品，用组织捣碎机制成匀浆备用。如需加水要记录加水量。

（3）乳粉、豆奶粉、婴儿配方粉等固态乳制品：将样品放入能够容纳 2 倍样品体积的带盖容器中，经过反复摇晃和颠倒容器，使样品充分混合均匀。

（4）发酵乳、乳、炼乳及其他液体乳制品：通过搅拌或反复摇晃和颠倒容器，使样品充分混合均匀。

（5）奶酪：取适量样品，研磨成均匀的泥浆状。为避免水分损失，研磨过程中要避免产生过多的热量。

2. 亚硝酸盐的提取

（1）蔬菜、水果、肉类、蛋、水产及奶酪等：称取 5 g（精确至 0.01 g）制成匀浆的样品（如制备过程中加水，要按加水量折算），置于 50 mL 烧杯中，加入 12.5 mL 饱和硼砂溶液，搅拌均匀，然后用约 300 mL 70 ℃ 左右的热水，将样品洗入 500 mL 容量瓶中，置沸水浴中加热 15 min，取出用冷水浴冷却，并放置到室温。

（2）乳及乳制品（不包括奶酪）：称取 5 g（精确至 0.01 g）混匀的样品（牛奶等液态乳可取 10~20 g），置于 50 mL 烧杯中，加入 12.5 mL 饱和硼砂溶液，搅拌均匀，用 300 mL 50~60 ℃ 热水将样品洗入 500 mL 容量瓶中，于超声波清洗器中超声提取 20 min。

3. 提取液的净化　于上述提取液中，在不断转动下加入 5.0 mL 亚铁氰化钾溶液，摇匀，再加 5.0 mL 乙酸锌溶液，以沉淀蛋白质。然后加水至刻度，摇匀，放置 30 min，除去上层脂肪，上清液用滤纸过滤，去掉初滤液 30 mL，滤液备用。

4. 样品溶液制备　吸取 20.00 mL 上述滤液于 25 mL 比色管中，加入 1.0 mL 对氨基苯磺酸溶液，混匀，静置 3~5 min 后加入 0.50 mL 盐酸萘乙二胺溶液，加水至刻度，混匀，放置 15 min。同时用水代替样品，按照亚硝酸盐的提取、提取液的净化和样品溶液制备步骤做试剂空白。

5. 标准系列溶液配制　分别吸取 0.00、0.25 mL、0.50 mL、0.75 mL、1.00 mL、1.25 mL、1.50 mL 亚硝酸钠标准应用液（相当于 0.00、1.25 μg、2.50 μg、3.75 μg、5.00 μg、6.25 μg、7.50 μg 亚硝酸钠）于 25 mL 比色管中，以下操作同样品溶液制备。

6. 样品测定　用 2.0 cm 比色皿，以浓度为 0.00 μg/mL 亚硝酸钠标准溶液为参比，于 538 nm 波长处，依次测定标准系列溶液、试剂空白和样品溶液的吸光度。

以标准系列溶液中亚硝酸钠的质量为横坐标，测得的吸光度为纵坐标，绘制标准曲线，或计算标准曲线的直线回归方程。然后根据试剂空白和样品溶液的吸光度，从标准曲线上查出或由直线回归方程求出试剂空白和样品溶液中亚硝酸钠的质量。

7. 结果计算　按下式计算样品中亚硝酸盐（以亚硝酸钠计）的含量。

$$\omega = \frac{(m_1 - m_0) \times \frac{V}{V_1} \times 1\,000}{m \times 1\,000}$$

式中：ω 为样品中亚硝酸钠的含量，mg/kg；m_1 为由标准曲线确定的样品溶液中亚硝酸钠的质量，μg；m_0 为由标准曲线确定的试剂空白溶液中亚硝酸钠的质量，μg；m 为样品质量，g；V_1 为制备样品溶液所取的滤液体积，mL；V 为提取液净化的总体积，mL。

四、注意事项

（1）采集的样品最好当天及时测定；否则，样品必须密闭、避光和低温保存。

（2）样品提取过程中加热，是为了促进样品组织中亚硝酸盐的溶出。若加热时间太短，亚硝酸盐不能完全溶出，太长又会使亚硝酸盐分解成氧化氮和硝酸，造成测得结果偏低。所以应严格控制加热时间。

（3）处理蔬菜样品时，滤液中的色素应用活性炭脱色。

（孙玉雷）

第二节　气相色谱法测定食品中有机氯农药残留量

一、实验原理

试样中的六六六和滴滴涕有机氯农药经有机溶剂提取、净化、浓缩、定容后，用毛细管柱气相色谱分离，电子捕获检测器（ECD）检测，以保留时间定性，峰高或峰面积外标法定量。

二、仪器与试剂

1. **仪器与器皿**　气相色谱仪（带 ECD 检测器），小型粉碎机，组织匀浆机，旋转蒸发仪，氮吹仪，振荡器，超声波发生器，烘箱，万分之一分析天平，凝胶净化柱（长 30 cm，内径 2.3~2.5 cm 具活塞玻璃层析柱）。100 mL、200 mL 具塞锥形瓶，50 mL、100 mL 烧杯，10 mL、100 mL 容量瓶，250 mL 分液漏斗，1 mL、2 mL、5 mL、10 mL 刻度吸管。

2. **试剂**　①洗脱剂：乙酸乙酯-正己烷（1:1，v/v）。②有机氯农药标准品：α-六六六（α-HCH）、β-六六六（p-HCH）、γ-六六六（γ-HCH）、δ-六六六（δ-HCH）、p, p'-滴滴涕（p, p'-DDT）、o, p'-滴滴涕（o, p'-DDT）、p, p'-滴滴滴（p, p'-DDD）和 p, p'-滴滴伊（p, p'-DDE），纯度≥98%。③单一有机氯农药标准储备液（100.0 μg/mL）：准确称取上述有机氯农药标准品各 0.100 0 g，分别用正己烷溶解（β-HCH 应先用少量苯溶解）并定容至 100.00 mL；或直接从国家标准物质中心购买，避光 4 ℃冰箱可保存 1 年。④单一有机氯农药标准中间液（1.00 μg/mL）：分别准确量取上述 α-HCH、β-HCH、γ-HCH、δ-HCH、p, p'-DDD、p, p'-DDE 标准储备液各 1.00 mL 于 6 个 100 mL 容量瓶中，分别用正己烷稀释定容。⑤单一有机氯农药标准中间液（5.00 μg/mL）：分别准确量取 p, p'-DDT 和 p, p'-DDT 标准储备液各 5.00 mL 于 2 个 100 mL 容量瓶中，分别用正己烷稀释定容。⑥单一有机氯农药标准应用液（0.05 μg/mL）：分别准确量取 α-HCH、β-HCH、γ-HCH、δ-HCH、p, p'-DDD 和 p, p'-DDE 标准中间液各 5.00 mL，o, p'-DDT 和 p, p'-DDT 标准中间液各 1.00 mL 于 8 个 100 mL 容量瓶中，分别用正己烷稀释定容。⑦丙酮、石油醚、乙酸乙酯、正己烷、苯均为色谱纯。⑧氯化钠为优级纯。⑨无水硫酸钠为优级纯（于 120 ℃烘箱中干燥 4 h，玻璃干燥器中保存）。⑩聚苯乙烯凝胶（Bio-Beads S-X3）：200~400 目，或同类产品。⑪实验用水为高纯水（电阻率 ≥ 10 MΩ·cm）；氮气纯度≥99.999%。

三、实验步骤

1. **试样制备**　蛋品去壳，制成匀浆；肉去骨、皮和筋，切成小块，制成肉糜；颗粒类粮食经粉碎机粉碎混匀过 40 目筛；乳品、植物油混匀；备用。

2. **试样处理**

（1）提取：称取制备好的试样 20.00 g 于 200 mL 具塞锥形瓶中，加一定量水（视试样水分含量确定，使总水量为 20 g。一般鲜蛋含水量约 75%，加水 5 mL 即可；植物类匀浆加水 5 mL；肉糜加水 15 mL；颗粒粮食类加水 20 mL；乳类不加水），再加入 40 mL 丙酮，振摇 30 min；加入氯化钠 6 g，充分摇匀；加入 30 mL 石油醚，振摇 30 min；静置分层后，取 35 mL 上清液于 100 mL 具塞锥形瓶中；加 20 g 无水硫酸钠干燥后，转移到 250 mL 浓缩瓶中；在 40 ℃ 水浴下减压浓缩至约 1 mL；再用 3 mL×2 mL 洗脱剂浓缩至约 1 mL；待净化。同时做试剂空白。

如试样为植物油类，称取试样 1.00 g，直接加 30 mL 石油醚，振摇 30 min 后，将有机相全部转移到 250 mL 浓缩瓶中，后续步骤与上述一致。

（2）净化、浓缩：将用洗脱剂浸泡好的聚苯乙烯凝胶以湿法装入凝胶净化柱中（柱底垫少许玻璃棉），使柱床高约 26 cm，凝胶始终保持在洗脱剂中。将上述提取浓缩液加入凝胶净化柱中；用洗脱剂洗脱，控制流速为 5 mL/min，弃去 0~35 mL 流分，收集 35~70 mL 流分于 250 mL 浓缩瓶中，在 40 ℃ 水浴下减压浓缩至约 1 mL；再经凝胶净化柱收集 35~70 mL 流分；在 40 ℃ 水浴下减压浓缩至约 1 mL，用氮气吹蒸近干，用正己烷溶解并定容至 1.00 mL，供 GC 分析。同时做试剂空白。

3. **混合标准系列溶液配制**　①分别准确量取 α-HCH、γ-HCH 和 δ-HCH 标准中间液各 0.00、0.25 mL、0.50 mL、1.00 mL、2.00 mL，β-HCH、p, p′-DDE 和 o, p′-DDT 标准中间液各 0.00、0.50 mL、1.00 mL、2.00 mL、4.00 mL，p, p′-DDD 和 p, p′-DDT 标准中间液各 0.00、1.00 mL、2.00 mL、4.00 mL、8.00 mL 于 5 个 100 mL 容量瓶中，用正己烷稀释定容。②此标准系列溶液中：α-HCH、γ-HCH 和 δ-HCH 浓度分别均为 0.00、0.002 5 μg/mL、0.005 μg/mL、0.01 μg/mL、0.02 μg/mL，β-HCH 和 p, p′-DDE 浓度分别均为 0.00、0.005 μg/mL、0.01 μg/mL、0.02 μg/mL、0.04 μg/mL，p, p′-DDD 浓度分别为 0.00、0.01 μg/mL、0.02 μg/mL、0.04 μg/mL、0.08 μg/mL，o, p′-DDT 浓度分别为 0.00、0.025 μg/mL、0.05 μg/mL、0.10 μg/mL、0.20 μg/mL；p, p′-DDT 浓度分别为 0.00、0.05 μg/mL、0.10 μg/mL、0.20 μg/mL、0.40 μg/mL。

4. **仪器工作条件**　色谱柱：DM-5 石英弹性毛细管柱（30 m×0.32 mm，0.25 μm）或等效柱；检测器：电子捕获检测器（ECD）；进样口温度：280 ℃；ECD 温度：300 ℃；柱升温程序：初温 90 ℃，保持 1 min，以 40 ℃/min 升温至 170 ℃ 时，以 2.3 ℃/min 升温至 230 ℃，保持 17 min，再以 40 ℃/min 升温至 280 ℃，保持 5 min；载气（氮气）流速：1.0 mL/min；尾吹：25.0 mL/min；柱前压：0.5MPa；进样方式：不分流进样；进样体积：1.0 μl。

5. **样品测定**

（1）定性分析：用微量进样器或自动进样针分别吸取 α-HCH、β-HCH、γ-HCH、δ-HCH、p, p′-DDD、p, p′-DDE、o, p′-DDT 和 p, p′-DDT 标准应用液各 1.0 μl，分别进样，测量各种农药的保留时间。

（2）定量分析：在相同色谱工作条件下，用微量进样器或自动进样针分别吸取混合标准系列溶液、试剂空白和试样溶液各 1.0 μl，分别进样，绘制色谱图。经图谱处理和定性分析后，仪器自动以混合标准系列各农药浓度为横坐标，以相应的蜂高或峰面积为纵坐标，分别绘制标准曲线，然后分别从各自的标准曲线上直接计算出试剂空白和试样溶液中各种农药的浓度。

6. 结果计算 按下式计算食品样品中各种有机氯农药的含量。

$$\omega = \frac{(c-c_0) \times V \times f}{1\,000 \times m}$$

式中：ω 为食品样品中各种有机氯农药含量，$\mu g/g$（mg/kg）；V 为试样溶液体积，mL；f 为样品提取液体积校正系数；c 为由仪器直接给出的试样溶液中各种有机氯农药浓度，$\mu g/mL$；c_0 为由仪器直接给出试剂空白中各种有机氯农药浓度，$\mu g/mL$；m 为称取食品样品质量，g。

四、注意事项

（1）样品处理过程应在通风橱中进行，以避免实验室污染和保证实验人员身体健康。

（2）ECD 检测器内使用放射性元素 ^{63}Ni，不得擅自拆卸，其最高使用温度不能超过 350 ℃；水分会降低 ECD 检测器的灵敏度，因此载气纯度应足够高，并严格干燥；实验过程中如进样设备为微量进样针，最好单独准备一套并用正己烷清洗干净，切忌用丙酮和氯仿等含强负电性元素的溶剂清洗，以免污染 ECD，降低分析灵敏度。另外，在样品提取、净化阶段应彻底去除提取液中的丙酮、乙酸乙酯等溶剂。

（3）电子捕获检测器的线性范围窄，而且受实验条件和实验室环境因素影响，因此，在定量分析过程中，注意调整实验步骤中混合标准系列溶液的浓度梯度。因此，为便于定量，可根据样品中有机氯农药的存在形式，配制一种混合标准溶液（具体浓度参照实验步骤 3 混合标准系列溶液配制进行适当调整），采用单点外标法进行定量。

（王　俏）

第三节　化学性食物中毒的快速检验

一、亚硝酸盐的检验

（一）实验原理

亚硝酸盐在弱酸条件下能与对氨基苯磺酸起重氮化反应，所生成的重氮化合物再与盐酸萘乙二胺耦合，生成紫红色偶氮染料。

（二）仪器与试剂

1. 仪器与器皿 托盘天平，50 mL 具塞锥形瓶，25 mL 量筒，1 mL、5 mL 刻度吸管，10 mL 试管，药匙。

2. 试剂 格氏试剂：取 0.5 g 对氨基苯磺酸、0.05 g 盐酸萘乙二胺和 4.5 g 酒石酸置于研钵中研磨均匀，密封存于广口瓶内备用。对氨基苯磺酸、盐酸萘乙二胺、酒石酸、乙酸均为分析纯，实验用水为去离子水或石英亚沸蒸馏水。

（三）实验步骤

取 5~10 g 检材切细捣碎置于 50 mL 具塞锥形瓶中，加 20 mL 水和 1 mL 乙酸，振摇数分钟后，取 5 mL 上清液或过滤液置于 10 mL 试管中。同时另取一只 10 mL 试管，加入 5 mL 水作空白。向每支试管中各加入一小匙格氏试剂，摇匀。若在数分钟后样品管呈现紫红色，而空白管不显色，则表明样品中含有亚硝酸盐。

（四）注意事项

若待检液颜色较深不便观察紫红色时，可先加入活性炭脱色。

二、氰化物的检验

（一）苦味酸法

1. **实验原理** 氰化物在酸性条件下产生氰化氢气体，在弱碱性条件下，与苦味酸反应生成玫瑰红色的异性紫酸钠。

2. **仪器与试剂**

（1）仪器与器皿：水浴锅，托盘天平，检氰管，100 mL 三角烧瓶，滤纸。

（2）试剂：①饱和碳酸钠溶液，称取 45.5 g 碳酸钠，溶解于 100 mL 水中，加盖煮沸后放凉，用带橡皮塞的试剂瓶保存备用，临用现配。②苦味酸试纸，称取 1.0 g 苦味酸，用水溶解并定容至 100 mL，即得 1% 苦味酸溶液。将滤纸浸入 1% 的苦味酸溶液中，湿润，晒干，剪成小块备用。③本实验所用试剂均为分析纯，实验用水为去离子水或石英亚沸蒸馏水。

3. **实验步骤**

（1）取一支检氰管，插入一片苦味酸试纸条，在试纸条上滴加 1 滴饱和碳酸钠溶液，使试纸条湿润，将检氰管插入带孔橡胶塞中。

（2）取 10.0 g 切碎的固体样品和 50.0 mL 去离子水置于 100 mL 三角烧瓶中，充分振摇，使其尽量溶解（如果是液体样品，则直接取 50 mL，不加水），加 1.0 g 固体酒石酸，立即塞上装有检氰管的橡皮塞，轻轻摇动使酒石酸溶解。

（3）将三角烧瓶放入 75~85 ℃ 水浴中加热 20 min 后观察试纸变色情况。若呈玫瑰红色，可初步确认为有氰化物存在。

4. **注意事项**

（1）该反应不是特效反应，当有硫化物、亚硫酸盐或硫代硫酸盐存在时，均能使苦味酸还原成玫瑰红色化合物而干扰测定。

（2）接触过阳性样品的三角烧瓶应充分清洗，防止下次使用时产生干扰。

（二）普鲁士蓝法

1. **实验原理** 在碱性条件下，氰化物与硫酸亚铁作用生成亚铁氰化钠。用盐酸酸化后，与部分亚铁离子氧化生成的高铁离子作用，生成蓝色的亚铁氰化高铁，即普鲁士蓝。

$$FeSO_4+6NaCN=Na_4[Fe(CN)_6]+Na_2SO_4$$

$$3Na_4Fe(CN)_6+4FeCl_3=Fe_4[Fe(CN)_6]_3\downarrow（普鲁士蓝）+12NaCl$$

2. **仪器与试剂**

（1）仪器与器皿：托盘天平，电热板，100 mL 锥形瓶，25 mL 量筒。

（2）试剂：①硫酸亚铁溶液（100 g/L），称取 18.3 g 七水合硫酸亚铁，用水溶解并稀释至 100 mL，临用现配；②氢氧化钠溶液（100 g/L），称取 100.0 g 氢氧化钠，用水溶解并稀释至 1 000 mL；③酒石酸溶液（100 g/L），称取 100.0 g 酒石酸，用水溶解并稀释至 1 000 mL；④10%盐酸溶液，取 27.0 mL 浓盐酸于适量水中，用水稀释至 100 mL；⑤硫酸亚铁-氢氧化钠试纸，将滤纸条浸入 100 g/L 硫酸亚铁溶液中，取出晾干后剪成小块，临用时加 1 滴 100 g/L 氢氧化钠溶液润湿。⑥本实验所用试剂均为分析纯，实验用水为去离子水或石英亚沸蒸馏水。

3. **实验步骤**　取 5~10 g 样品，粉碎后放入 100 mL 锥形瓶中，加约 20 mL 水使呈糊状，加入适量 100 g/L 酒石酸溶液使呈酸性，立即在瓶口盖上硫酸亚铁-氢氧化钠试纸，然后用电热板缓缓加热，待瓶内溶液沸腾，停止加热，取下试纸，浸入 10% 盐酸中。若样品中有氰化物存在，试纸上会出现蓝色斑点。

若检样中毒物浓度较低时，可先用水蒸气蒸馏，再取馏液 1~2 mL，加入适量 100 g/L 氢氧化钠溶液至强碱性，然后加入新配制的 10% 硫酸亚铁溶液（4~5 滴），有棕色沉淀析出，之后加稀硫酸至酸性，若产生蓝色沉淀，即证明有氰化物存在。

4. **注意事项**

（1）当有硫化氢等干扰物质存在时，可在瓶上加一乙酸铅棉花管，然后在管口处放置滤纸条。

（2）当检验中毒物浓度较低时，该反应完成需要一段时间。若实验结果为阴性，应放置一段时间后，再判断是否有氰化物存在。

三、巴比妥类镇静催眠药的检验

（一）实验原理

巴比妥类药物分子结构中的环酰脲在碱性条件下与钴盐作用，生成紫堇色络合物。巴比妥类药物与米龙试剂中汞盐生成沉淀，沉淀溶于过量米龙试剂中。

（二）仪器与试剂

1. **仪器与器皿**　托盘天平，研钵，100 mL 烧杯，50 mL 量筒，5 mL 刻度吸管，三角漏斗，分液漏斗，滤纸，蒸发皿，滴管，玻璃棒。

2. **试剂**　①硝酸钴无水乙醇溶液（10 g/L）：称取 1.0 g 硝酸钴溶于 100 mL 无水乙醇。②5%异丙胺无水乙醇溶液（v/v）：量取 5 mL 异丙胺溶于 95 mL 无水乙醇。③氢氧化锂无水乙醇溶液（10 g/L）：称取 1.0 g 氢氧化锂溶于 100 mL 无水乙醇。④氢氧化钠无水乙醇溶液（10 g/L）：称取 1.0 g 氢氧化钠溶于 100 mL 无水乙醇。⑤米龙试剂：量取 1 mL 汞，加 9 mL 浓硝酸溶解，再以 10 mL 水稀释。⑥硝酸钴、异丙胺、氢氧化锂、氢氧化钠、浓硝酸、酒石酸、浓盐酸、硫酸铵、三氯甲烷、乙醚、无水乙醇、浓氨水均为分析纯试剂，实验用水为去离子水或石英亚沸蒸馏水。

（三）实验步骤

1. **样品处理**

（1）简易提取法：取 50 g 样品捣碎后，加入浓盐酸 5 mL 使呈酸性，研磨，加 30 g 硫酸铵使水相饱和，研磨后移入烧杯内，加入 50 mL 乙醇和 50 mL 三氯甲烷，用玻璃棒搅拌 20 min，过滤，滤渣用三氯甲烷淋洗，压干。分出滤液中有机相，在水浴上蒸干，其残渣用热水溶解，趁热过滤，滤液备用。

（2）斯-奥法：取 20~50 g 样品，用 95% 乙醇在酒石酸的酸性条件下浸取，过滤，所得乙醇滤液中生物碱已与酸结合成可溶于水的盐。蒸去乙醇，用水溶解残渣，加适量氢氧化钠使溶液呈强碱性，此时生物碱进入碱性溶液，用三氯甲烷或乙醚反萃取该碱性溶液，合并萃取液，水浴中蒸去溶剂，残渣备用。

2. 定性鉴别

（1）硝酸钴反应：取样品的乙醚（或三氯甲烷）提取液少许，于蒸发皿中（或滤纸上）挥干，加数滴 10 g/L 硝酸钴无水乙醇溶液，置浓氨水瓶口上熏片刻（或加数滴 5% 异丙胺无水乙醇溶液，或加数滴 10 g/L 氢氧化锂无水乙醇溶液，或加数滴 10 g/L 氢氧化钠无水乙醇溶液）。如有巴比妥类药物存在，残渣处显紫堇色，阴性则呈黄绿色。

（2）米龙试剂反应：取残渣少许溶于少量水中，呈饱和溶液，滴加 1~2 滴米龙试剂。若产生灰白色沉淀，则继续滴加米龙试剂；若沉淀溶解，表示有巴比妥类药物存在。

四、砷和汞重金属毒物的检验

（一）雷因许（Reinsch）试验

1. 实验原理 在盐酸酸性条件下，金属铜能使砷、汞化合物还原成元素状态或生成铜的合金而沉积于铜的表面，显示出不同的颜色及光泽。根据颜色的变化可判断是何种毒物中毒。

$$As_2O_3+6HCl=2AsCl_3+3H_2O \quad 2AsCl_3+6Cu=Cu_3As_2\downarrow+3CuCl_2$$
$$\text{（灰黑色）}$$

$$HgCl_2+Cu=Hg（Cu）\downarrow+CuCl_2$$
$$\text{（银白色）}$$

2. 仪器与试剂

（1）仪器与器皿：电热板，10 mL 试管，25 mL 量筒，50 mL 烧杯，1 mL、5 mL 刻度吸管，镊子等。

（2）试剂：①盐酸（1.2 mol/L），取 10.0 mL 浓盐酸于适量水中，用水稀释至 100 mL。②氯化亚锡盐酸溶液（20 g/L），取 2.0 g 氯化亚锡，加入 10 mL 浓盐酸加热溶解后，用水稀释至 100 mL。③硝酸溶液（2 mol/L），取浓硝酸 12.5 mL，缓慢加入适量水中，用水稀释至 100 mL。④化学纯铜片（条），将铜片剪成 1 cm² 小块（或用 20 号铜丝围绕玻璃棒紧密地绕成 10 圈成螺旋形）。⑤浓盐酸、氯化亚锡、浓硝酸均为分析纯试剂，实验用水为去离子水或石英亚沸蒸馏水。

3. 实验步骤

（1）将铜片或铜丝置于 10 mL 试管中，加入少量 2 mol/L 硝酸处理铜片（丝），待其干净明亮后，除去酸液，先用水洗，再用乙醇洗涤，后用乙醚洗涤（处理好的铜片勿用手拿以免污染）后备用。

（2）取 20 mL 样品（或 10 g 样品加 10 mL 水）于 50 mL 烧杯中，加入 5 mL 浓盐酸，再加 1 mL 氯化亚锡盐酸溶液，混匀，用记号笔在烧杯外壁标明液面位置。将烧杯放在电热板上，调节温控旋钮，使样液微沸约 10 min（去除硫化物的干扰）。加入 2 片铜片，继续保持微沸约 20 min。加热过程中不断补加 1.2 mol/L 盐酸溶液，使烧杯内容物保持原来的体积和酸度。

（3）取出铜片（丝），用水洗涤，检查铜片颜色变化情况（大量的汞需长时间加热）。若铜片变为灰色或黑色，可初步判断样品中可能存在砷化合物，若铜片变为银白色，可初步判断样品中可能存在汞化合物，进一步做确证实验；若铜片未变色，可否定砷、汞的存在。

4. 注意事项

（1）电热板温控旋钮调至样品微沸即可，避免高温。

（2）本试验中盐酸溶液浓度应保持在 0.5～2 mol/L 之间。若浓度过高可引起砷、汞挥发；浓度过低则反应速度较慢。操作过程中要不断观察铜片表面颜色变化，一旦变色应立即取出。

（二）砷的确证试验（硝酸银试纸法）

1. 实验原理　在酸性溶液中，砷化物可被锌还原为砷化氢气体，遇硝酸银试纸生成黑色砷化银。

$$Cu_3As_2+3Zn+6HCl = 2AsH_3\uparrow+3Cu+3ZnCl_2$$
$$ASH_3+3AgNO_3 = Ag_3As\downarrow+3HNO_3$$

2. 仪器与试剂

（1）仪器与器皿：滤纸条，检砷管，滴管，镊子，2 mL 刻度吸管，10 mL 试管。

（2）试剂：①米粒大小的无砷锌粒。②乙酸铅棉花，称取 100.0 g 无水乙酸铅，用适量水溶解，用水稀释至 1 000 mL，即得 100 g/L 乙酸铅溶液。取脱脂棉浸入 100 g/L 乙酸铅溶液后，取出并挤去多余的溶液。③硝酸银溶液（100 g/L），称取 100.0 g 硝酸银，用适量水溶解，用水稀释至 1 000 mL，混匀，储存于棕色瓶中，临用现配。④6%盐酸溶液，取 16.0 mL 浓盐酸于适量水中，用水稀释至 100 mL。⑤本实验所用试剂均为分析纯，实验用水为去离子水或石英亚沸蒸馏水。

3. 实验步骤

（1）取 1 支检砷管，将乙酸铅棉花松软地塞在检砷管下方约 2/5 体积处。

（2）取一片滤纸条，滴加 1 滴新配制的 100 g/L 硝酸银溶液使滤纸湿润，将滤纸条插入检砷管上方，并夹入检砷管的磨口夹中。

（3）取预试验中表面变成灰色或黑色的铜片（或铜丝）放入试管中，加 2 mL 6%盐酸溶液，再加 1～2 粒锌粒，立即塞上装有检砷管的橡皮塞，观察滤纸变化。若滤纸变为黑色，表示有砷存在；不变色表示无砷存在。同时做空白实验。

4. 注意事项　锑、磷化物、硫化物可干扰砷的确证试验，故在检砷管下方塞乙酸铅棉花，以去除上述干扰，但应注意乙酸铅棉花不要塞得太紧，以免影响砷化氢通过。

（三）汞的确证试验（碘化亚铜法）

1. 实验原理　碘化亚铜与汞作用，生成橙红色含汞的碘络合物沉淀。

$$2Cu_2I_2+Hg = Cu_2HgI_4+2Cu$$
$$（橙红色）$$

2. 仪器与试剂

（1）仪器与器皿：白瓷板，镊子，药匙。

（2）试剂：碘化亚铜粉末（分析纯）。

3. **实验步骤**　将预试验中表面变成银白色的铜片（或铜丝）置于白瓷板凹穴中，加少许碘化亚铜粉末将铜片掩盖，在 30~40 ℃ 环境中放置 10 min，如有橙红色出现表示有汞存在。同时做空白实验。

4. **注意事项**　本方法对汞具有特效性，反应结果如出现其他颜色均表示无汞存在。

五、钡的检验

（一）玫瑰红酸钠法

1. **实验原理**　在中性或弱酸性溶液中，钡盐与玫瑰红酸钠作用，生成红棕色沉淀。

2. **仪器与试剂**

（1）仪器与器皿：托盘天平，5 mL 量筒，25 mL 烧杯，滴管，白瓷板。

（2）试剂：①盐酸溶液（1.0 mol/L），取 8.3 mL 浓盐酸于适量水中，稀释至 100 mL；②玫瑰红酸钠溶液（2 g/L），称取 0.2 g 玫瑰红酸钠溶于适量水中，稀释至 100 mL，临用现配。③本实验所用试剂均为分析纯，实验用水为去离子水或石英亚沸蒸馏水。

3. **实验步骤**　取 5 g 检样于 25 mL 烧杯中，加 5 mL 酸性水浸泡，留取滤液待检。取检液 1~2 滴于白瓷板孔里，滴加玫瑰红酸钠试液 1~2 滴，如有红棕色沉淀产生，表示有钡存在（在此沉淀中加 1 滴 1.0 mol/L 盐酸溶液，沉淀呈鲜红色）。

4. **注意事项**　若检液中存在许多其他金属离子如锶、铅、铁、金等，往往也会出现相同实验现象，因此本反应可用于排除钡离子的存在。

（三）硫酸钡沉淀法

1. **实验原理**　钡离子与硫酸作用，生成不溶性硫酸钡沉淀。

$$Ba^{2+}+SO_4^{2-}=BaSO_4\downarrow$$
$$（白色）$$

2. **仪器与试剂**

（1）仪器与器皿：10 mL 试管，2 mL 刻度吸管，滴管。

（2）试剂：①硫酸溶液（1.8 mol/L），取浓硫酸 10.0 mL，缓慢加入适量水中，用水稀释至 100 mL；②盐酸溶液（6.0 mol/L），取浓盐酸 50.0 mL，缓慢加入水中，用水稀释至 100 mL；③硝酸溶液（6.0 mol/L），取浓硝酸 37.5 mL，缓慢加入适量水中，用水稀释至 100 mL；④氢氧化钠溶液（1.0 mol/L），称取 4.0 g 氢氧化钠，用水溶解，冷却后用水稀释至 100 mL。⑤本实验所用试剂均为分析纯；实验用水为去离子水或石英亚沸蒸馏水。

3. **实验步骤**　取 1~2 mL 检液于 10 mL 试管中，加 1.8 mol/L 硫酸溶液 1~2 mL，若产生白色混浊或沉淀，且滴加 6.0 mol/L 盐酸、6.0 mol/L 硝酸或 1.0 mol/L 氢氧化钠溶液均不溶解，表示有钡离子存在。

（张晓虹）

第四节　食品中营养成分分析

一、食品中水分的测定

（一）直接干燥法

1. **实验原理**　在 101.3 kPa，101～105 ℃下，烘烤食品样品使其中水分蒸发直至恒重。测定食品样品干燥减失的质量即为食品样品中水分的含量，包括吸湿水、部分结晶水和该条件下能挥发的物质。

2. **仪器与试剂**

（1）仪器与器皿：电热恒温干燥箱，分析天平，扁形铝制或玻璃制称量瓶，干燥器。

（2）试剂：①盐酸溶液（6 mol/L），量取 50 mL 盐酸，加水稀释至 100 mL；②氢氧化钠溶液（6 mol/L），称取 24 g 氢氧化钠，加水溶解并稀释至 100 mL；③海砂，取用水洗去泥土的海砂或河砂，先用盐酸（6 mol/L）煮沸 0.5 h，用水洗至中性，再用氢氧化钠溶液（6 mol/L）煮沸 0.5 h，用水洗至中性，经 105 ℃干燥备用。

3. **实验步骤**

（1）称量瓶的干燥和称量

1）固体试样：取洁净铝制或玻璃制的扁形称量瓶，置于 101～105 ℃干燥箱中，瓶盖斜支于瓶边，加热 1.0 h，取出盖好，置干燥器内冷却 0.5 h，称量，并重复干燥至前后 2 次质量差不超过 2 mg，即为恒重，记录称量瓶的质量 m_3。

2）半固体或液体试样：取洁净的称量瓶，内加 10 g 海砂及一根小玻璃棒，置于 101～105 ℃干燥箱中，干燥 1.0 h 后取出，放入干燥器内冷却 0.5 h 后称量，并重复干燥至恒重，记录称量瓶的质量 m_3。

（2）称量瓶和试样的称量

1）固体试样：将混合均匀的试样迅速磨细至颗粒小于 2 mm，不易研磨的样品应尽可能切碎，称取 2～10 g 试样，放入此称量瓶中，试样厚度不超过 5 mm，如为疏松试样，厚度不超过 10 mm，加盖，精密称量，记录称量瓶和试样的质量 m_1。

2）半固体或液体试样：5～10 g 试样，记录称量瓶和试样的质量 m_1。

（3）称量瓶和试样的干燥、称量

1）固体试样：置 101～105 ℃干燥箱中，瓶盖斜支于瓶边，干燥 2～4 h 后，盖好取出，放入干燥器内冷却 0.5 h 后称量。然后再放入 101～105 ℃干燥箱中干燥 1 h 左右，取出，放入干燥器内冷却 0.5 h 后再称量。并重复以上操作至前后 2 次质量差不超过 2 mg，即为恒重，记录称量瓶和试样干燥后的质量 m_2。

2）半固体或液体试样：置于蒸发皿中，用小玻璃棒搅匀放在沸水浴上蒸干，并随时搅拌，擦去皿底的水滴。置 101～105 ℃干燥箱中干燥 4 h 后盖好取出，放入干燥器内冷却 0.5 h 后称量。然后再放入 101～105 ℃干燥箱中干燥 1 h 左右，取出，放入干燥器内冷却 0.5 h 后再称量。并重复以上操作至前后 2 次质量差不超过 2 mg，即为恒重，记录称量瓶和试样干燥后的质量 m_2。

（4）结果计算：按下式计算食品中水分的含量。

$$\omega = \frac{m_1 - m_2}{m_1 - m_3} \times 100$$

式中：c 为试样中水分的含量，g/100 g；m_1 为称量瓶（加海砂、玻璃棒）和试样的质量，g；m_2 为称量瓶（加海砂、玻璃棒）和试样干燥后的质量，g；m_3 为称量瓶（加海砂、玻璃棒）的质量，g。

4. **注意事项**

（1）该法适用于在 101.3 kPa、101~105 ℃下，不含或含其他挥发性物质甚微的食品中水分的测定。对于含有在该条件下可挥发（除水分之外）、易分解、易被氧化的成分的食品样品，直接干燥法将使测定结果不准确。应采用其他测定食品中水分方法，如减压干燥法、蒸馏法和卡尔·费休法等。

（2）m_1、m_2 和 m_3 均精确至 0.000 1 g。

（二）减压干燥法

1. **实验原理** 在 40~53 kPa、55~65 ℃下，烘干去除试样中的水分，测定烘干前后试样减失的质量即为水分的含量。

2. **仪器与试剂** 真空干燥箱；分析天平。扁形铝制或玻璃制称量瓶；干燥器。

3. **实验步骤**

（1）称量瓶的干燥和称量：如直接干燥法所述方法操作，记录称量瓶的质量 m_3。

（2）称量瓶和试样的称量：粉末和结晶试样直接称取；较大块硬糖经研钵粉碎混匀后称取。取已恒重的称量瓶称取 2~10 g 试样，记录称量瓶和试样的质量 m_1。

（3）称量瓶和试样的干燥、称量：将盛有样品的称量瓶置于真空干燥箱内，将真空干燥箱连接真空泵，抽出真空干燥箱内空气，使箱内压力为 40~53 kPa，并同时加热至 55~65 ℃，关闭真空泵上的活塞，停止抽气，使真空干燥箱内保持一定的温度和压力。经 4 h 后，打开活塞，使空气经干燥装置缓缓通入真空干燥箱内，待箱内压力恢复正常后再打开，取出称量瓶，放入干燥器中 0.5 h 后称量，并重复以上操作至前后 2 次质量差不超过 2 mg，即为恒重，记录称量瓶和试样干燥后的质量 m_2。

（4）结果计算：同直接干燥法。

4. **注意事项**

（1）该法适用于糖、味精等易分解的食品中水分的测定，不适用于添加了其他原料的糖果，如奶糖、软糖等试样；亦不适用于水分含量小于 0.5 g/100 g 的样品。

（2）m_1、m_2 和 m_3 均精确至 0.000 1 g。

（三）蒸馏法

1. **实验原理** 在试样中加入某种比水轻且与水不互溶的有机溶剂，这种有机溶剂可以与样品中的水分组成二元体系，它们在低于各自沸点的温度下就可以被共同蒸出。冷凝并收集馏出液，由于有机溶剂与水的密度不同，馏出液在接收管中分层，根据馏出液中水的体积，可计算出试样中水分的含量。

2. **仪器与试剂**

（1）仪器与器皿：分析天平，电炉，水分测定器（带可调电热套），如图 9-1 所示，水分接收管（5 mL），试管架，石棉网，脱脂棉，石棉布。

（2）试剂：甲苯或二甲苯（化学纯）：取甲苯或二甲苯，先以水饱和后，分去水层，进行蒸馏，收集馏出液备用。

3. 实验步骤

（1）水分测定装置的洗涤、烘干：用铬酸洗涤液充分洗涤水分测定器，除净油污，烘干。

（2）试样的称量：准确称取适量试样（含水量 2~5 mL，但最多取样量不得超过蒸馏瓶的 2/3），放入水分测定器的蒸馏瓶中，记录试样的质量 m（精确至 0.000 1 g）。

（3）水分的测定：在蒸馏瓶中加入适量甲苯（或二甲苯）浸没样品，约 75 mL，振摇混合。按照图 9-1 所示，连接水分接收器各部分，从冷凝管顶端口注入甲苯，直至装满水分接收管并溢入蒸馏瓶。在冷凝管顶端口填塞少量脱脂棉或加装盛有氯化钙的干燥管。用石棉布将烧瓶上口和接收管口包裹。

加热缓慢蒸馏（蒸馏速度 2 滴/秒），待大部分水分蒸出后，加速蒸馏（蒸馏速度 4 滴/秒）。当水分全部蒸出、接收管内的水分体积不再增加时，从冷凝管顶端口加入甲苯将管壁内附着的水滴吸入接收管。再蒸馏片刻至接收管上部及冷凝管壁无水滴附着，接收管水平面保持 10 min 不变为蒸馏终点。

关闭热源，取下接收器，冷却至室温，读取接收管水层的体积 V。

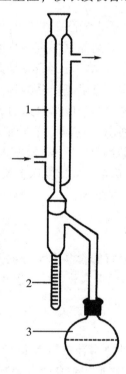

1. 冷凝管；2. 带刻度水分接收管；3. 250 mL 蒸馏瓶。

图 9-1 水分测定装置

（4）结果计算：按下式计算试样中水分的含量。

$$X = \frac{V}{m} \times 100$$

式中：X 为试样中水分的含量，mL/100 g（或按水在 20 ℃ 的密度 0.998 2 g/mL 计算质量）；V 为接收管内水的体积，mL；m 为试样的质量，g。

4. **注意事项**　本方法适用于含较多其他挥发性物质的食品，如油脂、香辛料等。

（四）卡尔·费体法

1. **实验原理**　根据碘能与水和二氧化硫发生化学反应，在有吡啶和甲醇共存时，1 mol 碘只与 1 mol 水作用。

$$I_2+SO_2+3C_5H_5N+H_2O+CH_3OH \rightarrow 2C_5H_5N \cdot HI+C_5H_5N \cdot HSO_4CH_3$$

卡尔·费休水分测定法又分为库仑法和容量法。库仑法测定的碘是通过化学反应产生的，只要电解液中存在水，所产生的碘就会和水以 1∶1 的关系按照化学反应式进行反应。当所有的水都参与了化学反应，过量的碘就会在电极的阳极区域形成，反应终止。容量法测定的碘是作为滴定剂加入的，滴定剂中碘的浓度是已知的，根据消耗滴定剂的体积，计算消耗碘的量，从而计算出被测物质中水分的含量。

2. **仪器与试剂**

（1）仪器与器皿：卡尔·费休水分测定仪，分析天平，玻璃棒。

（2）试剂：卡尔·费休试剂，无水甲醇（CH_3OH）（优级纯）。

3. **实验步骤**

（1）卡尔·费休试剂的标定（容量法）：在反应瓶中加一定体积（浸没铂电极）的甲醇，在搅拌下用卡尔·费休试剂滴定至终点。加入 10 mg 水（精确至 0.000 1 g），滴定至终点并记录卡尔·费休试剂的用量 V。按下式计算卡尔·费休试剂的滴定度。

$$T=\frac{M}{V}$$

式中：T 为卡尔·费休试剂的滴定度，mg/mL；M 为水的质量，mg；V 为滴定水消耗的卡尔·费休试剂的用量，mL。

（2）试样前处理：可粉碎的固体试样要尽量粉碎，使之均匀。不易粉碎的试样可切碎。

（3）试样中水分的测定于反应瓶中加一定体积的甲醇或卡尔·费休测定仪中规定的溶剂浸没铂电极，在搅拌下用卡尔·费休试剂滴定至终点。迅速将易溶于上述溶剂的试样直接加入滴定杯中；对于不易溶解的试样，应对滴定杯进行加热或加入已测定水分的其他溶剂辅助溶解后用卡尔·费休试剂滴定至终点。

若试样中的含水量大于 10 μg，建议采用库仑法；若试样中的含水量大于 100 μg，建议采用容量法。对于某些需要较长时间滴定的试样，需要扣除其漂移量。

（4）漂移量的测定：在滴定杯中加入与测定样品一致的溶剂，并滴定至终点，放置不少于 10 分钟后再滴定至终点，2 次滴定之间的单位时间内的体积变化即为漂移量（D）。

（5）结果计算：用式 a 计算固体试样中水分的含量，用式 b 计算液体试样中水分的含量。

$$\text{a.}\ \omega=\frac{(V_1-D \times t)\times T}{M}\times 100$$

$$\text{b.}\ \omega=\frac{(V_1-D \times t)\times T}{V_2 \rho}\times 100$$

式中：ω 为试样中水分的含量，$g/100\ g$；V_1 为滴定样品时卡尔·费休试剂体积，mL；T 为卡尔·费休试剂的滴定度，g/mL；M 为样品质量，g；V_2 为液体样品体积，mL；D 为漂移量，mL/min；t 为滴定时所消耗的时间，min；ρ 为液体样品的密度，g/mL。

4. 注意事项

（1）在进行卡尔·费休滴定过程中，空气中的氧、光照及样品和试剂中的氧化性或还原性物质都会干扰滴定反应，引起测定误差。

（2）反应中随时注意试剂和滴定底液中是否有足够的吡啶和甲醇。

（3）该法适用于食品中水分的测定，其中库仑法适用于水分含量大于 $1.0\times10^{-5}g/100\ g$，容量法适用于水分含量大于 $1.0\times10^{-3}g/100\ g$ 的样品。

二、食品中灰分的测定

（一）实验原理

食品样品经炭化、高温炉灼烧后，有机质被氧化分解成二氧化碳、氮的氧化物和水并逸出，所残留的无机盐和金属氧化物等无机物质称为灰分。称量残留物的质量即为食品样品中总灰分的含量。该法适用于除淀粉及其衍生物之外的食品中灰分含量的测定。

（二）仪器与试剂

1. 仪器与器皿 马弗炉，电热板，水浴锅，分析天平，石英坩埚或瓷坩埚，干燥器，蒸发皿，玻璃棒。

2. 试剂 乙酸镁溶液（80 g/L）：称取 8.0 g 乙酸镁 ［$(CH_3COO)_2Mg\cdot4H_2O$］ 加水溶解并定容至 100 mL，混匀。

（三）实验步骤

1. 坩埚的灼烧和称量 取大小适宜的石英坩埚或瓷坩埚置马弗炉中，在 550 ℃±25 ℃ 下灼烧 0.5 h，冷却至 200 ℃左右，取出，放入干燥器中冷却 30 min。重复灼烧至前后 2 次称量相差不超过 0.5 mg 为恒重，得到 m_2。

2. 坩埚和试样的称量 灰分大于 10 g/100 g 的试样称取 2~3 g（精确至 0.000 1 g）；灰分小于 10 g/100 g 的试样称取 3~10 g（精确至 0.000 1 g），称量坩埚和试样的总质量得到 m_3。

3. 坩埚和试样的灼烧和称量 一般食品：液体和半固体试样应先在沸水浴上蒸干。固体或蒸干后的试样，先在电热板上以小火加热使试样充分炭化至无烟。置于马弗炉中，在 550 ℃±25 ℃灼烧 4 h。冷却至 200 ℃左右，取出，放入干燥器中冷却 30 min。如发现灼烧残渣有炭粒时，应向试样中滴入少许水湿润，使 0.5 mg 散，蒸干水分再次灼烧至无炭粒即表示灰化完全。重复灼烧至前后 2 次称量相差不超过 0.5 mg 为恒重，得到 m_1。

含磷量较高的豆类及其制品、肉禽制品、蛋制品、水产品、乳及乳制品：加入 3.00 mL 乙酸镁溶液（80 g/L），使试样完全润湿，放置 10 min。以下步骤按照一般食品操作方法进行，得到 m_1。吸取 3 份 3.00 mL 乙酸镁溶液（80 g/L），做 3 次试剂空白试验。当 3 次试验结果的标准偏差小于 0.003 g 时，取算术平均值作为空白值 m_0。若标准偏差超过 0.003 g 时，应重新做空白值试验。

4. 结果计算 按下式计算试样中灰分的含量。

$$\omega = \frac{m_1 - m_2}{m_3 - m_2} \times 100$$

$$\omega = \frac{m_1 - m_2 - m_0}{m_3 - m_2} \times 100$$

式中：ω_1（测定时未加乙酸镁溶液）为试样中灰分的含量，g/100 g；ω_2（测定时加入乙酸镁溶液）为试样中灰分的含量，g/100 g；$\alpha = 0.05$ 为氧化镁（乙酸镁灼烧后生成物）的质量，g；H_0 为坩埚和灰分的质量，g；H_1 为坩埚的质量，g；$y = 0.144 + 0.000\ 2x$ 为坩埚和试样的质量，g。

(四) 注意事项

坩埚应反复灼烧至恒重，样品也需灰化完全才能恒重。

三、食品中蛋白质的测定

(一) 实验原理

食品样品与硫酸、硫酸钾、硫酸铜一起加热消化，使蛋白质分解，产生的氨与硫酸结合生成硫酸铵。在氢氧化钠作用下，消化产物利用凯氏定氮蒸馏装置（图9-2），通过水蒸气蒸馏将氮以氨的形式游离，用过量硼酸溶液全部收集于接收瓶中，然后用已知浓度的盐酸溶液滴定硼酸铵。依据滴定终点消耗的盐酸标准溶液的体积计算出总氮含量，并根据不同种类食品的氮换算系数计算样品中蛋白质的含量。

$$(NH_4)_2SO_4 + 2NaOH \rightarrow 2NH_3 + 2H_2O + Na_2SO_4$$

$$2NH_3 + 4H_3BO_3 \rightarrow (NH_4)_2B_4O_7 + 5H_2O$$

$$(NH_4)_2B_4O_7 + 2HCl + 5H_2O \rightarrow 2NH_4Cl + 4H_3BO_3$$

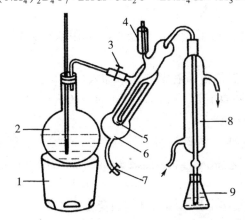

1. 电炉；2. 水蒸气发生器；3. 螺旋夹；4. 小玻璃杯及棒状玻璃塞（进样口）；5. 反应室；6. 水蒸气加热室；7. 橡皮管及螺旋夹；8. 冷凝管；9. 蒸馏液接收瓶。

图9-2 凯氏定氮蒸馏装置

(二) 仪器与试剂

1. 仪器与器皿 微量凯氏定氮仪，托盘天平，消化炉及消化架及漏斗，铁架台，电炉。

250 mL 凯氏烧瓶，100 mL 容量瓶，1 mL、2 mL、10 mL 刻度吸管，100 mL 锥形瓶，100 mL 量筒，酸式滴定管，玻璃珠，2 段 1 m 橡胶软管，螺旋夹数个，秒表等。

2. **试剂** ①硫酸钾与硫酸铜混合粉末：将 0.30 g 无水硫酸钾与 0.20 g 硫酸铜混合。②甲基红与溴甲酚绿混合指示剂：将 0.2%甲基红乙醇溶液与 0.1%溴甲酚绿水溶液按 2∶3 混合；③50%NaOH（m/v）：称取 50.0 g 氢氧化钠加水溶解后，放冷，加水稀释至 100 mL；④3%硼酸（m/v）：称取 3.0 g 硼酸，加水溶解后并稀释至 100 mL；⑤0.01 mol/L HCl：称取 0.85 mL 36% 盐酸，加水溶解后并定容至 1 000.00 mL；⑥30% 过氧化氢；浓 H_2SO_4。⑦本实验所用试剂均为分析纯，水为去离子水或石英亚沸蒸馏水（电阻率≥1 MΩ·cm）。

（三）实验步骤

1. **样品消化**

（1）准确称取均匀样品 200.0 mg 放入 250 mL 凯氏烧瓶内，加入 0.50 g 硫酸钾与硫酸铜混合粉末及 20.0 mL 浓硫酸，加 5~6 颗玻璃珠，摇匀，放置过夜。

（2）将凯氏烧瓶置于电炉上加热，低温加热，适时转动凯氏烧瓶防止溶液起泡外溅。待瓶内水蒸气蒸完，蛋白质开始分解并放出红棕色烟雾，待样品中泡沫消失后，适当提高温度继续消化，直至消化液呈绿色透明为止。

（3）取下凯氏烧瓶，冷却后加入约 10 mL 水冲洗瓶壁，然后，继续加热至液体呈蓝绿色透明，冷却后将溶液转入 100 mL 容量瓶，水定容至刻度，混匀备用。

（4）按以上步骤做试剂空白消化液。

2. **水蒸气蒸馏**

（1）按图 9-2 组装微量凯氏定氮蒸馏装置。水蒸气发生瓶内装水约 2/3 处，加入几粒玻璃珠以防爆沸，并加入 2~3 滴甲基红指示剂及 1 mL 浓硫酸，保持水呈酸性。打开电炉加热产生水蒸气，检查装置是否漏气。

（2）向接收瓶内加入 10.0 mL 硼酸溶液及 2~3 滴甲基红-溴甲酚绿混合指示剂，并保证冷凝管的下端插入液面下。

（3）吸取 2.0 mL 样品消化稀释液由进样口加入反应室，用 1.0 mL 水洗涤进样口并入反应室，再将 2.0 mL 50%NaOH 倒入进样口，立即关闭进样口，并用水液封进样口。关闭进样口下端的螺旋夹，开始蒸馏。

（4）当蒸汽进入反应室时，准确计时。计时为 5 min 时，降低吸收瓶位置，使冷凝管下端与液面分开，但保持在吸收瓶内。继续蒸馏 1 min，然后用少量水冲洗冷凝管下端，取下吸收瓶，待滴定。

（5）按（3）~（4）操作步骤蒸馏试剂空白消化液。

3. **滴定** 用已标定过的盐酸溶液滴定样品硼酸吸收液至紫灰色为止，记录消耗的盐酸标准溶液的体积；同时滴定试剂空白吸收液。

4. **结果计算** 按下式计算样品中蛋白质的含量。

$$X = \frac{c(V_1 - V_0) \times 0.014}{m \times V_2/100} \times F \times 100$$

式中：X 为样品中蛋白质的含量，%；V_0 为滴定试剂空白吸收液消耗的盐酸标准溶液的体积，mL；V_1 为滴定样品吸收液消耗的盐酸标准溶液的体积，mL；V_2 为吸取消化液的体积，mL；c 为盐酸标准溶液的浓度，mol/L；m 为样品的质量，g；0.014 为 1 mL 盐酸 [c(HCl) = 1.000 mol/L] 标准滴定溶液相当的氮的质量，g；F 为氮换算为蛋白质的系数，一般食物为 6.25（纯乳与纯乳制品为 6.38；面粉为 5.70；玉米、高粱为 6.24；花生为 5.46；大米为 5.95；大豆及其粗加工制品为 5.71；大豆蛋白制品为 6.25；肉与肉制品为 6.25；大麦、小米、燕麦、裸麦为 5.83；芝麻、向日葵为 5.30；复合配方食品为 6.25）。

（四）注意事项

（1）凯氏定氮法测得的含氮量为食品中的总氮量，包括少量非蛋白质氮，所以该法测得的蛋白质称为粗蛋白。

（2）食品与硫酸和催化剂硫酸铜一同加热消化，使蛋白质分解，分解的氨与硫酸结合生成硫酸铵。在消化过程中，为提高反应温度可添加少量的硫酸钾、硫酸钠或氯化钾等盐类。为加快反应速度，加入硫酸铜：氧化铜或氯化汞等作催化剂，常用的是硫酸铜，反应式为：

$$2CuSO_4 \rightarrow Cu_2SO_4 + SO_2 \uparrow + O_2 \uparrow$$

产生的氧气可与有机物分解的碳和氢反应，生成二氧化硫和水。

$$Cu_2SO_4 + 2H_2SO_4 \rightarrow 2CuSO_4 + SO_2 \uparrow + 2H_2O$$

如在消化过程中不易消化完全时，可将定氮瓶取下冷却后，缓缓加入 30% 过氧化氢 2~3 mL，促进消化，但不能加入高氯酸，以免生成氮氧化物，使结果偏低。

（3）加入氢氧化钠是否足量，可根据硫酸铜在碱性情况下生成的褐色沉淀或深蓝色的铜氨络离子来判断，若溶液颜色不改变，则说明所加的碱不足。加氢氧化钠的动作要快，且加完后应立即用水液封，以防氨逸出。

（4）蒸馏时，蒸气发生均匀、充足，蒸馏途中不得停火断气，防止发生倒吸。蒸馏过程中冷凝管出口一定要浸入吸收液中，防止氨挥发损失。蒸馏结束后，应先将吸收液离开冷凝管口，以免发生倒吸，再蒸馏 1 min。蒸馏是否完全，可用精密 pH 试纸测试冷凝液来确定。

（5）滴定终点是硼酸铵和盐酸溶液反应到化学计量点时的 pH，由硼酸和铵盐混合液决定，要考虑体积的变化（浓度变化），这时的 pH 在 5.2~5.3，选择甲基红 + 溴甲酚绿混合指示剂，正是考虑了这个终点的 pH 要求。碱性呈暗绿色，酸性呈紫红色，变色点为 pH 5.1。

四、食品中氨基酸的测定

（一）实验原理

食品中的蛋白质经盐酸水解成为游离氨基酸，经氨基酸分析仪的离子交换柱分离后，与茚三酮溶液发生显色反应，再通过分光光度计比色测定氨基酸含量。本法适用于食物中的天冬氨酸、苏氨酸、丝氨酸、谷氨酸、脯氨酸、甘氨酸、丙氨酸、缬氨酸、蛋氨酸、异亮氨酸、亮氨酸、酪氨酸、苯丙氨酸、组氨酸、赖氨酸和精氨酸十六种氨基酸的测定。本方法最低检出限为 10 pmol。

（二）仪器与试剂

1. **仪器与器皿**　氨基酸自动分析仪，真空泵，恒温干燥箱，水解管：耐压螺盖玻璃管或硬质玻璃管（体积 20~30 mL，使用前用去离子水冲洗干净并烘干），真空干燥器。5 mL、25 mL、50 mL 容量瓶，1 mL 刻度吸管，200 mL、1 000 mL 烧杯，10 mL、50 mL、200 mL

量筒。

2. **试剂**

（1）盐酸（6 mol/L）：浓盐酸与水 1:1 混合。

（2）苯酚：使用前需要重蒸馏。

（3）氢氧化钠溶液（500 g/L）：称取 50.0 g 氢氧化钠，用适量水溶解，再用水稀释至 100 mL。

（4）缓冲溶液：①pH 2.2 枸橼酸钠缓冲液，称取 19.6 g 枸橼酸钠（$Na_3C_6H_5O_7 \cdot 2H_2O$），用适量水溶解，加 16.5 mL 浓盐酸，用水稀释至 1 000 mL，用浓盐酸或 500 g/L 的氢氧化钠溶液调节 pH 至 2.2。②pH 3.3 枸橼酸钠缓冲液，称取 19.6 g 枸橼酸钠，用适量水溶解，加 12.0 mL 浓盐酸，用水稀释至 1 000 mL，用浓盐酸或 500 g/L 的氢氧化钠溶液调节 pH 至 3.3。③pH 4.0 枸橼酸钠缓冲液，称取 19.6 g 枸橼酸钠，用适量水溶解，加 9.0 mL 浓盐酸，用水稀释至 1 000 mL，用浓盐酸或 500 g/L 的氢氧化钠溶液调节 pH 至 4.0。④pH 6.4 枸橼酸钠缓冲液，称取 19.6 g 枸橼酸钠和 46.8 g 氯化钠，用适量水溶解，并用水稀释至 1 000 mL，用浓盐酸或 500 g/L 的氢氧化钠溶液调节 pH 至 6.4。⑤pH 5.2 乙酸锂溶液，称取氢氧化锂（$LiOH \cdot H_2O$）16.8 g，用适量水溶解，加入冰乙酸 27.9 mL，用水稀释至 100 mL，用浓盐酸或 500 g/L 的氢氧化钠溶液调节 pH 至 5.2。⑥氨基酸混合标准储备液（天冬氨酸 0.99 mmol/L，苏氨酸 0.95 mmol/L，丝氨酸 0.96 mmol/L，谷氨酸 1.01 mmol/L，甘氨酸 1.03 mmol/L，丙氨酸 1.00 mmol/L，胱氨酸 0.96 mmol/L，缬氨酸 1.15 mmol/L，甲硫氨酸 1.06 mmol/L，异亮氨酸 0.87 mmol/L，亮氨酸 1.25 mmol/L，酪氨酸 0.89 mmol/L，苯丙氨酸 0.97 mmol/L，盐酸赖氨酸 0.70 mmol/L，组氨酸 1.01 mmol/L，精氨酸 0.88 mmol/L，脯氨酸 0.86 mmol/L）：购自国家标准物质中心，并经适当稀释。氨基酸混合标准应用液：取 0.50 mL 氨基酸混合标准储备液，用 pH 2.2 的缓冲液稀释到 5.00 mL。⑦茚三酮溶液：取 150.0 mL 二甲基亚砜（C_2H_6OS）和 50.0 mL 乙酸锂溶液混合，加入 4.0 g 水合茚三酮（$C_9H_4O_3 \cdot H_2O$）和 0.12 g 还原茚三酮（$C_{18}H_{10}O_6 \cdot 2H_2O$），搅拌至完全溶解。

（5）冷冻剂：市售食盐与冰按质量比为 1:3 混合。①高纯氮气（纯度 ≥99.999%）；冰乙酸、浓盐酸和氯化钠均为优级纯；②苯酚、茚三酮、枸橼酸钠、乙酸锂、氢氧化钠和二甲基亚砜均为分析纯。

（6）实验用水为去离子水或石英亚沸蒸馏水（电阻率 ≥10 MΩ·cm）。

（三）实验步骤

1. **样品处理**　样品采集后用匀浆机打成匀浆或者将样品尽量粉碎，于低温冰箱中冷冻保存，分析时提前将其解冻。

2. **称样**　准确称取一定量均匀性好的样品（如奶粉），精确到 0.000 1 g，使样品蛋白质含量在 10~20 mg 范围内。对于均匀性差的样品（如鲜肉等），为减少分析误差，可适当增大称样量，测定前再稀释。将称好的样品放于水解管中。

3. **水解**　在水解管内加 6 mol/L 盐酸 10~15 mL（视试样蛋白质含量而定），含水量高的试样（如牛奶）可加入等体积的浓盐酸，加入新蒸馏的苯酚 3~4 滴。将水解管放入冷冻剂中，冷冻 3~5 min，接到真空泵的抽气管上，抽真空（接近 0 Pa）。然后充入高纯氮气，抽真空，充氮气抽真空再重复 3 次后，在充氮气状态下封口或拧紧螺丝盖将已封口的水解管放在 110 ℃±1 ℃的恒温干燥箱内，水解 22 h 后，取出冷却。打开水解管，将水解液过滤后，用水多次冲洗水解管，将水解液全部转移到 50 mL 容量瓶内，用水定容到刻度。吸取滤液 1.00 mL 于具塞试管中，用真空干燥器在 40~50 ℃干燥，残留物用 1~2 mL 水溶解，再干燥，重复进行 2 次，最后蒸干，用 1.00 mL pH 2.2 枸橼酸钠缓冲液溶解，供分析使用。

4. **测定** 在氨基酸自动分析仪上安装缓冲溶液、茚三酮溶液和清洗溶液，再将氨基酸混合标准应用液和样品溶液加入到自动取样器样品托盘后进行分析，根据保留时间定性，单点外标法定量。

5. **结果计算**

（1）氨基酸的出峰顺序见表 9-1。

表 9-1　氨基酸的出峰顺序

序号	出峰顺序	序号	出峰顺序
1	天冬氨酸	9	蛋氨酸
2	苏氨酸	10	异亮氨酸
3	丝氨酸	11	亮氨酸
4	谷氨酸	12	酪氨酸
5	脯氨酸	13	苯丙氨酸
6	甘氨酸	14	组氨酸
7	丙氨酸	15	赖氨酸
8	缬氨酸	16	精氨酸

（2）按下式计算食品中氨基酸含量。

$$\omega = \frac{c \times F \times V \times M}{m \times 10^6} \times 100$$

式中：ω 为样品氨基酸的含量，g/100 g；c 为试液中氨基酸含量，μmol/mL；F 为试液稀释倍数；V 为水解后试液定容体积，mL；M 为氨基酸分子质量；m 为样品质量，g。

十六种氨基酸分子质量：天冬氨酸 133.1；苏氨酸 119.1；谷氨酸 147.1；脯氨酸 115.1；甘氨酸 75.1；丙氨酸 89.1；缬氨酸 117.2；蛋氨酸 149.2；异亮氨酸 131.2；酪氨酸 181.2；苯丙氨酸 165.2；组氨酸 155.2；赖氨酸 146.2；精氨酸 174.2。

计算结果表示为：试样氨基酸含量在 1.00 g/100 g 以下，保留 2 位有效数字；含量在 1.00 g/100 g 以上，保留 3 位有效数字。

（四）注意事项

（1）如果样品中含有无机盐、脂肪、核酸等杂质时，样品必须预先除去杂质方可进行酸水解，进样分析。除去杂质的方法：①脂肪，将样品研碎或者匀浆处理后，加入丙酮或者乙醚，充分混匀后离心或者过滤抽提。②核酸，样品中加入适量 100 g/L 氯化钠溶液，于 85 ℃加热 6 h 后，用热水洗涤，过滤，将固体物用丙酮淋洗，干燥。③无机盐，样品水解后若含有大量无机盐，须用阳离子交换树脂进行去盐处理。用 1 mol/L 盐酸将树脂洗成氢型，再用水洗成中性。将水解蒸干的样品用水溶解后上样，并不断用水淋洗，直至洗出液无氯离子（用硝酸银溶液检验）。无机盐被洗去，氨基酸被交换在树脂上。再用 2 mol/L 氨水溶液把氨基酸洗脱下来，收集洗脱液并浓缩、干燥，用 1.00 mL pH 2.2 缓冲溶液溶解供分析用。

（2）显色反应：pH 在 5.0~5.5，显色反应时间为 10~15 min。

（3）生成的紫色化合物在570 nm波长处测定吸光度。

五、食品中还原糖和总糖的测定

（一）直接滴定法

1. **实验原理**　用还原糖标定碱性酒石酸铜溶液，试样经除去蛋白质后，在加热条件下，以次甲基蓝作指示剂，滴定标定过的碱性酒石酸铜溶液，还原糖将溶液中的二价铜还原成氧化亚铜，稍过量的还原糖使次甲基蓝指示剂褪色，表示终点到达。根据样品液消耗体积计算还原糖含量。

2. **仪器与试剂**

（1）仪器与器皿：分析天平，水浴锅，台秤，可调电炉，石棉网，25 mL酸式滴定管，玻璃珠，150 mL锥形瓶，250 mL、1 000 mL容量瓶，5 mL刻度吸管，漏斗，滤纸，10 mL、100 mL量筒，1 000 mL橡胶塞玻璃瓶，蒸发皿。

（2）试剂：①碱性酒石酸铜甲液，称取15.0 g硫酸铜（$CuSO_4 \cdot 5H_2O$）及0.05 g次甲基蓝，溶于水并稀释至1 000 mL；②碱性酒石酸铜乙液，称取50.0 g酒石酸钾钠、75.0 g氢氧化钠，加水溶解，再加入4.0 g亚铁氰化钾，完全溶解后，用水稀释至1 000 mL，储存于橡胶塞玻璃瓶内；③乙酸锌溶液（291 g/L），称取21.9 g乙酸锌，加3.0 mL冰乙酸，加水溶解并稀释至100 mL；④亚铁氰化钾溶液（106 g/L），称取10.6 g亚铁氰化钾，加水溶解并稀释至100 mL；⑤氢氧化钠（40 g/L），称取4.0 g氢氧化钠，加水溶解并稀释到100 mL；⑥葡萄糖标准溶液（1.000 mg/mL），准确称取1.000 0 g，经过98~100 ℃干燥2 h的葡萄糖，加水溶解，加入5.0 mL盐酸，用水稀释至1 000.00 mL。实验用水为去离子水，所用试剂均为分析纯。

3. **实验步骤**

（1）样品处理

1）一般食品：称取粉碎后的固体试样2.5~5 g或混匀后的液体样品5~25 g（精确至0.000 1 g），置于250 mL容量瓶中，加50 mL水，摇匀后慢慢加入5.0 mL乙酸锌溶液，混匀后放置片刻，加入5.0 mL亚铁氰化钾溶液，加水至刻度，混匀，静置30 min，用干燥滤纸过滤，弃去初滤液，继续滤液备用。

2）酒精性饮料：称取约100 g混匀后的试样（精确至0.01 g），置于蒸发皿中，用氢氧化钠（40 g/L）溶液中和至中性，水浴蒸发至原体积的1/4后，移入250 mL容量瓶中，摇匀后慢慢加入5.0 mL乙酸锌溶液，混匀后放置片刻，加入5.0 mL亚铁氰化钾溶液，加水至刻度，混匀，静置30 min，用干燥滤纸过滤，弃去初滤液，继续滤液备用。

3）含大量淀粉的食品：称取10~20 g粉碎混匀后的试样（精确至0.000 1 g），置于250 mL容量瓶中，加200 mL水，在45 ℃水浴中加热1 h，并不间断振摇。冷却后加水至刻度，混匀，静置、沉淀。吸取200.00 mL上清液于另一250 mL容量瓶中，摇匀后慢慢加入5.0 mL乙酸锌溶液，混匀放置片刻，加入5.0 mL亚铁氰化钾溶液，加水至刻度，混匀，静置30 min，用干燥滤纸过滤，弃去初滤液，继续滤液备用。

4）碳酸类饮料：称取100 g混匀后的试样（精确至0.01 g），置于蒸发皿中，在水浴上微热搅拌除去二氧化碳后，移入250 mL容量瓶中，并用水洗涤蒸发皿，洗液并入容量瓶中，加水至刻度，混匀，备用。

（2）碱性酒石酸铜溶液的标定：吸取 5.00 mL 碱性酒石酸铜甲液及 5.00 mL 碱性酒石酸铜乙液，置于 150 mL 锥形瓶中，加水 10.0 mL，加入玻璃珠 2 粒，从滴定管滴加约 9 mL 葡萄糖，控制在 2 min 内加热至沸，趁沸以 1 滴/2 秒的速度继续滴加葡萄糖标准溶液，直至溶液由蓝色刚刚褪去为终点，记录消耗葡萄糖标准溶液的总体积，同时平行操作 3 份，取其平均值，计算每 10.00 mL（甲、乙液各 5.00 mL）碱性酒石酸铜溶液相当于葡萄糖的质量。

$$m' = c \times V_1$$

式中：m' 为 10.00 mL（甲、乙液各 5.00 mL）碱性酒石酸铜溶液，相当于葡萄糖的质量，mg；c 为葡萄糖标准溶液的浓度，mg/mL；V_1 为标定时消耗葡萄糖标准溶液的体积。

（3）试样溶液预测：吸取 5.00 mL 碱性酒石酸铜甲液及 5.00 mL 乙液，置于 150 mL 锥形瓶中，加水 10.0 mL，加入玻璃珠 2 粒，控制在 2 min 内加热至沸，趁沸以先快后慢的速度，从滴定管中滴加试样溶液，并保持溶液沸腾状态，待溶液颜色变浅时，以 1 滴/2 秒的速度滴定，直至溶液蓝色刚好褪去为终点，记录样液消耗体积。当样液中还原糖浓度过高时应适当稀释，再进行正式测定，使每次滴定消耗样液的体积控制在与标定碱性酒石酸铜溶液时消耗的葡萄糖标准溶液的体积相近（约 10 mL）。

（4）试样溶液测定：吸取 5.00 mL 碱性酒石酸铜甲液及 5.00 mL 乙液，置于 150 mL 锥形瓶中，加水 10 mL，加入玻璃珠 2 粒，从滴定管滴加比预测体积少 1 mL 的试样溶液至锥形瓶中，使其在 2 min 内加热至沸，趁沸继续以 1 滴/2 秒的速度滴定，直至蓝色刚好褪去为终点，记录样液消耗体积，同方法平行操作 3 份，得出平均消耗体积。

（5）结果计算：用下式计算试样中还原糖（以葡萄糖计）的含量。

$$\omega = \frac{m'}{m \times v/v_0 \times 1\,000} \times 100$$

式中：ω 为试样中还原糖（以葡萄糖计）含量，g/100 g；m' 为 10.00 mL 碱性酒石酸铜溶液（甲、乙液各 5.00 mL）相当于葡萄糖的质量，mg；m 为试样质量，g；V 为测定时平均消耗试样溶液体积，mL；V_0 为试样液总体积，mL。

4. **注意事项**

（1）当样品液中还原糖浓度过低时，则直接加入 10 mL 试样液，免去加水 10 mL，再用还原糖标准溶液滴定至终点，记录消耗还原糖标准溶液的体积。

（2）试样液中还原糖的浓度不宜过高或过低，根据预测试验结果，调节试样中还原糖的含量在 1 mg/mL。

（3）控制锥形瓶内液体在 2 min 内加热至沸腾，整个滴定过程一直保持沸腾状态，1 min 内滴定结束，滴定的速度为 1 滴/2 秒，滴定过程中保持一致。

（4）滴定终点蓝色褪去后，溶液呈现淡黄色，此后又重新变为蓝色，不应再进行滴定。因为亚甲蓝指示剂被糖还原后蓝色消失，当接触空气中的氧气后，被氧化重现蓝色。

（二）3，5-二硝基水杨酸法

1. **实验原理** 在碱性条件下，3，5 二硝基水杨酸（DNS）与还原糖共热后被还原生成橘红色的3-氨基-5-硝基水杨酸，在一定范围内，还原糖的量与橘红色物质颜色的深浅成正相关，在 540 nm 波长下测定其吸光度，标准曲线法定量。

2. **仪器与试剂**

（1）仪器与器皿：分光光度计，恒温水浴箱，电炉，25 mL 具塞比色管，100 mL 容量瓶，100 mL、500 mL、1 000 mL 烧杯，5 mL 刻度吸管。

（2）试剂：①盐酸溶液（6 mol/L），取 250 mL 浓盐酸（35%～38%）用蒸馏水稀释到 500 mL；②碘-碘化钾（I-KI）溶液，称取 5 g 碘和 10 g 碘化钾，溶于 100 mL 水中；③氢氧化钠溶液（6 mol/L），称取 120 g 氢氧化钠，溶于 500 mL 水中；④3,5-二硝基水杨酸（DNS）试剂，称取 6.5 g 3,5-二硝基水杨酸，溶于少量水，移入 1 000 mL 容量瓶中，加 2 mol/L 氢氧化钠溶液 325 mL，加 45 g 丙三醇，摇匀，冷却后定容至刻度；⑤葡萄糖标准液（1.000 mg/mL），准确称取 98 ℃烘至恒重的葡萄糖 1.000 g，加水溶解，用水定容至 1 000.00 mL，混匀，4 ℃冰箱中保存备用；⑥0.1%酚酞指示剂。

3. 实验步骤

（1）样品处理

1）样品中还原糖的提取：准确称取烘至恒重的样品粉末 1 g（精确到 0.000 1 g），放在 100 mL 烧杯中，先以少量蒸馏水（约 2 mL）调成糊状，然后加入 40 mL 水，混匀，于 50 ℃恒温水浴中保温 20 min，不时搅拌，使还原糖浸出，过滤，将滤液全部收集在 100 mL 的容量瓶中，用水定容至刻度，摇匀，备用。

2）样品总糖的水解及提取：准确称取烘恒重的样品粉末 0.5 g（精确到 0.000 1 g），放在锥形瓶中，加入 6 mol/L 盐酸溶液 10.0 mL，蒸馏水 15.0 mL，在沸水浴中加热 0.5 h，取出 1～2 滴置于白瓷板上，加 1 滴 I-KI 溶液检查水解是否完全（如已水解完全，则不呈现蓝色）。水解完毕，冷却至室温后加入 1 滴酚酞指示剂，以 6 mol/L 氢氧化钠溶液中和至溶液呈微红色，并定容到 100.00 mL，过滤，取滤液 10.00 mL 于 100 mL 容量瓶中，定容至刻度，摇匀，备用。

（2）标准系列溶液的配制

1）取葡萄糖标准溶液 0.00、0.50 mL、1.50 mL、2.00 mL、2.50 mL、3.00 mL 于 6 支 25 mL 比色管中。

2）向各管加入 3,5-二硝基水杨酸试剂 2.0 mL，在沸水浴中准确加热 5 min，取出。

3）流水冷却至室温，用蒸馏水定容至 25.00 mL，摇匀。

（3）样品测定：吸取还原糖提取液和总糖水解液 1.00 mL 于 25 mL 比色管中，按照标准系列溶液的处理方法进行处理。在 540 nm 波长处，用 1 cm 比色皿以试剂空白为参比测定标准系列溶液和样品溶液的吸光度。以葡萄糖浓度为横坐标，吸光度为纵坐标绘制标准曲线。从标准曲线上查出样品溶液中的葡萄糖浓度。

（4）结果计算：按下式计算样品中还原糖和总糖的百分含量。

$$X = \frac{cV}{m \times 1\,000} \times 100\%$$

式中：c 为还原糖或总糖提取液的浓度，mg/mL；V 为还原糖或总糖提取液的总体积；m 为样品重量，g；1 000 为 mg 换算成 g 的系数。

4. 注意事项

（1）标准溶液与样品溶液应同时进行显色和比色。

（2）沸水浴的时间应严格控制为 5 min。

六、食品中脂肪的测定

（一）索氏提取法

1. **实验原理**　试样经干燥后，在索氏提取器中用无水乙醚或石油醚等溶剂反复萃取，试样中的游离脂肪和一些游离脂肪酸、蜡、甲醇、树脂及色素等脂溶性物质均溶于有机溶剂中，蒸去溶剂，所得残留物为粗脂肪。

2. **仪器与试剂**

（1）仪器与器皿：电热鼓风干燥箱，分析天平，粉碎机，绞肉机，组织捣碎机，恒温水浴箱。索氏提取器（图9-3），干燥器，铝制或玻璃制称量皿，蒸发皿，玻璃棒，脱脂滤纸袋（或脱脂滤纸），脱脂棉。

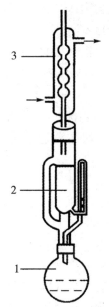

1. 蒸馏瓶，250 mL；
2. 提取管；3. 冷凝管。

图9-3　索氏提取器装置

（2）试剂无水乙醚：不含过氧化物；石油醚；海砂，取用水洗去泥土的海砂或河砂，先用盐酸（1:1）煮沸0.5 h，用水洗至中性，再用氢氧化钠溶液（240 g/L）煮沸0.5 h，用水洗至中性，经95~105 ℃干燥备用。

3. **实验步骤**

（1）试样的处理和称量：谷物或干燥的固体试样用粉碎机粉碎过40目筛；肉制品用绞肉机绞2次；一般固体试样用组织捣碎机捣碎。用洁净称量皿称取2.000 0~5.000 0 g，记录试样质量 m_2，并全部移入滤纸袋内。

半固体或液体试样用洁净称量皿称取5.000 0~10.000 0 g，记录试样质量 m_2，置于蒸发皿中，加入约20 g海砂，在沸水浴上蒸干。在101~105 ℃下，于电热鼓风干燥箱中烘干2 h，取出研细并全部移入滤纸袋内。用沾有无水乙醚的脱脂棉擦净蒸发皿及附有试样的玻璃棒，并将脱脂棉一并放入滤纸袋内。

（2）提取瓶的干燥和称量：将索氏提取器各部位充分洗涤，用蒸馏水清洗、烘干。提取瓶在95~105 ℃的电热鼓风干燥箱内干燥至前后2次称量差不超过2 mg（即恒重），记录提取瓶质量 m_0（精确至0.000 1 g）。

（3）粗脂肪的提取：将盛有试样的滤纸袋放入提取管内，滤纸袋的高度不能高于虹吸管的高度。将无水乙醚或石油醚注入已干燥至恒重的提取瓶，至其容积的2/3。按照图9-3所示，将提取瓶安装在相应位置上，安装冷凝管并接通冷凝水。于水浴上加热提取瓶，使乙醚或石油醚不断回流提取，一般抽提6~12 h。

（4）提取瓶和粗脂肪的称量：抽提完毕时取下提取瓶，蒸馏回收乙醚或石油醚。待提取瓶内乙醚或石油醚剩1~2 mL时，于通风橱内将其在水浴上蒸干。再放入电热鼓风干燥箱中在95~105 ℃干燥2 h，最后放干燥器内冷却0.5 h后称量，重复以上操作直至恒重，记录提取瓶和粗脂肪质量 m_1（精确至0.000 1 g）。

（5）结果计算：按下式计算试样中粗脂肪的含量。

$$\omega = \frac{m_1 - m_0}{m_2} \times 100$$

式中：ω 为试样中粗脂肪的含量，g/100 g；m_1 为提取瓶和粗脂肪的质量，g；m_0 为提取瓶的质量，g；m_2 为试样的质量（如是测定水分后的试样，则按测定水分前的质量计），g。

4. 注意事项

（1）该法适用于肉制品、豆制品、坚果制品、谷物油炸制品、糕点等食品中粗脂肪的测定。

（2）本方法测定的是粗脂肪的含量，总脂肪的含量需用酸或碱水解法测定。

（3）滤纸袋的高度不能高于虹吸管的高度。

（4）提取瓶应先干燥至恒重，再装入提取剂进行抽提。

（5）乙醚沸点低，不能见明火，须注意通风。

（二）酸水解法

1. 实验原理
试样经酸水解后，其中的结合脂肪转变为游离脂肪，用乙醚或石油醚提取，除去溶剂所得残留物为总脂肪。

2. 仪器与试剂

（1）仪器与器皿：电热鼓风干燥箱，分析天平，粉碎机，绞肉机，组织捣碎机，恒温水浴箱。100 mL具塞刻度量筒，50 mL试管，50 mL蒸馏烧瓶，10 mL、50 mL量筒，玻璃棒，干燥器。

（2）试剂：盐酸，95%乙醇（v/v），乙醚，石油醚（30~60 ℃沸腾）。

3. 实验步骤

（1）试样处理和称量：如索氏提取法中介绍方法处理试样，固体样品称取约2.00 g置于50 mL试管内，记录下试样质量 m_2，加8 mL水，混匀，再加10 mL盐酸。液体试样称取约10.00 g置于50 mL试管内，记录下试样质量 m_2（精确至0.000 1 g），加10 mL盐酸。

（2）试样的水解：将试管放入70~80 ℃水浴中，每隔5~10 min用玻璃棒搅拌一次，至试样消化完全为止，需 40~50 min。

（3）蒸馏烧瓶的干燥和称量：将蒸馏烧瓶充分洗涤，用蒸馏水清洗、烘干。蒸馏烧瓶在 95~105 ℃的电热鼓风干燥箱内干燥至前后 2 次称量差不超过 2 mg（即恒重），记录蒸馏烧瓶质量 m_0（精确至 0.000 1 g）。

（4）总脂肪的提取：取出试管，加入 10 mL 乙醇，混合。冷却后将混合物移入 100 mL 具塞量筒中，以 25 mL 乙醚分次洗试管，一并倒入量筒中。待乙醚全部倒入量筒后，加塞振摇 1 min，小心开塞，放出气体，再塞好，静置 12 min，小心开塞，并用石油醚、乙醚等量混合液冲洗塞及筒口附着的脂肪。静置 10~20 min，待上部液体清晰，吸出上清液于已恒重的蒸馏烧瓶内，再加 5 mL 乙醚于具塞量筒内，振摇，静置后，仍将上层乙醚吸出，放入原蒸馏烧瓶内。

（5）蒸馏烧瓶和总脂肪的称量：将蒸馏烧瓶取下，蒸馏回收乙醚和石油醚。待蒸馏烧瓶内乙醚和石油醚剩 1~2 mL 时，于通风橱内将其在水浴上蒸干。再放入电热鼓风干燥箱中在 95~105 ℃干燥 2 h，最后放干燥器内冷却 0.5 h 后称量，重复以上操作直至恒重，记录蒸馏烧瓶和总脂肪质量 m_1（精确至 0.000 1 g）。

（6）结果计算：按下式计算试样中总脂肪的含量。

$$\omega = \frac{m_1 - m_0}{m_2} \times 100$$

式中：ω 为试样中总脂肪的含量，g/100 g；m_1 为蒸馏烧瓶和总脂肪的质量，g；m_0 为蒸馏烧瓶的质量，g；m_2 为试样的质量（如是测定水分后的试样，则按测定水分前的质量计），g。

4. 注意事项

（1）该法适用于各类食品脂肪的测定，如固体、半固体、黏稠液体或液体食品，以及加工后的混合食品。容易吸湿、结块，不易烘干的食品，不能采用索氏抽提法测定，而用此法往往能获得较理想的效果。

（2）本方法测定的是结合脂肪和游离脂肪的总含量。

（3）水解时，应防止大量水分损失，使酸度升高。

（4）乙醚沸点低，不能见明火，需注意通风。

七、食品中维生素 C 含量的测定

（一）实验原理

维生素 C 包括还原型维生素 C、脱氢型维生素 C 和二酮古乐糖酸 3 种形式。测定时，样品中还原型维生素 C 经活性炭氧化为脱氢型维生素 C，再与 2,4-二硝基苯肼作用生成红色脎，脎在硫酸溶液中显色稳定，其吸光度值与维生素 C 含量成正比，在最大吸收波长 520 nm 处测定吸光度，标准曲线法定量。

（二）仪器与试剂

1. 仪器与器皿 组织捣碎机，恒温水浴，紫外-可见分光光度计。100 mL 量筒，100 mL 容量瓶，100 mL 锥形瓶，1 mL、2 mL、5 mL 刻度吸管，25 mL 移液管，10 mL 比色管。

2. 试剂 ①硫酸溶液（4.5 mol/L）：谨慎地加 250 mL 硫酸（比重 1.84）于 700 mL 水中，冷却后用水稀释至 1 000 mL。②85%硫酸溶液（v/v）：谨慎地加 850 mL 硫酸（比重 1.84）于 150 mL 水中。③2%草酸溶液：将 20.0 g 草酸溶解于 700 mL 蒸馏水中，用水稀释至 1 000 mL。④1%草酸溶液：取 2%草酸溶液 500 mL，用水稀释至 1 000 mL。⑤2% 2，4-二硝基苯肼溶液：将 2.0 g 2，4-二硝基苯胫溶解于 100 mL 4.5 mol/L 硫酸中，过滤。于 4 ℃冰箱可保存 2 周，每次使用前需过滤。⑥10%硫脲溶液：将 10.0 g 硫脲溶解于 100 mL 50%乙醇溶液中，4 ℃保存，保存期为 2 个月。⑦盐酸溶液（1.0 mol/L）：取 83.3 mL 浓盐酸于适量水中，用水稀释至 1 000 mL。⑧活性炭：将 100.0 g 活性炭加到 750 mL 1 mol/L 盐酸中，回流 1~2 h，过滤，用水洗数次，至滤液中无铁离子（Fe^{3+}）为止，置于 110 ℃烘箱中烘干，置干燥器中保存备用。⑨检验铁离子方法：利用普鲁士蓝反应，将 2%亚铁氰化钾与 1%盐酸等量混合，将上述滤液滴入，如有铁离子存在可产生蓝色沉淀。⑩维生素 C 标准储备液（1.000 mg/mL）：称取 0.100 0 g 纯维生素 C，用 1%草酸溶解并定容到 100.00 mL，4 ℃保存。⑪维生素 C 标准中间液（100.0 μg/mL）：吸取维生素 C 标准储备液 10.00 mL 于 100 mL 容量瓶中，用 1%草酸溶液定容至刻度。⑫维生素 C 标准应用液（20.00 μg/mL）：吸取维生素 C 标准中间液 25.00 mL 于 100 mL 锥形瓶中，加 0.5 g 活性炭，摇动 1 min，过滤。取上述滤液 20.00 mL 置于 100 mL 容量瓶中，用 1%草酸溶液定容至刻度。

本实验所用试剂均为分析纯，实验用水为去离子水或石英亚沸蒸馏水。

（三）实验步骤

1. 样品采集

（1）鲜样采集：称取 100.0 g 鲜样放入捣碎机中，加入 100 mL 2%草酸溶液打成匀浆。

（2）干样采集：称取 1.0~4.0 g 干样放入乳钵内，加入 1%草酸溶液磨成匀浆。

2. 样品处理

（1）取适量匀浆（含 1~2 mg 维生素 C）倒入 100 mL 容量瓶中（如用烧杯称取，注意转移彻底），用 1%草酸溶液稀释定容至刻度，混匀，过滤，滤液备用。对于不易过滤的样品可用离心机沉淀后，倾出上清液，过滤，备用。

（2）氧化处理：取 25.00 mL 上述滤液，加入 0.5 g 活性炭，振摇 1 min，过滤，弃去最初数毫升滤液。

3. 标准系列溶液的配制 分别吸取 20.00 μg/mL 维生素 C 标准应用液 0.00、0.20 mL、0.40 mL、0.60 mL、0.80 mL、1.00 mL 于 6 支 10 mL 比色管中，各管补加 1%的草酸溶液至 2.00 mL，分别加 10%硫脲溶液 1 滴、2% 2，4-二硝基苯肼溶液 0.50 mL。各管维生素 C 含量分别为 0.00、4.00 μg、8.00 μg、12.00 μg、16.00 μg、20.00 μg。

将所有比色管放入 100 ℃沸水浴中煮沸 10 min，取出冷却至室温后放入冰水浴中，向每一支比色管中缓慢滴加 2.50 mL 85%硫酸溶液（滴加时间至少为 1 min），边加边振摇。将比色管从冰水浴中取出，室温放置 30 min 后于 520 nm 波长处测定吸光度值。

4. 标准曲线的绘制 以吸光度值为纵坐标，维生素 C 含量为横坐标，绘制标准曲线。

5. 样品测定 于 3 支比色管中各加入 2.00 mL 样品的氧化后滤液和 10%硫脲溶液 1 滴，以其中 1 支比色管为空白，向另 2 支比色管中各加入 0.50 mL 2% 2，4-二硝基苯肼溶液。将 3 支比色管放入 100 ℃沸水浴中煮沸 10 min，取出冷却至室温后，向空白管中加入 0.50 mL 2% 2，4-二硝基苯肼溶液，室温放置 10~15 min。

将上述 3 支比色管放入冰水浴中，向每支比色管中缓慢滴加 2.50 mL 85%硫酸溶液（滴加时间至少为 1 min），边加边振摇。将比色管从冰水浴中取出，室温放置 30 min 后，以空白比色管溶液为参比，于 520 nm 波长处测定另外 2 个样品溶液吸光度值，取平均值，从标准曲线上查得维生素 C 含量。

6. **结果计算** 按下式计算样品中维生素 C 含量。

$$\omega = \frac{50 \, m_x}{m} \times \frac{1}{1\,000} \times 100$$

式中：ω 为样品中维生素 C 含量，mg/100 g；m_x 为从标准曲线上查得样品溶液中维生素 C 含量，μg；m 为样品处理时所取匀浆中样品的质量，g。

（四）注意事项

（1）由于大多数植物组织内含有一种能破坏维生素 C 的氧化酶，另外，维生素 C 在酸性条件下较为稳定，因此，测定维生素 C 时应采用新鲜样品，并尽快用 2%草酸溶液制成匀浆以保存维生素 C。

（2）试管自冰水浴中取出后，颜色会继续变深，所以加入硫酸 30 min 后应准时比色。

（安　爽）

参考文献

[1] 戴玥赟，黎亮，宋晓丹，等．公共卫生问题全球纵览［M］．上海：复旦大学出版社，2020.

[2] 王劲松．公共卫生与流行病学［M］．北京：科学出版社，2020.

[3] 陈永平．传染病学［M］．第2版．北京：科学出版社，2017.

[4] 洪佳冬，方强．社区卫生服务中心突发公共卫生事件应急处理［M］．北京：科学出版社，2021.

[5] 吴丹，孙治国，姜岩．医院管理与公共卫生服务［M］．北京：中国纺织出版社，2019.

[6] 范学工，魏来．新发感染病学［M］．北京：人民卫生出版社，2019.

[7] 陈旭岩，许媛．清华长庚临床病例精粹——急重症暨感染病学分册［M］．北京：清华大学出版社，2019.

[8] 张文宏，卢洪洲，张永信．重点感染性疾病的防治［M］．第2版．北京：科学出版社，2019.

[9] 孙红妹．支原体感染实验室诊断技术［M］．北京：人民卫生出版社，2019.

[10] 姜亦虹．医院感染相关监测实用手册［M］．北京：东南大学出版社，2019.

[11] 颜青，夏培元，杨帆，等．临床药物治疗学–感染性疾病［M］．北京：人民卫生出版社，2017.

[12] 杨东亮，唐红．感染性疾病［M］．北京：人民卫生出版社，2016.

[13] 倪语星，张祎博，糜琛蓉．医院感染防控与管理［M］．北京：科学出版社，2016.

[14] 熊莉娟，夏家红．医院感染预防与控制［M］．武汉：华中科技大学出版社，2023.

[15] 孟威宏，侯晓娜．临床医院感染防控与质量管理规范［M］．沈阳：辽宁科学技术出版社，2014.

[16] 陈艳成．感染病学［M］．重庆：重庆大学出版社，2016.

[17] 贺雄，王全意．重点传染病识别与防制［M］．北京：科学出版社，2016.

[18] 年壮博．常见传染病诊疗［M］．北京：人民卫生出版社，2017.